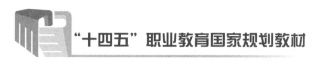

医学美容技术专业双元育人教材系列

中医美容技术

主　编　孙　晶　梁　菁

副主编　郭长青　覃　莹　吴晓芳

编　委（按姓氏拼音排序）

U0412443

陈艳枚	惠州卫生职业技术学院	舒　婧	广东江门中医药职业学院
董文静	西安海棠职业学院	孙　晶	白城医学高等专科学校
郭长青	石家庄医学高等专科学校	谭雁裙	广西中医药大学附设中医学校
梁　菁	惠州卫生职业技术学院	王福娟	广东江门中医药职业学院
李华英	广州卫生职业技术学院	王静雅	广州中医药大学
凌耀军	广东江门中医药职业学院	吴　菁	香港雅姬乐集团有限公司
刘苗苗	西安海棠职业学院	吴晓芳	清远职业技术学院
隆美华	珠海市卫生学校	谢碧娟	惠州卫生职业技术学院
马立娟	广东江门中医药职业学院	杨苓梅	雅安职业技术学院
慕　丹	广东食品药品职业学院	杨丽蓉	广东江门中医药职业学院
潘海燕	广东省湛江中医学校	杨　柳	大连医科大学
覃　莹	广东江门中医药职业学院	易玲利	惠州卫生职业技术学院
邱思兰	广东省连州卫生学校	曾志平	惠州卫生职业技术学院
起　燕	云南经济管理学院医学院	赵　丽	辽宁医药职业学院

復旦大學 出版社

内容提要

　　本书是"十四五"职业教育国家规划教材。模块一是中医美容基础概述，包括中医阴阳五行、五脏六腑与美容、气血津液、中医病因病机、中医四诊、中医辨证与预防、经络；模块二是中医在美容中的应用，包括刺灸美容疗法、推拿美容按摩技术、其他常用中医美容疗法、体质辨识与养生、中医美容方案制定与实施。本书适用于医学美容技术专业和中医美容专业，以及各类美容职业教育培训。

　　本套系列教材配有相关的课件、视频等，欢迎教师完整填写学校信息来函免费获取：xdxtzfudan@163.com。

序 PREFACE

　　党的二十大要求统筹职业教育、高等教育、继续教育协同创新，推进职普融通、产教融合、科教融汇，优化职业教育类型定位。新修订的《中华人民共和国职业教育法》（简称"新职教法"）于2022年5月1日起施行，首次以法律形式确定了职业教育是与普通教育具有同等重要地位的教育类型。从"层次"到"类型"的重大突破，为职业教育的发展指明了道路和方向，标志着职业教育进入新的发展阶段。

　　近年来，我国职业教育一直致力于完善职业教育和培训体系，深化产教融合、校企合作，党中央、国务院先后出台了《国家职业教育改革实施方案》（简称"职教20条"）、《中国教育现代化2035》《关于加快推进教育现代化实施方案（2018—2022年）》等引领职业教育发展的纲领性文件，持续推进基于产教深度融合、校企合作人才培养模式下的教师、教材、教法"三教"改革，这是贯彻落实党和政府职业教育方针的重要举措，是进一步推动职业教育发展、全面提升人才培养质量的基础。

　　随着智能制造技术的快速发展，大数据、云计算、物联网的应用越来越广泛，原来的知识体系需要变革。如何实现职业教育教材内容和形式的创新，以适应职业教育转型升级的需要，是一个值得研究的重要问题。"职教20条"提出校企双元开发国家规划教材，倡导使用新型活页式、工作手册式教材并配套开发信息化资源。"新职教法"第三十一条规定："国家鼓励行业组织、企业等参与职业教育专业教材开发，将新技术、新工艺、新理念纳入职业学校教材，并可以通过活页式教材等多种方式进行动态更新。"

　　校企合作编写教材，坚持立德树人为根本任务，以校企双元育人，基于工作的学习为基本思路，培养德技双馨、知行合一，具有工匠精神的技术技能人才为目标。将课程思政的教育理念与岗位职业道德规范要求相结合，专业工作岗位（群）的岗位标准与国家职业标准相结合，发挥校企"双元"合作优势，将真实工作任务的关键技能点及工匠精神，

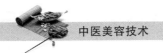

以"工程经验""易错点"等形式在教材中再现。

校企合作开发的教材与传统教材相比,具有以下三个特征。

1. 对接标准。基于课程标准合作编写和开发符合生产实际和行业最新趋势的教材,而这些课程标准有机对接了岗位标准。岗位标准是基于专业岗位群的职业能力分析,从专业能力和职业素养两个维度,分析岗位能力应具备的知识、素质、技能、态度及方法,形成的职业能力点,从而构成专业的岗位标准。再将工作领域的岗位标准与教育标准融合,转化为教材编写使用的课程标准,教材内容结构突破了传统教材的篇章结构,突出了学生能力培养。

2. 任务驱动。教材以专业(群)主要岗位的工作过程为主线,以典型工作任务驱动知识和技能的学习,让学生在"做中学",在"会做"的同时,用心领悟"为什么做",应具备"哪些职业素养",教材结构和内容符合技术技能人才培养的基本要求,也体现了基于工作的学习。

3. 多元受众。不断改革创新,促进岗位成才。教材由企业有丰富实践经验的技术专家和职业院校具备双师素质、教学经验丰富的一线专业教师共同编写。教材内容体现理论知识与实际应用相结合,衔接各专业"1+X"证书内容,引入职业资格技能等级考核标准、岗位评价标准及综合职业能力评价标准,形成立体多元的教学评价标准。既能满足学历教育需求,也能满足职业培训需求。教材可供职业院校教师教学、行业企业员工培训、岗位技能认证培训等多元使用。

校企双元育人系列教材的开发对于当前职业教育"三教"改革具有重要意义。它不仅是校企双元育人人才培养模式改革成果的重要形式之一,更是对职业教育现实需求的重要回应。作为校企双元育人探索所形成的这些教材,其开发路径与方法能为相关专业提供借鉴,起到抛砖引玉的作用。

博士,教授

2022 年 11 月

前 言 PREFACE

在全国现代学徒制专家指导委员会和全国卫生职业教育教学指导委员会的支持指导下,我们联合全国50多所相关院校或企业参与,共同开发了"全国现代学徒制医学美容技术专业'十三五'规划教材",《中医美容技术》是本套教材之一。

本课程作为医学美容技术专业核心课程之一,是一门以介绍中医美容技术为主要内容的实用性较强的课程,将中医的技术方法应用于美容实践中。中医作为一种健康、绿色、不良反应小的疗法,以其简便易行、安全可靠、作用持久而广泛的特点,闻名于世,备受推崇,并且在健康养生和美容保健领域,以及损美性疾病的治疗方面独具特色。中医美容附属于中医药学,以中国数千年博大精深的传统文化底蕴为基础,随着中医药学的发展而不断拓展其内涵,并以其独特的深度和广度在美容行业中占据越来越重要的位置。

我们依据《现代学徒制专业教学标准和课程标准:医学美容技术专业》中的中医美容技术课程标准(详见附录),基于美容岗位工作的典型任务,编写了《中医美容技术》。本教材以学生为中心,以岗位工作需求为导向,突出职业技术教育技术技能培养目标,注重实用性。通过内容项目化、结构模块化、素材数字化,实现传统职业教育教材与现代职业教育数字技术广泛结合。全书由2个模块构成:模块一是中医美容基础概述,包括中医阴阳五行、五脏六腑与美容、气血津液、中医病因病机、中医四诊、中医辨证与预防、经络;模块二是中医在美容中的应用,包括刺灸美容疗法、推拿美容按摩技术、其他常用中医美容

1

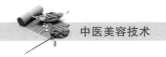

疗法、体质辨识与养生、中医美容方案制定与实施。旨在使中医基础理论和技能与美容临床实践紧密结合,让学生最大限度地掌握中医美容技术,真正做到学以致用。

　　本教材得到白城医学高等专科学校、惠州卫生职业技术学院等16所院校的大力支持,以及香港雅姬乐集团有限公司的积极参与,在此表示衷心的感谢。由于编者水平有限,加上时间仓促,书中难免有不足之处,恳请使用本教材的广大师生提出宝贵意见,以便今后进一步修订完善。

孙　晶　梁　菁

2019 年 3 月

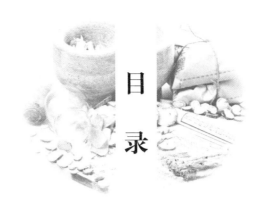

目 录

模块一　中医美容基础概述

单元一	中医阴阳五行	1-1
	任务一　辨别阴阳	1-2
	任务二　自然界中的"五行"与人的联系	1-7

单元二	五脏六腑与美容	2-1
	任务一　心、小肠与"面泽"的关系	2-3
	任务二　肝、胆与"甲亮"的关系	2-7
	任务三　脾、胃与"唇润"的关系	2-13
	任务四　肺、大肠与"肤泽"的关系	2-19
	任务五　肾、膀胱与"发乌"的关系	2-24
	任务六　心包、三焦与"经调"的关系	2-29

单元三	气血津液	3-1
	任务一　气血与健康	3-2
	任务二　津液的代谢	3-8

单元四	中医病因病机	4-1
	任务一　导致人体发病的原因	4-3
	任务二　正邪相争与机体功能失调	4-10

单元五 **中医四诊** ·· **5-1**

　　任务一　观察人体神、色、形、态 ··· 5-2

　　任务二　听声音、嗅气味 ··· 5-5

　　任务三　询问顾客健康状况 ··· 5-6

　　任务四　切诊 ··· 5-9

单元六 **中医辨证与预防** ·· **6-1**

　　任务一　四对纲领性证候的辨证 ··· 6-2

　　任务二　未病先防 ··· 6-5

单元七 **经络** ·· **7-1**

　　任务一　十二经脉走向交接规律与子午流注 ································· 7-2

　　任务二　十四经脉循行路线 ··· 7-9

模块二 　　**中医在美容中的应用**

单元八 **刺灸美容疗法** ·· **8-1**

　　任务一　疾病反应点与针灸刺激点 ··· 8-2

　　任务二　针刺美容疗法 ··· 8-7

　　任务三　常见美容灸法 ··· 8-11

单元九 **推拿美容按摩技术** ·· **9-1**

　　任务一　推拿基本手法与操作规范 ··· 9-2

　　任务二　头面颈项美容保健推拿 ··· 9-11

　　任务三　躯干四肢美容保健推拿 ··· 9-20

　　任务四　乳房美容保健推拿 ··· 9-34

　　任务五　足部美容保健推拿 ··· 9-37

单元十　**其他常用中医美容疗法** ·········· **10－1**

任务一　拔罐美容疗法 ·········· 10－2

任务二　刮痧美容疗法 ·········· 10－9

任务三　拨筋美容疗法 ·········· 10－13

任务四　耳针美容疗法 ·········· 10－16

任务五　药浴美容疗法 ·········· 10－23

任务六　药膜美容疗法 ·········· 10－25

任务七　气功美容疗法 ·········· 10－29

单元十一　**体质辨识与养生** ·········· **11－1**

任务一　体质概述 ·········· 11－2

任务二　体质辨识要点 ·········· 11－8

任务三　体质与养生 ·········· 11－9

单元十二　**中医美容方案制定与实施** ·········· **12－1**

任务一　减肥方案制定与实施 ·········· 12－2

任务二　粉刺调理方案制定与实施 ·········· 12－5

任务三　鼾黑斑调理方案制定与实施 ·········· 12－9

任务四　抗衰驻颜方案制定与实施 ·········· 12－12

任务五　面红调理方案制定与实施 ·········· 12－15

任务六　粉花疮脱敏方案制定与实施 ·········· 12－18

任务七　扁平疣调治方案制定与实施 ·········· 12－21

任务八　酒渣鼻调治方案制定与实施 ·········· 12－24

任务九　肩颈部松解方案制定与实施 ·········· 12－27

任务十　亚健康状态方案制定与实施 ·········· 12－31

主要参考文献 ·········· **1**

附录一　课程标准 ·········· **2**

附录二　复习题 ·········· **9**

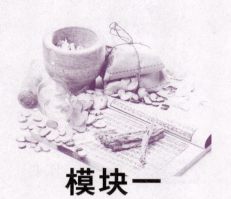

模块一

中医美容基础概述

单元一

中医阴阳五行

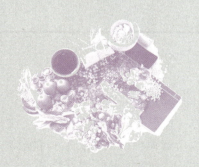

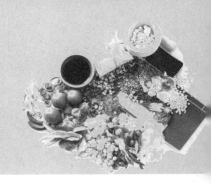

任务一 辨 别 阴 阳

任务导入

　　当我们买房或者租赁房屋的时候,大家总喜欢挑选"坐北朝南"方位的房屋,因为朝向南面一侧的房子阳光明媚,日照充足,令人感到心情愉悦;与此相反的一侧,则终年不见阳光,阴暗潮湿,使人觉得毫无生机。这就是"日光的向背"给我们的生活带来的影响。古人把"向着日光的一侧"名曰"阳",把"背着日光的一侧"名曰"阴"。在此我们就来辨别一下阴阳吧。

一、阴阳本义

　　"阴阳"是中国古代哲学的一对范畴。从"阴阳"这两个字的本义来看,《说文解字》解释曰:"阳,高明也。"阳,就是山坡高的地方,明亮的地方,能够被太阳照得到的地方。"阴,暗也;水之南,山之北也。"阴,就是地势低的地方,黑暗的地方,太阳照不到的地方。中国在地球的北半球,中国的主要山川河流都是东西走向,例如长江、黄河都是东西走向,所以以水为南、山为北,也就是河流的南面、山的北面,都是背阴的地方,太阳照不到的地方。这就是"阴阳"的本义。

　　阴阳，是对自然界相互关联的某些事物和现象对立双方的概括，含有对立统一的观念。它既可以代表两种相互关联而性质相反的事物或现象，又可以说明同一事物内部相互对立的两个方面。如《类经·阴阳类》："阴阳者，一分为二也。"

　　阴阳学说认为，世界是物质性的整体，自然界的任何事物都包括阴和阳相互对立的两个方面，而对立的双方又是相互统一的。阴阳的对立统一运动，是自然界一切事物发生、发展、变化及消亡的根本原因。

知识链接

阴阳太极八卦图

　　阴阳太极八卦图（图 1-1-1），描绘了《易经》阴阳理论中阴阳交感生万物的道理；质能互相转化原理阐述了能量平衡创生物质的原理。它是中国古代道家论述万物变化的重要经典。《周易》中用的 8 种基本图形，亦称八卦。名称是：乾、坤、震、巽、坎、离、艮、兑。分别象征天、地、雷、风、水、火、山、泽 8 种自然现象，以推测自然和社会的变化。认为阴、阳两种势力的相互作用是产生万物的根源，乾、坤两卦则在八卦中占有特别重要的地位。太极和八卦组合成了太极八卦图，它又为以后的道教所利用。道家认为，太极八卦意为神通广大、震慑邪恶。

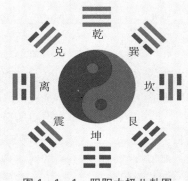

图 1-1-1　阴阳太极八卦图

辨证认识阴阳学说，树立正确的世界观

　　阴阳学说是古人用以认识客观世界和解释自然现象的世界观和方法论。具有朴素的唯物论和辩证法思想。中医学以阴阳对立制约、互根互用、消长平衡、相互转化等规律，说明人体的组织结构、生理功能、病理变化等，用以指导疾病的诊断和防治，是中医学理论体系的重要组成部分。

　　阴阳学说亦适用于我们的日常生活与学习，只要拥有良好的心态，可将不利因素转化为有利因素，积极乐观地面对生活。从阴阳的对立制约，认知生活的不易、困难的常在，在克服困难的同时体会生命的快乐。从阴阳的消长平衡，了解事物和现象总是具有两面性，凡事都有利与弊，全面地看待问题，正确地对待事情，避免走入极端。从阴阳的互根互用，了解所有的学习积累都是为将来打好基础，以及"艰难困苦，玉汝于成"的道理。从阴阳的对立统一，了解自然环境深深地影响我们的身体健康，让"低碳、绿色、环保"伴随我们的生活日常。

二、阴阳的属性

阴和阳,既可以表示相互对立的事物,又可用来分析一个事物内部所存在的相互对立的两个方面。一般来说,凡是剧烈运动着的、外向的、上升的、温热的、明亮的,都属于阳;凡相对静止着的、内守的、下降的、寒冷的、晦暗的,都属于阴。以天地而言,天气轻清为阳,地气重浊为阴;以水火而言,水性寒而润下属阴,火性热而炎上属阳。现将常见事物和现象的阴阳属性列表归纳如下(表1-1-1)。

表1-1-1 常见事物和现象的阴阳属性归纳表

属性	空间(方位)	时间	季节	温度	湿度	亮度	事物运动状态				
阳	上外左南天	昼	春夏	温热	干燥	明亮	功能	上升	动	兴奋	亢进
阴	下内右北地	夜	秋冬	寒凉	湿润	晦暗	物质	下降	静	抑制	衰退

1. 阴阳的普遍性　相关事物或现象都可以用阴阳加以概括分析,大到天地,小到人体性别男女及体内的气血;从抽象的方位上下、左右、内外,到具体的水火、药物的四性五味,宇宙中万物的发展与联系,无不是阴阳的体现。

2. 阴阳的相关性　阴阳所分析的事物或现象,是在同一范畴、同一层次或同一交点,即在相关的基础上。不相关的事物或现象不宜分阴阳。如:以天而言,则昼为阳,夜为阴。

3. 阴阳的相对性　事物或现象的阴阳属性不是一成不变的,在一定条件下可以相互转变。如:中原地区10月份的气候较之7月份的炎夏,属阴;但较之12月份的严冬,又属阳。

4. 阴阳的可分性　阴阳之中可以再分阴阳。如:一天而言,昼为阳,夜为阴;白昼又可以再分,上午为阳中之阳,下午为阳中之阴;黑夜亦可以再分,前半夜为阴中之阴,后半夜为阴中之阳。

三、阴阳的关系阐明人与自然界

(一) 阴阳的关系与阴阳的应用

1. 阴阳对立制约　阴阳对立制约,是指属性相反的阴阳双方在一个统一体中相互斗争、相互对立、相互制约和相互排斥。阴阳学说认为,自然界一切事物或现象都存在着相互对立的阴阳两个方面,如上与下、天与地、动与静、升与降、昼与夜、明与暗、寒与热、水与火等。阴阳之间相互斗争、相互制约,才能推动事物的变化和发展,自然界才能生生不息。人体之所以能够进行正常的生命运动,就是阴与阳相互制约、相互排斥取得统一的结果。这种统一是动态的协调平衡状态,称为"阴平阳秘"。反之,阴和阳任何一方过于亢盛或衰弱,机体阴阳就会失调,从而发生偏盛、偏衰的各种病症。

2. 阴阳的互根互用　阴和阳既是对立的,又是统一的。一般而言,阴和阳每一方都不能脱离另一方而独立存在,都以相对的另一方作为自己存在的条件。阴阳之间这种互相依存的关系,称为阴阳的互根互用。如:上为阳,下为阴,没有上也就无所谓下,没有下也就无所谓上;热为阳,寒为阴,没有热,就无所谓寒,没有寒,就无所谓热。《素问·阴阳应象大论》说:"阴在内,阳之守;阳在外,阴之使也。"即从阴阳的互根互用理论,高度概括机体的物质与物质之间、功能与功能之间、功能与物质之间的相互依存关系。一旦这种阴阳互根互用的关系遭到破坏,就会导致"孤阴不生,独阳不长",甚至"阴阳离决,精气乃绝"而死亡。

此外,阴阳的互根互用,又是阴阳转化的内在根据。如果阴阳之间不存在互根互用的关系,即表明阴和阳不是处在一个统一体中,则不可能发生相互转化的关系。

3. 阴阳的消长平衡　阴阳双方的对立制约、互根互用,不是处于静止不变的状态,而是处于彼此消长的运动变化之中,即"消长平衡"。所谓"消长平衡",是指阴和阳之间的平衡,不是静止的和绝对的平衡,而是在一定限度、一定时间内的"阴消阳长""阳消阴长"之中维持相对的平衡。就人体生理功能而言,白天阳盛,机体的生理功能以兴奋为主;黑夜阴盛,机体的生理功能以抑制为主。子夜一阳生,日中阳气隆,机体的生理功能由抑制逐渐转向兴奋,即是"阴消阳长"的过程;日中至黄昏,阳气渐衰,阴气渐盛,机体的生理功能从兴奋逐渐转向抑制,即是"阳消阴长"的过程。如果只有"阴消阳长"而无"阳消阴长",或只有"阳消阴长"而无"阴消阳长",阴阳的这种相对平衡遭到破坏,就会形成阴阳的偏盛或偏衰,导致阴阳的消长失衡,对于人体而言,也就是"阴胜则阳病,阳胜则阴病;阳胜则热,阴胜则寒"(《素问·阴阳应象大论》)的病理状态。

4. 阴阳的相互转化　阴阳转化,是指阴阳对立的双方,在一定的条件下,可以各自向其相反的方向转化,即阴可以转化为阳,阳也可以转化为阴。它是事物运动变化中的量变与质变的过程。阴阳相互转化,表现在事物变化的"物极"阶段,即古人所谓"物极必反",这个极就是向反面转化的条件,如寒极生热、热极生寒等。在疾病的发展过程中,也常常可以看到阳证转化为阴证、阴证转化为阳证的病证变化。阴和阳是事物的相对属性,存在着无限可分性。阴阳的对立制约、互根互用、消长平衡和相互转化,说明阴和阳之间的相互关系不是孤立、静止不变的,而是相互联系、相互影响和相反相成的。

5. 阴阳交感与互藏　阴阳交感,是指阴阳二气在运动中相互感应而交合的过程。阴阳交感是宇宙万物赖以生成和变化的根源。阳气升腾而为天,阴气凝结而为地,天之阳气下降,地之阴气上升,天地阴阳二气相互作用,感应而交合,形成云雾、雷电、雨露等,在阳光雨露的沐浴滋润下,生命得以诞生,从而化生万物,使自然界充满勃勃生机。如《周易·咸》所说:"天地感而万物化生。"因此,如果没有阴阳二气的交感运动,就没有生命,也就没有自然界万物。

阴阳互藏是指相互对立的阴阳双方的任何一方都包含着另一方,即阴中涵阳,阳中涵阴,阴中有阳,阳中有阴。如《类经·运气类》所说:"天本阳也,然阳中有阴;地本阴也,然阴中有阳,此阴阳互藏之道。"

(二) 人体阴阳失衡

人体与外界环境的统一和机体内在环境的平衡协调,是人体赖以生存的基础。阴阳的

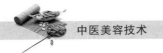

平衡协调关系一旦受到破坏而失去平衡,便会产生疾病。因此,阴阳失调是疾病发生的基础。故《素问·阴阳应象大论》用"阴胜则阳病,阳胜则阴病。阳胜则热,阴胜则寒",以说明阴阳偏盛的病理变化;《素问·调经论》指出"阳虚则外寒,阴虚则内热",概括说明了阴阳偏衰的病理变化。当阴阳任何一方虚损到一定程度,根据阴阳互根的原理,必然导致另一方的不足,出现"阳损及阴""阴损及阳"甚至"阴阳俱损"。

此外,在一定条件下,人体阴阳失调而出现的病理现象,还会各自向相反方向转化,即阳证可以转化为阴证,阴证可以转化为阳证,所谓"重寒则热,重热则寒""重阴必阳,重阳必阴"(《素问·阴阳应象大论》)。

由于阴阳偏盛偏衰是疾病过程中病理变化的基本规律,所以疾病的病理变化虽然错综复杂、千变万化,但其基本性质可以概括为阴和阳两大类。如色泽鲜明者属阳,晦暗者属阴;语声高亢洪亮者属阳,低微无力者属阴;呼吸有力、声高气粗者属阳,呼吸微弱、声低气怯者属阴;口渴喜冷者属阳,口渴喜热者属阴;脉之浮、数、洪、滑等属阳,脉之沉、迟、细、涩等属阴。如八纲辨证中,表证、热证、实证属阳;里证、寒证、虚证属阴。因此,对于局部的损美性疾病,例如:面部痤疮、黄褐斑的诊断就不能只局限于面部病变,而要兼顾整个机体。

(三)春夏养阳和秋冬养阴

阴阳是大自然的规律,也是生命的规律。在养生保健方面,《黄帝内经》十分重视适应和顺应大自然阴阳二气消长变化的规律。《素问·四气调神大论》说:"阴阳四时者,万物之终始也,死生之本也。逆之则灾害生,从之则苛疾不起。"意思是说,阴阳之气四季的变化,是自然界万物产生、壮大、死亡的原因和根本所在,如果违背了这个自然规律,就可能导致疾病;如果顺应自然界的阴阳变化,就很健康,不易患病。

"春夏养阳,秋冬养阴,以从其根。"即春季阳气展发,夏季阳气上升,这是阳气的阳性运动。人体也要顺应自然界阳气的阳性运动特征,让阳气在春季能够很好展发,在夏季能够很好上升,这就称为"春夏养阳"。秋季阳气内收,冬季阳气下降,这是阳气的阴性运动。人体也要顺应自然界阳气的阴性运动特征,让阳气在秋季能够很好内收,在冬季能够很好潜降,这就称为"秋冬养阴"。

➡ 任务训练

1. 运用阴阳的基本内容描述四季的阴阳特点。
2. 举例说明阴阳的无限可分性。

➡ 思考题

1. 试述阴阳的基本概念及阴阳的基本内容。
2. 何为"春夏养阳、秋冬养阴"?

(舒 婧)

任务二　自然界中的"五行"与人的联系

学习目标

1. 掌握五行的基本概念、特性和归类方法。
2. 掌握五行的生克制化、乘侮和母子相及的概念、规律。
3. 能够运用五行解释脏腑的生克制化。
4. 熟悉五行学说在中医学中的应用。
5. 培养学生认真思考、精益求精的职业素养,树立正确的人生观、价值观、世界观。

任务导入

中医美容学说认为,求美者如果两目干涩、面白无华、爪甲不荣,是肝血不足的表现。在调理上除用补肝血的药物(如白芍等)外,还可以用补肾益精的药物(如何首乌等)进行调理。这是何故？原来依据五行相生的次序,补益其"母脏",通过"相生"作用可促进子脏恢复,即通过"水生木"的作用能促使肝血的恢复。那么,自然界中的五行有何特性？是如何相生相克的呢？在此,让我们一起来学习吧。

一、自然界中的"五行"与人的联系

(一)五行的特性

五行的特性,是古人在长期的生活和生产实践中,在对木、火、土、金、水 5 种物质的朴素认识基础上,进行的抽象归纳。

"木曰曲直",木具有生长、能曲能伸、向上向外伸展的特性。引申为凡具有生长、生发、调达、舒畅等特性的事物或现象,均可归属于"木"。

"火曰炎上",火具有温热、升腾、上升的特性。引申为凡具有温热、升腾等特性的事物或现象,均可归属于"火"。

"土爱稼穑",土具有载物、生化、播种、收获的特性。引申为凡具有生化、承载、受纳等特性的事物或现象,均可归属于"土"。

"金曰从革",金具有能柔能刚、变革、肃杀的特性。引申为凡具有肃杀、下降、收敛、清洁等特性的事物或现象,均可归属于"金"。

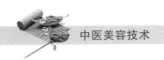

"水曰润下",水具有滋润、下行、闭藏的特性。引申为凡具有寒凉、滋润、下行、闭藏等特性的事物或现象,均可归属于"水"。

(二)五行是化育生命的本源

大自然有序地敷布了展发、上升、平稳、内收、潜降等气的 5 种运动趋向,才使植物有了生长化收藏的生命节律,动物有了生长壮老已的生命过程。人体禀受了木、火、土、金、水 5 种常规的气的运动趋向,才化育了以五脏为核心的五大生理系统。可见五行学说是揭示大自然气的运动趋向及其变化规律的学说,是沟通人类和万物与天地之间关系的纽带,也可以看成是大自然这一生命的摇篮,所赋予人类和万物的"遗传密码"之一。因此五行和阴阳一样,都是化育生命的本源。如《素问·天元纪大论》所说:"夫五运阴阳者,天地之道也,万物之纲纪,变化之父母,生杀之本始,神明之府也,可不通乎。"《灵枢·阴阳二十五人》说:"天地之间,六合之内,不离于五,人也应之。"《伤寒卒病论集》说:"天布五行,以运万类,人禀五常以有五脏。"

(三)五行的归类

五行学说以天人相应为指导思想,以五行为中心,将自然界的各种事物和现象,以及人体的生理病理现象,按其属性进行归纳,用以说明人体以及人与自然环境的统一性(表 1-1-2)。

表 1-1-2 事物五行属性归纳表

自然界							五行	人体						
五音	五味	五色	五化	五气	五方	季节		五脏	五腑	五官	形体	五志	五声	变动
角	酸	青	生	风	东	春	木	肝	胆	目	筋	怒	呼	握
徵	苦	赤	长	暑	南	夏	火	心	小肠	舌	脉	喜	笑	忧
宫	甘	黄	化	湿	中	长夏	土	脾	胃	口	肉	思	歌	哕
商	辛	白	收	燥	西	秋	金	肺	大肠	鼻	皮	悲	哭	咳
羽	咸	黑	藏	寒	北	冬	水	肾	膀胱	耳	骨	恐	呻	栗

二、五行中生、克、乘、侮与五脏的关系

(一)五行中生、克、乘、侮

1. 相生　即递相资生、助长、促进之意,是指五行中的某一行对另一行具有资生、促进、助长的作用。五行之间互相滋生和促进的关系称为五行相生。五行相生的次序是:木生火,火生土,土生金,金生水,水生木。在相生关系中,任何一行都有"生我""我生"两方面的关系,《难经》把它比喻为"母"与"子"的关系。"生我"者为"母","我生"者为"子",所以五行相生关系又称"母子关系"。以火为例,"生我"者木,木能生火,则木为火之母;"我生"者土,

火能生土,则土为火之子。余可类推。五行的相生次序见图1-1-2。

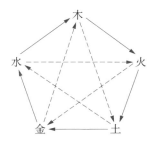

图1-1-2　五行相生相克示意图

2. 相克　即相互制约、克制、抑制之意,是指五行中的某一行对另一行具有抑制、制约、克服的作用。五行之间相互制约的关系称为五行相克。五行相克的次序是:木克土,土克水,水克火,火克金,金克木,木克土。在相克的关系中,任何一行都有"克我""我克"两方面的关系。《内经》称为"所胜"与"所不胜"的关系。"克我"者为"所不胜","我克"者为"所胜"。所以,五行相克的关系,又称"所胜"与"所不胜"的关系。以土为例,"克我"者木,则木为土之"所不胜";"我克"者水,则水为土之"所胜"。余可类推。五行的相克次序见图1-1-2。

3. 相乘　是乘虚侵袭之意,即相克太过,超出正常的制约程度,是事物间的关系失去正常协调的一种表现。五行相乘的次序与相克相同,即木乘土,土乘水,水乘火,火乘金,金乘木。

导致五行相乘的原因有"太过"和"不及"两种情况。

(1) 太过导致的相乘:是指五行中的某一行过于亢盛,对其所胜行进行超过正常限度的克制,引起其所胜行的虚弱,从而导致五行之间的协调关系失常。以木克土为例,正常情况下,木能克土,土为木之所胜;如木气过于亢盛,对土克制太过,可致土的不足。这种由于木的亢盛而引起的相乘,称为"木旺乘土"。

(2) 不及所致的相乘:是指五行中某一行过于虚弱,难以抵御其所不胜行正常限度的克制,使其本身更加虚弱。以木克土为例,正常情况下,木能制约土,如土气不足,木虽然处于正常水平,土仍难以承受木的克制,因而造成木乘虚侵袭,使土更加虚弱。这种由于土的不足而引起的相乘,称为"土虚木乘"。

4. 相侮　即"欺侮""凌辱",是恃强凌弱之意。顺序与相克相反,又称"反克"或"反侮",即被克方强于克方,而反过来产生对克方的抑制。五行相侮的次序是:木侮金,金侮火,火侮水,水侮土,土侮木。

导致五行相侮的原因,亦有"太过"和"不及"两种情况。

(1) 太过所致的相侮:是指五行中的某一行过于强盛,使原来克制它的一行不仅不能克制它,反而受到它的反向克制。如木气过于亢盛,其所不胜行金不仅不能克木,反而受到木的欺侮,出现"木反侮金"的逆向克制现象,这种现象称为"木亢侮金"。

(2) 不及所致的相侮:是指五行中某一行过于虚弱,不仅不能制约其所胜的一行,反而受到其所胜行的"反克"。如正常情况下,金克木,木克土,如木过度虚弱时,则不仅金来乘木,而且土也会因木的衰弱而"反克"之。这种现象,称为"木虚土侮"。

(二) 五脏之间的相生与相克关系

1. 五脏之间的相生关系　金、木、水、火、土所对应的五脏为肺、肝、肾、心、脾。五脏之间的五行相生关系是:木生火——就是肝生心,肝藏血用以济心;火生土——就是心生脾,

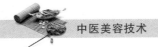

心之阳气用以温脾;土生金——就是脾生肺,脾运化水谷之精气可以益肺;金生水——就是肺生肾,肺气清肃则津气下行以滋肾;水生木——就是肾生肝,肾藏精以滋养肝的阴血,等等。

(1)母病及子:又称"母虚累子",即先有母脏的病变,后有子脏的病变。如水不涵木,即肾阴虚不能滋养肝木,其临床表现在肾,则为肾阴不足,多见耳鸣、腰膝酸软、遗精等;在肝,则为肝之阴血不足,多见眩晕、消瘦、乏力、肢体麻木,或手足蠕动,甚则震颤抽搐等;阴虚生内热,故亦见低热、颧红、五心烦热等症状。肾属水,肝属木,水能生木;现水不生木,其病由肾及肝,由母传子。

(2)子病犯母:又称"子盗母气",即先有子脏的病变,后有母脏的病变。如心火亢盛而致肝火炽盛,有升无降,最终导致心肝火旺。心火亢盛,则见心烦或狂躁谵语、口舌生疮、舌尖红赤疼痛等症状;肝火偏旺,则见烦躁易怒、头痛眩晕、面红目赤等症状。心属火,肝属木,木能生火;肝为母,心为子。疾病按相生规律传变,有轻重之分,"母病及子"为顺,其病轻;"子病犯母"为逆,其病重。

2. 五脏之间的相克关系 肺(金)的清肃下降,可抑制肝(木)阳的上亢,即金克木;肝(木)的条达,可以疏泄脾(土)的壅滞,即木克土;脾(土)的运化,可以防止肾(水)的泛滥,即土克水;肾(水)阴的上济,可以制约心(火)阳亢烈,即水克火。

(三)五脏之间的相乘与相侮关系

1. 五脏之间的相乘关系 引起五脏相乘的原因有二:①某脏过盛,而致其所胜之脏受到过分克伐;②某脏虚弱,不能耐受其所不胜之脏的正常克制,从而出现相对克伐太过。如以肝木和脾土之间的相克关系而言,相乘传变就有"木旺乘土"(即肝气乘脾)和"土虚木乘"(即脾虚肝乘)两种情况。由于肝气郁结或肝气上逆,影响脾胃的运化功能而出现胸胁苦满、脘腹胀痛、泛酸、泄泻等表现时,称为"木旺乘土"。反之,先有脾胃虚弱,不能耐受肝气的克伐,而出现头晕乏力、纳呆嗳气、胸胁胀满、腹痛泄泻等表现时,称为"土虚木乘"。

2. 五脏之间的相侮关系 五脏相侮亦有两种情况,即太过相侮和不及相侮。①太过相侮:是指由于某脏过于亢盛,导致其所不胜无力克制而反被克的病理现象。如肺金本能克制肝木,由于暴怒而致肝火亢盛,肺金不仅无力制约肝木,反遭肝火之反向克制,而出现急躁易怒、面红目赤,甚则咳逆上气、咯血等肝木反侮肺金的症状,称为"木火刑金"。②不及相侮:是指由于某脏虚损,导致其所胜之脏出现反克的病理现象。如脾土虚衰不能制约肾水,出现全身水肿,称为"土虚水侮"。

由于五行生克规律不能完全阐释五脏间复杂的生理关系,因而五脏间病变的相互影响也难完全以五行乘侮和母子相及规律来说明。《素问·玉机真藏论》已有:"然其卒发者,不必治于传,或其传化有不以次"的论述。故对于疾病的五脏传变,不能完全受五行生克乘侮规律的束缚,而应从实际情况出发把握疾病的传变。

➜ 任务训练

1. 运用五行的相生关系描述"母病及子,子病及母"。
2. 描述五行与五味、五脏的关系。

➜ 思考题

1. 试述五行的概念及特性。
2. 何为五行的相生、相克、相乘、相侮?

(舒　婧)

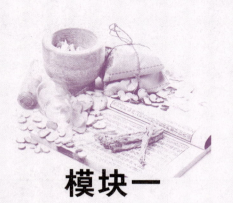

模块一

中医美容基础概述

单元二

五脏六腑与美容

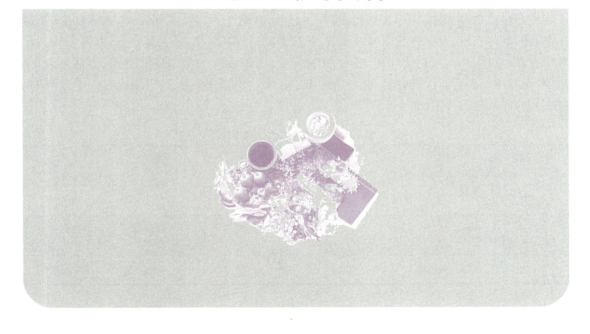

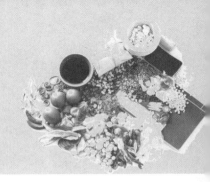

脏腑是人体内脏的总称,根据生理功能特点分为3类(表1-2-1)。

表1-2-1　脏腑分类与特点

脏腑	脏器	形态	功能
五脏	心、肝、脾、肺、肾	实体性器官	主"藏精气",以藏为主,藏而不泄
六腑	胆、胃、大肠、小肠、膀胱、三焦	管腔性器官	主"传化物",即受纳和腐熟水谷,传化和排泄糟粕,传化物而不藏
奇恒之腑	脑、髓、骨、脉、胆、女子胞	形多中空,与腑相近	内藏精气,又类于脏

中医学认为,五脏六腑虽居体内,却与外露的皮肤、五官、九窍、四肢各有其特定关系。人体是以五脏为中心,与六腑相配合,以气血精津液为物质基础,通过经络内连五脏六腑,外连形体官窍,构成5个功能活动系统。中医藏象学说突出以五脏为中心的整体观,人体是以五脏为中心的、极其复杂的有机整体。人体各组成部分之间,在形态、结构上密不可分,在生理功能上互相协调,在物质代谢上互相联系,在病理上互相影响。人体的生理、病理又与外界环境相通应,体现了结构与功能、物质与代谢、局部与整体、人体与环境的统一。

按照中医脏腑理论:心,其华在面,在体合脉,开窍于舌;肺,其华在毛,在体合皮,开窍于鼻;脾,其华在唇,在体合肌肉而主四肢,开窍于口;肝,其华在爪,在体合筋,开窍于目;肾,其华在发,在体合骨,开窍于耳和二阴。由此可见,五脏不仅与面部皮肤有关,而且与五官、爪甲、毛发等与美容有关的器官均有着密切的关系。与此同时,五脏六腑也对应十二时辰,并在相应时间进行排毒(表1-2-2)。

表1-2-2　五脏六腑排毒时间

子时 23:00～1:00	丑时 1:00～3:00	寅时 3:00～5:00	卯时 5:00～7:00	辰时 7:00～9:00	巳时 9:00～11:00
胆经	肝经	肺经	大肠经	胃经	脾经
午时 11:00～13:00	未时 13:00～15:00	申时 15:00～17:00	酉时 17:00～19:00	戌时 19:00～21:00	亥时 21:00～23:00
心经	小肠经	膀胱经	肾经	心包经	三焦经

任务一　心、小肠与"面泽"的关系

学习目标

1. 描述心、小肠与"面泽"的关系。
2. 熟悉心与形、窍、志、液、时的系统关系。
3. 能够运用心、小肠与"面泽"的关系调养人体的面容。
4. 启发学生运用阴阳五行学说的辨证思维阐述阴阳、五行、人、自然的关系。

任务导入

在我们的日常生活中,每个人都渴望拥有一张红润而有光泽的面庞,既显美丽又显健康。可是现实中,有很多人的面色是晦暗的、苍白的、皱纹早生的、没有光泽的,即使通过美容院进行面部美容,保持的时间也不够持久,这是为什么呢? 这是因为我们没有调理内脏,所以效果不甚理想。在此,我们一起探秘面泽的好坏与人体的哪些脏腑密切相关吧。

心的生理功能见图1-2-1,心的系统关系见图1-2-2。

图 1-2-1　心的生理功能

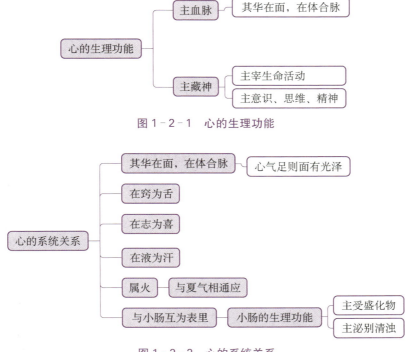

图 1-2-2　心的系统关系

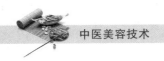

一、心其华在面,在体合脉

心气足则面有光泽 由于血液在脉道内运行,而面部血脉较为丰富,所以心主血脉的功能状态,可以从人体面部反映出来。心血运行正常,面部皮肤得到濡养,面色就显得红润而有光泽,即所谓"其华在面"。心主血脉功能失调则影响人体容貌美的表现(表1-2-3)。

表1-2-3 心主血脉功能失调的主要证候和表现

证　　候	表　　现
心气不足	面色无华、晦暗
心血亏少	面色显得苍白
血脉瘀滞	面色青紫
气血两虚	皱纹、早衰

二、心主藏神

(一)主宰生命活动

是指心主宰整个人体生命活动的外在表现,如整个人体的形象以及面色、眼神、言语等,无不包含于神的范围之中。

(二)主意识、思维、精神

心所主之神志,是指人的精神、意识、思维活动。人的精神、意识和思维活动,属于大脑的生理功能,是大脑对外界事物的反映。但藏象学说则将人的精神、意识和思维活动,不仅归属于五脏而且主要归属于心的生理功能。中医学将思维活动归之于心,是依据心血充盈与否,与精神健旺程度有密切关系而提出来的。

心主神志的生理功能正常,则精力充沛,精神振奋,神志清晰,思维敏捷,自然产生动人的神韵、风度美。心主神志的生理功能异常,不仅可以出现精神、意识和思维活动的异常,如失眠、多梦、神志不宁,甚至谵狂;还会出现反应迟钝、精神萎靡、表情淡漠、目光呆滞、言语混乱等,即使天生丽质,也难以产生美感。

三、心与窍、志、液、时的系统关系

(一)在窍为舌

心开窍于舌,是指舌为心之外候,又称舌为"心之苗",心气通于舌,心的气血通过经脉而上通于舌。舌的功能有赖于心主血脉和心主神志的生理功能。心的功能正常,则舌体红活荣润、柔软灵活,语言流利,味觉灵敏。心有病变,可以从舌上反映出来(表1-2-4)。

表1-2-4　心功能异常在舌上的反映

证候	表现
心阳不足	舌质淡白胖嫩
心血不足	舌质淡白
心火上炎	舌尖红赤,甚至生疮
心脉瘀阻	舌质暗紫甚或出现瘀点、瘀斑
心主神志的功能异常	舌强、舌卷、语蹇或失语等

(二) 在志为喜

心在志为喜,是指心的生理功能和精神情志的"喜"相关。适当的喜乐,能使气血调和,营卫通利,心情舒畅,有益于心的生理活动。"喜则气和志达,营卫通利"(《素问·举痛论》)。但过度的喜乐,也可损伤心神。故曰:"喜伤心"(《素问·阴阳应象大论》)。如心藏神功能过亢,可出现喜笑不休;心藏神功能不及,又易使人悲伤。

(三) 在液为汗

心在液为汗,是指汗液的生成、排泄与心密切相关,汗液是津液通过阳气蒸腾汽化后形成的液体。"津血同源",故"血汗同源",而心主血脉,故曰"汗为心之液"。阳虚则自汗,阴虚则盗汗,心阳暴脱则冷汗淋漓。

(四) 与夏气相通应

自然界的四时阴阳消长变化,与人体五脏功能活动系统是相互关联的。心为阳中之阳,属火;四季中的夏季气候炎热,亦属火。同气相求,同类相召,故心气与夏气相通应。心主夏,心的阳气在夏季最为旺盛。一般来说,心脏疾患特别是心阳虚衰的患者,其病情往往在夏季缓解;而阴虚阳盛的心脏病患者,又往往在夏季加重。在治疗方面,对于阳虚性心脏病患者采用"冬病夏治",即在人体内外阳气隆盛之时给予治疗效果更为明显。

四、小肠的主要生理功能

(一) 主受盛化物

受盛,是接受、以器盛物的意思;化物,是变化、消化、化生的意思。小肠受盛化物是指小肠具有接受经过胃初步消化的食物,并使其在小肠内停留一段时间,通过其化物功能对饮食物进一步消化吸收,从而使水谷化为精微物质。如果小肠受盛化物功能障碍,会导致精微物

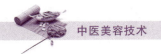

质化生不足,气血化源不足,从而影响人体健康,继而影响人体美。

(二)主泌别清浊

泌,即分泌;别,即分别;清,指水谷之精微;浊,指食物之糟粕。所谓泌别清浊,即指经过小肠消化后的饮食物,分别为水谷精微和食物残渣两部分,将水谷精微吸收,把食物残渣送到大肠,所以又称"分清别浊"。小肠在吸收水谷精微的同时,也吸收了大量的水液,故又称"小肠主液"。小肠的泌别清浊功能,与二便的生成有关,如小肠泌别清浊功能正常,则水液和糟粕各走其道,二便就正常。如小肠功能失调,清浊不分,即可出现水谷混杂,大便泄泻,而小便短少。根据这一理论,临床上治疗泄泻采用"利小便即所以实大便"的方法。

五、心与小肠的表里关系

在结构上,心与小肠通过经脉的相互络属构成表里关系。在病理表现中,心有实火,可移热于小肠,引起尿少、尿热、尿赤、尿痛等症。反之,如小肠有热,亦可循经上炎于心,出现心烦、舌赤、口舌生疮等症。

知识链接

红色补心

红色入心,红色的食物养心入血,且有活血化瘀的作用。红色、温性的食物有温补心火、心阳的作用,如辣椒、羊肉、荔枝、樱桃等;而红色、寒凉的食物有清心热、心火的作用,如红心萝卜、番茄等。

➡ 任务训练

1. 运用心和小肠的功能,试述"面子"为什么需要心脏来调护。
2. 描述心与小肠的表里关系。

➡ 思考题

1. 试述心有何生理功能?
2. 试述小肠有何生理功能?

（赵　丽）

任务二　肝、胆与"甲亮"的关系

学习目标

1. 描述肝、胆与"甲亮"的关系。
2. 熟悉肝与形、窍、志、液、时的系统关系。
3. 能够运用肝、胆与"甲亮"的关系调养人体指甲和筋。
4. 引导学生运用中医学整体观念的辨证思维思考问题、发现问题、解决问题。

任务导入

　　小美长得很漂亮,可是在和别人接触时,总会不自觉地紧握双拳,原来是要藏起自己的手指甲。因为指甲表面有很多竖条纹,有的指甲质地变脆,已经裂开、分层,显得很不健康,怕引起别人的反感。究竟是什么原因造成指甲的这种变化呢? 指甲的改变与人体的哪些脏器关系密切呢?

　　肝的生理功能见图 1 - 2 - 3,肝的系统关系见图 1 - 2 - 4。

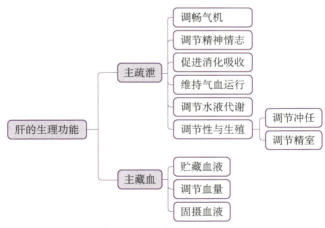

图 1 - 2 - 3　肝的生理功能

一、肝其华在爪,在体合筋

(一)肝气顺则甲亮

　　爪,即爪甲,包括指甲和趾甲,是筋的延续,故有"爪为筋之余"之说。爪甲亦有赖于肝血

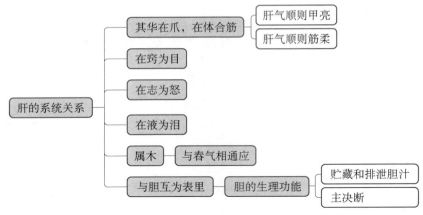

图 1-2-4　肝的系统关系

的濡养,因而肝血的盛衰,可影响爪甲的荣枯。通过观察爪甲的荣枯,可以测知肝血的盛衰,所以说肝其华在爪(表1-2-5)。

表 1-2-5　肝血盛衰与爪甲的关系

证　候	表　现
肝血充足	爪甲坚韧明亮,红润而有光泽
肝血不足	爪甲软薄,枯而色夭,甚则变形、脆裂

(二)肝气顺则筋柔

筋即筋膜,包括肌腱和韧带,附着于骨而聚于关节,是联结关节、肌肉,主司关节运动的一种组织。筋的收缩、弛张,能使关节活动自如。肝之所以主筋,是因为全身筋膜的功能,均赖肝血的濡养才能正常发挥(表1-2-6)。肝血充盈、筋膜得其濡养,则关节运动灵活有力。又因为肝血充足,则筋力强健,运动灵活,能耐受疲劳,并能较快地解除疲劳,故称肝为"罢极之本"。

表 1-2-6　肝功能异常与筋的关系

证　候	表　现
肝血不足,筋膜失于濡养	筋力不足、动作迟缓、不耐疲劳
肝血不足,血虚生风	手足震颤、肢体麻木、屈伸不利
邪热过盛,燔灼肝之筋脉,热极生风	手足震颤、抽搐,甚至角弓反张等

二、肝主疏泄

疏,即疏导、开通之义;泄,有发泄、发散之义。肝主疏泄,是指肝具有疏通、调畅全身气机,使之通而不滞、散而不郁的作用(表1-2-7)。

表1-2-7　肝主疏泄的主要内容与生理、病理表现

主要内容	生理表现	病理表现
调畅气机	气机调畅、气血和调、经络通利,人体的生理活动正常	易发生气滞、气逆等气机失调的病证
调节精神情志	肝气舒畅条达,人就能较好地协调自身的精神情志活动,表现为精神愉快、心情舒畅、神志清醒、思维灵敏等	(1)肝失疏泄,则易引起人的精神情志活动异常 (2)疏泄不及,则表现为郁郁寡欢、多愁善虑等 (3)疏泄太过,则表现为烦躁易怒、头胀头痛、面红目赤等
促进消化吸收	(1)肝调畅气机,协调脾胃的气机升降,使脾胃能够维持正常的消化吸收功能 (2)肝脏的疏泄功能可促进胆汁的生成和分泌,以助饮食的消化吸收	肝失疏泄,可影响脾胃的升降和胆汁的分泌,造成消化功能异常,出现食欲不振、消化不良、嗳气泛酸、腹胀或腹泻等症状
维持气血运行	肝的疏泄功能正常,气机调畅、心主血脉、肺助心行血、脾统血的功能正常,全身气血能够正常运行	(1)肝的疏泄功能异常,气机失调,就会导致气血运行障碍,出现胸胁刺痛、痛经、闭经、肿块等瘀血症状 (2)气滞血瘀反映在面部,会出现黧黑斑
调节水液代谢	肝的疏泄功能正常,则水液代谢正常	肝失疏泄,水液代谢障碍,会出现痰饮、水肿等症状
调节性与生殖	(1)肝主疏泄,可调节冲任二脉,从而调节月经、妊娠、分娩等生殖功能 (2)肝的疏泄与肾的闭藏协调平衡,则精室开合适度,精液排泄有节,生殖功能正常	(1)肝失疏泄,导致冲任失调,气血失和,就会引起月经、带下、不孕等生殖方面的疾病 (2)肝的疏泄功能减弱,则性欲减退、阳痿、精少、不育等 (3)肝的疏泄功能太过,则性欲亢奋、阳强、梦遗等

(一)调畅气机

气机,即气的升降出入运动。人体脏腑经络、气血津液、营卫阴阳,无不赖气机升降出入而相互联系,维持其正常的生理功能。肝的疏泄功能,对全身各脏腑组织的气机升降出入之间的平衡协调,起着重要的疏通调节作用。因此,肝的疏泄功能正常,则气机调畅、气血和调、经络通利,人体的生理活动正常;肝的疏泄功能异常,则易发生气滞、气逆等气机失调的病证。

(二)调节精神情志

情志,即情感、情绪,是指人类精神活动中以反映情感变化为主的一类心理过程。肝通过其疏泄功能对气机的调畅作用,可调节人的精神情志活动。在正常生理情况下,肝的疏泄功能正常,肝气舒畅条达,则人就能较好地协调自身的精神情志活动,表现为精神愉快、心情

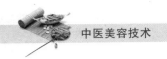

舒畅、神志清醒、思维灵敏等。肝失疏泄,则易引起人的精神情志活动异常。疏泄不及,则表现为郁郁寡欢、多愁善虑等;疏泄太过,则表现为烦躁易怒、头胀头痛、面红目赤等。

(三)促进消化吸收

脾胃是人体主要的消化器官。肝调畅气机,协调脾胃的气机升降,使脾胃能够维持正常的消化吸收功能;肝脏的疏泄功能,可促进胆汁的生成和分泌,以助饮食的消化吸收。如肝失疏泄,可影响脾胃的升降和胆汁的分泌,造成消化功能异常,出现食欲不振、消化不良、嗳气泛酸、腹胀或腹泻等症状。

(四)维持气血运行

肝的疏泄功能直接影响全身气机,只有气机调畅,心主血脉、肺助心行血、脾统血的功能才能正常,全身气血才能正常运行。所以,气行则血行,气滞则血瘀。如果肝的疏泄功能异常,气机失调,就会导致气血运行障碍,出现胸胁刺痛、痛经、闭经、肿块等瘀血症状。气滞血瘀反映在面部,会出现黧黑斑。

(五)调节水液代谢

水液代谢功能的调节主要由肺、脾、肾、三焦等脏腑共同完成,但也离不开肝的疏泄功能。肝主疏泄,调畅全身气机,促进肺、脾、肾、三焦调节水液代谢的功能,气行则水行,气滞则水停。肝的疏泄功能正常,则水液代谢正常;肝失疏泄,水液代谢障碍,会出现痰饮、水肿等症状。

(六)调节性与生殖

1. 调节冲任　女性经带胎产等生理活动,与肝的关系最为密切。女子一生以血为重,冲为血海,任主胞胎,冲任二脉与女性生理功能密切相关。肝为血海,冲任二脉与足厥阴肝经相通。所以,肝主疏泄,可调节冲任二脉,从而调节月经、妊娠、分娩等生殖功能。如肝失疏泄,导致冲任失调,气血失和,就会引起月经、带下、不孕等生殖方面的疾病。

2. 调节精室　精室为男子藏精之处。男子精室的开合、精液的藏泄,与肝肾功能有关。肝的疏泄与肾的闭藏协调平衡,则精室开合适度,精液排泄有节,生殖功能正常;肝失疏泄,则精室开合疏泄失度。肝的疏泄功能减弱,则性欲减退、阳痿、精少、不育等;肝的疏泄功能太过,则性欲亢奋、阳强、梦遗等。

三、肝主藏血

肝藏血是指肝脏具有贮藏血液、调节血量和固摄血液的功能。

(一)贮藏血液

血液来源于脾胃运化的水谷精微,而藏于肝,肝内贮存一定的血液用以濡养自身,制约肝的阳气而维持肝的阴阳平衡和气血调和,防止出血。

(二) 调节血量

人体各部位的血液随着不同的生理情况而发生容量的改变。在剧烈运动、情绪激动、气温升高及进食时,人体某些脏器血量需要会增加,为满足相应脏腑器官的需求,就会由肝来调节血量分配,将血液输送到需要血液量更多的地方;当人体恢复平静时,机体外周的血液又会回归于肝脏。即所谓"人动则血运于诸经,人静则血归于肝脏"。肝藏血功能障碍会出现两种情况,见表1-2-8。

表1-2-8　肝藏血功能障碍的证候与表现

证　　候	表　　现
肝血不足	(1) 目失血养,则两目干涩昏花,或为夜盲 (2) 筋失所养,则筋脉拘急、肢体麻木、屈伸不利,以及妇女月经量少、甚至闭经等
血液妄行	吐血、鼻出血、月经过多、崩漏等出血倾向

(三) 固摄血液

肝藏血之"藏",还有约束、固摄之义。《图书编》说:"肝者,凝血之本。"肝具有固摄血液、主持凝血、防止出血的功能。肝的这种作用是通过肝气与肝血实现的,肝气属阳,能固摄血液,以防止其逸于脉外而发生出血;肝血属阴,阴主凝聚,使出血之时能迅速凝固。因此,只有在肝的气血调和、阴阳协调的状态下,才能发挥正常的凝血功能而防止出血。

四、肝与窍、志、液、时的系统关系

(一) 在窍为目

肝的经脉上连于目系,所以说,眼为肝之外候,肝开窍于目。肝的功能正常与否,常在目上反映出来(表1-2-9)。

表1-2-9　肝功能异常在目的表现

证　　候	表　　现
肝阴不足	两目干涩
肝火上炎	目赤肿痛
肝风内动	两目斜视、上翻

(二) 在志为怒

肝在志为怒,怒是人们在情绪激动时的一种情志变化。一般来说,当怒则怒,怒而有节,

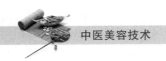

未必为害。若怒而无节，则它对于机体的生理活动是属于一种不良的刺激，可使气血逆乱，阳气升发。大怒可伤肝，使肝的阳气升发太过而致病；反之，肝的阴血不足，阳气偏亢，则稍有刺激，便易发怒。

（三）在液为泪

肝开窍于目，泪从目出，故泪为肝之液。泪有濡润眼睛，保护眼睛的功能。泪出过多、过少均属病态，且与肝有关。肝阴不足，泪液分泌减少，则两目干涩，甚则干而作痛；肝经风热而患风火赤眼，兼见目眵增多，或迎风流泪、悲哀伤感，或情绪骤变，累及于肝，可见泪液自流等。

（四）与春气相通应

肝属木，其气通于春，以春木升发之性而类肝，故称肝为风木之脏。肝气升发，喜条达而恶抑郁。肝气宜保持柔和舒畅、升发条达的特性，才能维持其正常的生理功能，就像春天的树木生长那样条达舒畅，充满生机。春季肝气容易应时而旺，脾胃虚弱或肝阳偏亢的人容易因素体肝气过旺而发病，出现急躁易怒、头晕目眩、头痛头胀等症状。所以，春季宜补肝柔肝。

五、胆的主要生理功能

（一）贮藏和排泄胆汁

胆贮藏和排泄的胆汁，用以帮助消化食物。胆汁的贮藏和排泄功能，受肝的疏泄功能调节。肝的疏泄功能正常，胆汁排泄至小肠，帮助饮食物消化；肝的疏泄功能异常，影响胆汁排泄，则出现食欲不振、胸胁胀满、口苦、厌油腻、黄疸等症状。

（二）主决断

胆主决断，肝主谋虑，二者互为表里，相互配合，共同参与谋划、判断、决策。如胆气虚弱，则出现善恐易惊、失眠多梦等症状。

六、肝与胆的表里关系

结构上胆附于肝，脏腑相连，经络相通，构成表里关系。功能上，胆汁来源于肝，由肝之余气溢于胆，积聚而成，受肝的疏泄功能调节。病理上，肝胆相互影响，若肝的疏泄功能异常，会影响胆汁的排泄；反过来，胆汁的排泄异常，也会影响肝的功能，所以肝胆证候常同时并见，如口苦、胁肋疼痛、黄疸等。

青色补肝

青色入肝,青绿色的食物可以起到养肝的作用,所以多食用一些天然原味的绿色蔬菜,如青皮萝卜、芹菜、莴笋、油菜等,可以清肝火、疏肝气,适宜于血压高、脾气大、动辄肝火上冲的人。

→ 任务训练

1. 运用肝与胆的功能,试述"甲亮"为什么需要肝脏来调护。
2. 描述肝与胆之间的表里关系。

→ 思考题

1. 试述"爪为筋之余"的依据是什么?
2. 试述胆有何生理功能?

(赵　丽)

任务三　脾、胃与"唇润"的关系

学习目标

1. 描述脾、胃与"唇润"的关系。
2. 熟悉脾与形、窍、志、液、时的系统关系。
3. 能够运用脾、胃与"唇润"的关系调养人体口唇色泽。
4. 启发学生不断了解中医诊察思维和中医辨证思维,能够传承和创新中医传统思维模式,为社会服务。

任务导入

王女士,女,36 岁。自觉口唇干燥,不自觉地经常舔唇。虽然经常喝水,但口唇干燥不见缓解,严重时出现干裂、蜕皮等症状,兼见唇色暗淡。不仅影响口唇美,也严重影响了整体美。那么口唇的这些问题是如何造成的呢?和哪些脏腑相关呢?

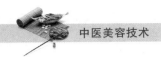

脾的生理功能见图1-2-5,脾的系统关系见图1-2-6。

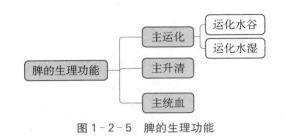

图1-2-5 脾的生理功能

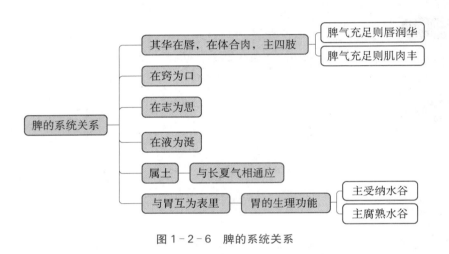

图1-2-6 脾的系统关系

一、脾其华在唇,在体合肉,主四肢

(一)脾气充足则唇润华

脾气盛衰可以反映在口唇的颜色和光泽上(表1-2-10)。口唇的色泽与全身的气血是否充足有着密切关系,脾主运化,为气血生化之源。因此,脾气健旺,则气血化生充足,口唇红润光泽。

表1-2-10 脾病在口唇上的表现

证 候	表 现
脾失健运,则气血化生不足	口唇淡而无华、萎黄不泽,甚则干裂、脱皮等
脾有郁热	口唇红肿,甚至糜烂

（二）脾气充足则肌肉丰

肉,古称"分肉""赤肉"。肌肉有主司运动、保护内脏的作用。脾在体合肉,是指脾气的运化功能与肌肉的壮实及其功能的发挥有着密切的联系。脾与肌肉的关系主要体现在两个方面:一是脾化生精气以充养肌肉。脾主运化,为气血生化之源。全身的肌肉,有赖于脾胃运化的水谷精微和津液的营养滋润,才能丰满壮实,并发挥其收缩运动的功能。所以,脾的运化功能正常,肌肉营养供应充足,则肌肉发达、丰满健壮、活动有力。若脾的运化功能失常,水谷精微及津液的生成和转输障碍,肌肉得不到水谷精微及津液的营养和滋润,则瘦弱无力,甚至痿废不用。二是肌肉运动能促进脾胃纳运。适度活动四肢肌肉,有促进脾胃受纳、运化的作用。若过度安逸,缺乏必要的运动,则脾胃功能易致呆滞,可见纳少、腹胀、虚胖等。

四肢与躯干相对而言,为人体之末,又称"四末"。四肢主要由肌肉、筋脉、骨骼等组成,同样需要脾胃运化的水谷精微及津液的营养和滋润,以维持其正常的生理活动,故称"脾主四肢"。脾气健运,输送的营养充足,则四肢活动轻劲、灵活有力。若脾失健运,气血津液化生无源,四肢营养不足,则可见四肢倦怠无力,甚至痿弱不用(表1-2-11)。

表1-2-11　脾与肌肉四肢的关系

肌肉与四肢	生理表现	病理表现
肌肉	脾的运化功能正常,肌肉营养供应充足,则肌肉发达,丰满健壮,活动有力	脾的运化功能失常,水谷精微及津液的生成和转输障碍,肌肉得不到水谷精微及津液的营养和滋润,则瘦弱无力,甚至痿废不用
四肢	脾气健运,输送的营养充足,则四肢活动轻劲,灵活有力。	脾失健运,气血津液化生无源,四肢营养不足,则可见四肢倦怠无力,甚至痿弱不用

二、脾主运化

（一）运化水谷

脾运化水谷,是指脾对饮食物的消化和水谷精微的吸收、转输、布散作用。饮食物入胃后,对其消化和吸收,实际上是在胃和小肠内进行的,但必须依赖脾的运化功能,才能将水谷化生为精微。同时水谷精微还需靠脾的转输和散精作用而上输于肺,由肺脏注入心脉化为气血,再通过经脉输送全身,以营养五脏六腑、四肢百骸,以及筋肉、皮毛等各个组织。饮食水谷是人出生之后维持生命活动所必需的营养物质的主要来源,也是生成气血的物质基础。饮食水谷的运化则是由脾所主,所以说脾为后天之本,气血生化之源。"脾气健运",则机体的消化吸收功能才能健全,化生气、血、津液等以提供足够的养料,使全身脏腑组织得到充分的营养,以维持正常的生理活动。反之,若脾失健运,则机体的消化吸收功能发生异常,就会出现腹胀、便溏、食欲不振,以致倦怠、消瘦和气血不足等病理变化。

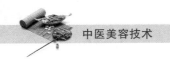

(二)运化水湿

运化水湿又称运化水液,是指脾对水液的吸收、转输和布散,调节人体水液代谢的作用。在人体水液代谢的过程中,脾在运输水谷精微的同时,还把人体所需要的水液(津液),通过心肺运送到全身各组织中,达到滋养濡润作用;又把各组织器官利用后的水液,及时转输给肾,通过肾的气化作用形成尿液,送到膀胱,排出体外,从而维持体内水液代谢的平衡。脾运化水液的功能健旺,既能使体内各组织得到水液的充分濡润,又不致使水湿过多而潴留。反之,脾运化水液的功能失常,必然导致水液在体内的停滞,产生水湿、痰饮等病理产物,甚则形成水肿。这也就是脾虚生湿、脾为生痰之源和脾虚水肿的发生机制。

三、脾主升清

升,即上升之意,升清是脾运化的功能特点,即指脾气以升为顺。"清"是指水谷精微等营养物质,"升清"即是指水谷精微等营养物质的吸收和上输于心、肺、头目,通过心肺的作用化生气血,以营养全身。若脾气不能升清,则水谷不能运化,气血生化无源,可出现神疲无力、头目眩晕、腹胀、泄泻等症。脾气(中气)下陷,则可见久泄脱肛,甚则内脏下垂等症。

四、脾主统血

统,统摄、控制之意。脾主统血就是指脾具有统摄血液,使之在经脉中运行而不溢出脉外的功能。脾的运化功能健旺,则气血充盈、气能摄血;气旺则固摄作用亦强,血液也不会逸出脉外而发生出血现象。反之,脾的运化功能减退,化源不足,则气血亏虚,气虚则统摄功能减退,血离脉道,从而导致皮下出血、便血、尿血、崩漏等各种出血证。

五、脾与窍、志、液、时的系统关系

(一)在窍为口

脾气盛衰可以反映在口唇的颜色和光泽上。口唇的色泽与全身的气血是否充足有着密切关系,由于脾主运化,为气血生化之源,所以口唇的色泽实际上是脾胃运化水谷精微的功能状态的反映。脾气健旺,则气血化生充足,口唇红润光泽;脾失健运,则气血化生不足,口唇淡而无华、萎黄不泽,甚则干裂脱皮等;脾有郁热,则口唇红肿,甚至糜烂。

(二)在志为思

思,即思考、思虑,是人的精神意识、思维活动的一种状态。正常思考,对机体的生理活动并无不良的影响,但在思虑过度、所思不遂等情况下,就能影响机体的正常生理活动。脾气健运,化源充足,气血旺盛,则思虑、思考等心理活动正常。若脾虚则易不耐思虑,思虑太过又易伤脾,影响脾的运化功能,导致出现不思饮食、脘腹胀闷,甚则头晕目眩等症状。

（三）在液为涎

涎为口津,唾液中较清稀的称为涎。它具有保护口腔黏膜、润泽口腔的作用,在进食时分泌较多,有助于食物的吞咽和消化。在正常情况下,涎液上行于口,但不溢出口外。若脾胃不和,则往往导致涎液分泌急剧增加,而发生口涎自出等现象。

（四）与长夏之气相通应

长夏五行属土,为夏至至处暑节气之间,气候炎热,雨水较多,湿为热蒸,生化万物;而脾主运化,化生气血津液,濡养全身,故脾与长夏,同气相求而相通应。如果长夏之湿太过,又容易伤脾,使脾失健运。因此夏秋之交,平素脾虚者易被湿热所困,出现肢体困重、脘闷不舒、食少纳呆、泄泻等症状。

六、胃的主要生理功能

（一）胃主受纳水谷

受纳,是接受和容纳之意。饮食入口,经过食管,容纳于胃,故胃有"太仓""水谷之海"之称。胃主受纳功能是胃主腐熟功能的基础,也是整个消化功能的基础。若胃有病变,就会影响胃的受纳功能,出现纳呆、厌食、胃脘胀闷等症状。

（二）胃主腐熟水谷

腐熟,是食物经过胃的初步消化,形成食糜的过程。胃把所受纳的水谷进行消磨腐熟,变成食糜,下传于小肠,通过进一步消化吸收,其精微物质经脾之运化而营养全身。如胃的腐熟功能障碍,则出现胃脘疼痛、嗳腐吞酸等食滞胃脘症状。

七、脾与胃的表里关系

在结构上,脾与胃通过经脉相互络属构成表里关系。在功能上,两者相辅相成,主要表现在以下3个方面(表1-2-12)。

表 1 - 2 - 12　脾胃的关系

脾胃关系	主 要 功 能
脾主运化,胃主受纳	两者共同完成饮食物的消化吸收和精微的输布,濡养全身,所以有"脾为胃行其津液"之说,两者并称为"后天之本"
脾主升,胃主降	脾升则水谷精微得以输布,胃降则水谷和糟粕得以下行
脾喜燥恶湿,胃喜润恶燥	两者燥湿相济,阴阳相合,共同完成饮食物的传化过程

在病理上,相互影响,如脾为湿困,运化失职,清气不升,影响胃的受纳和降浊功能,会出现食少、纳呆、恶心、脘腹胀满等症状;如饮食不节,食滞胃脘,浊气不降,会影响脾的运化和升清功能,会出现腹胀、泄泻等症状。

知识链接

脾胃的养护

预防脾胃疾病,对平素脾胃虚弱者来说,其日常养护尤为重要,主要做好以下几方面。

1. 调畅情志　情志因素对食欲、消化、吸收有很大影响。不良情绪可导致食欲下降、腹部胀满、嗳气、消化不良等,而良好的情绪则有益于胃肠系统的正常活动。

2. 饮食调摄　是保养脾胃的关键。因此,饮食应有规律,三餐定时、定量、不暴饮暴食。以素食为主,荤素搭配。常吃蔬菜和水果,以满足机体需求和保持大便通畅。少吃刺激性和难以消化的食物,如酸辣、油炸、干硬和黏性较大的食物,生冷的食物也要尽量少吃。

3. 注意冷暖　俗话说"十个胃病九个寒",可见寒凉是导致胃病的主要原因。所以,虚寒胃痛、脾虚腹泻的患者要注意保暖,同时在饮食上注意忌食生冷。

→ 任务训练

1. 运用脾与胃的功能,试述"唇润"的条件。
2. 描述脾与胃之间的表里关系。

→ 思考题

1. 何为"脾主四肢"?
2. 胃被称为"水谷之海",依据是什么?

（赵　丽）

任务四 肺、大肠与"肤泽"的关系

学习目标

1. 掌握肺、大肠的主要生理功能特点。
2. 熟悉肺与形、窍、志、液、时的系统关系。
3. 能够运用肺、大肠与"肤泽"的关系调养人体皮肤。
4. 能够运用阴阳五行学说说明五脏六腑与皮肤的关系,以及如何预防皮肤不衰老。

任务导入

入秋以来,小红发现自己皮肤干燥、脱皮,而且近期皮肤还出现过敏、瘙痒,于是去请教在美容院工作的闺蜜小林。小林给她分析皮肤情况后,告诉她这是因为秋燥伤肺,导致皮肤抵抗力下降而引起一系列的皮肤问题。小红经过调理 1 周后,皮肤有了明显的好转。请问秋燥为什么会引起皮肤抵抗力下降呢?

肺的生理功能见图 1-2-7,肺的系统关系见图 1-2-8。

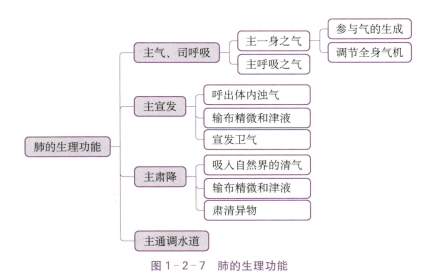

图 1-2-7 肺的生理功能

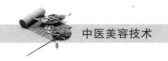

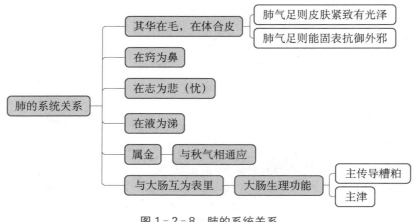

图 1-2-8 肺的系统关系

一、肺其华在毛,在体合皮

(一)肺气足则皮肤紧致有光泽

肺气宣发,将卫气和气血津液输布到体表,以温养和润泽皮毛,皮毛由肺得到温养而润泽光亮。

(二)肺气足则能固表抗御外邪

皮毛,包括皮肤、汗腺、毫毛等组织,是一身之表,为抵御外邪的屏障。肺为娇脏,易受邪侵。皮毛由肺得到卫气和气血津液的温养,从而充分发挥其保卫机体、抵御外邪的屏障作用。若皮肤肌表为邪所客,每易出现鼻塞、流涕、打喷嚏、咳嗽等肺气失宣的症状。

二、肺主气、司呼吸

(一)肺主气

肺主一身之气,是指肺具有主持、调节全身各脏腑经络之气的作用,即肺通过呼吸而参与气的生成和气机调节的作用。

1. **参与气的生成** 肺参与一身之气的生成,尤其是宗气的生成。一身之气主要由先天之气和后天之气构成。宗气属后天之气,是由肺所吸入的清气和脾胃运化的水谷精气所构成。生成的宗气,积于胸中气海(又称膻中,位于胸中两乳之间),上走息道出喉咙以促进肺的呼吸,并能贯注心脉以助心推动血液运行,还可沿三焦下行脐下丹田以资先天之气,故宗气在机体生命活动中占有非常重要的地位。宗气是一身之气的重要组成部分,其盛衰关系着一身之气的盛衰,因而肺的呼吸功能健全与否,不仅影响宗气的生成,也影响一身之气的盛衰。由此可见,肺通过参与宗气的生成而起到主一身之气的作用。

2.调节全身气机 气机,即气的运动变化,升降出入为其基本运动形式。肺的呼吸运动本身,就是气的升降出入运动的具体体现。肺有节律的一呼一吸运动,带动全身气的升降出入运动,从而对全身气机起着调节作用。肺的呼吸均匀通畅、节律一致、和缓有度,则各脏经络之气的升降出入运动也就通畅协调。

(二)肺司呼吸

肺司呼吸,即肺主呼吸之气,是指肺通过呼吸运动,吸入自然界的清气,呼出体内的浊气,实现体内外气体交换的功能。肺司呼吸的功能正常,则气道通畅、呼吸调匀。若病邪犯肺或它脏疾患累及于肺,影响肺的呼吸功能,则可出现胸闷、咳嗽、喘促等症状。

三、肺主宣发、肃降,通调水道

(一)主宣发

肺气的宣发作用,主要体现在 3 个方面:一是呼出体内浊气。通过肺气的向上向外运动,将体内在生命活动中不断产生的浊气经口鼻随呼气运动排出体外。二是输布精微和津液。肺将脾所转输的水谷精微和津液,布散到全身,外达于皮毛,以滋润和濡养各脏器官、四肢百骸、肌腠皮毛。三是宣发卫气。卫气源于脾所运化的水谷精微,靠肺气之宣发而布散全身,外达肌表,以发挥其温分肉、充皮肤、肥腠理、司开合的作用,并将代谢后的津液化为汗液排出体外。因此,若肺气失于宣散,则可出现呼吸不畅、胸闷喘咳、恶寒无汗等症状。

(二)主肃降

肺气的肃降作用,主要体现在 3 个方面:一是吸入自然界的清气。通过肺气向下、向内的运动,将自然界的清气吸入,并向下布散,由肾加以摄纳。二是输布精微和津液。肺为华盖,位居最高。通过肺气向下的通降作用,将脾转输于肺的水谷精微和津液向下向内布散于脏腑组织,以营养和滋润脏腑组织,维持其正常生理功能。另外,肺为水之上源,肺气肃降,能通调水道,使脏腑代谢后所产生的浊液下输于肾,经肾的气化作用,将浊液化为尿液,注入膀胱,排出体外。三是肃清异物。肺的形质"虚如蜂巢",清轻肃净而不容异物。肺气的肃降作用,能及时清肃肺和呼吸道的异物,保持其洁净,从而使肺气运动畅达无阻。肺的这种清肃自洁的作用对维持肺本身的正常生理功能起到重要作用。若肺失肃降,则可出现呼吸表浅或短促、咳喘气逆等症状。

(三)主通调水道

肺主行水,又称肺主通调水道,是指肺具有疏通和调节水液运行的通道,从而推动水液的输布和排泄的作用。由于肺为华盖,位居最高,参与调节全身的水液代谢,故称"肺为水之上源"。

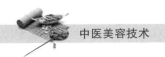

人体的水液代谢是由肺、脾、肾、小肠、大肠、膀胱等脏腑共同完成的,而肺主行水的功能是通过肺气的宣发和肃降作用实现的。

(四) 肺朝百脉、主治节

肺朝百脉,是指全身的血液,都要通过经脉而聚会于肺,通过肺的呼吸,进行体内外清浊气体交换,然后通过肺气的宣降作用,将富含清气的血液通过百脉而输布于全身。肺主治节主要体现于 4 个方面:一是肺主呼吸,从而使人的呼吸运动有节律地一呼一吸;二是通过呼吸,治理和调节着全身的气机;三是调节着气的升降出入,因而能辅助心脏,推动和调节血液的运行;四是肺的宣肃,治理和调节着津液的输布、运行和排泄。

四、肺与窍、志、液、时的系统关系

(一) 在窍为鼻

鼻与喉相通而连于肺,是呼吸的门户。鼻孔是清气与浊气出入的通道,是肺系之最外端,具有通气功能,所以说"肺开窍于鼻"。鼻的通气和嗅觉功能,都依赖于肺气的宣发作用。若肺气宣畅,呼吸平和,则鼻窍通畅,呼吸自如,且嗅觉灵敏,香臭明辨;肺失宣肃,呼吸不利,则鼻塞不通,气体交换不利,嗅觉迟钝。

(二) 在志为悲(忧)

关于肺之志,《黄帝内经》有二说:一说肺之志为悲,一说肺之志为忧。忧和悲的情志变化虽略有不同,但其对人体生理活动的影响大致相同,因而忧和悲同属于肺志。悲忧均为人体正常的情绪变化或情感反映,但过度悲哀或过度忧伤,则属不良的情绪变化,有碍身体健康,最易消耗人体之气。由于肺主一身之气,所以悲忧最易损伤肺气,使机体的抗病能力下降,娇嫩之肺更易受外邪侵袭。反之,肺虚亦易生悲忧而情绪低落。

(三) 在液为涕

涕,即鼻涕,是鼻黏膜的分泌液,有润泽鼻窍的作用。鼻为肺窍,故其分泌物亦属肺。鼻涕由肺津所化,靠肺气的宣发作用布散于鼻窍。因此肺的功能正常与否,亦能从鼻涕的变化中得以反映。肺的功能正常,则鼻涕润泽鼻窍而不外溢。若寒邪袭肺,则鼻流清涕;肺热壅盛,则流涕黄浊;燥邪犯肺,则鼻干而痛。

(四) 与秋气相通应

肺与秋同属五行之金。秋季气候清肃,万物收敛;肺性喜清肃,其气主降。肺与秋气相通应,指肺金之气应秋而旺,肺的制约和收敛功能在秋季最为旺盛。秋令之时,燥气当令,燥邪易伤肺之津液,使肺失清肃而出现干咳、口鼻干燥等症状。秋季治疗肺病时,而应顺其收敛之性,不可过分发散肺气。

五、大肠的主要生理功能

（一）主传导糟粕

大肠接受由小肠下移的食物残渣，再吸收其中多余的水分，使之形成粪便，经肛门排出体外。大肠发生病变，则传导失常，可出现大便质与量的变化和排便次数的改变，如大便秘结或泄泻。若湿热蕴结于大肠，大肠气滞血阻，又会出现腹痛、里急后重、下痢脓血等症状。

（二）主津

大肠在传导由小肠下注的食物残渣过程中，将其中部分水液再吸收，故称"大肠主津"。若大肠虚寒，无力吸收水液，则水谷杂下，出现肠鸣、腹痛、泄泻等；大肠有热，消烁水液，肠液干枯，肠道失润，又会出现大便秘结。

六、肺与大肠的表里关系

在结构上，肺与大肠通过经脉的相互络属构成表里关系。在功能上，肺与大肠相互协助，肺气肃降，则大肠之气亦随之而降，传导功能正常；大肠传导通畅，则有助于肺气的清肃通利。如肺气肃降失职，可影响大肠的传导，导致大便困难。女性便秘导致面色晦暗、皮肤粗糙、毛孔粗大，易长黄褐斑、痤疮、皱纹，甚至肥胖、全身乏力、内分泌失调等。此外，如肺气虚弱，气虚推动无力，则可见大便艰涩不行，称为"气虚便秘"。若大肠壅滞不畅，也可引起肺气不利而喘咳。

知识链接

白色食物养肺

白色在五行中属金，入肺，利于益气。大多数白色食物，如大米、鸡、鱼等，蛋白质成分较为丰富，经常食用既能消除身体的疲劳，又可促进身体的康复。此外，白色食物还是一种安全性相对较高的营养食物。因其脂肪含量比红色肉类食物低得多，高血压、心脏病等患者，食用白色食物会更好。

肺功能失常者需要补肺气、养肺阴，可食用"百合粥"。其做法是：百合 40 g，粳米 100 g，冰糖适量；将百合、粳米加水适量煮粥，粥将成时加入冰糖，稍煮片刻即可，代早餐食。对于各种热证治愈后遗留的面容憔悴、长期神经衰弱、失眠多梦、更年期妇女的面色无华等，有较好的恢复容颜色泽的作用。

➡ 任务训练

1. 运用肺与大肠的功能调养人体的皮肤。

2. 描述肺与大肠之间的表里关系。

→ 思考题

1. 试述肺与哪个季节相通应？为什么？
2. 试述何为"大肠主津"？

（邱思兰）

任务五 肾、膀胱与"发乌"的关系

学习目标

1. 掌握肾、膀胱的主要生理功能特点。
2. 熟悉肾与形、窍、志、液、时的系统关系。
3. 能够运用肾、膀胱与"发乌"的关系调养人体头发。
4. 培养学生严谨的职业态度和精益求精的职业素养，不断学习中医诊疗方法和辨证论治，提升服务水平和服务质量。

任务导入

李小姐，35 岁，某公司主管。近来公司工作比较忙，睡眠严重不足。近期发现掉发严重，头发无光泽，呈焦黄状，部分头发开始发白。她感到非常的焦虑，来到美容院咨询，高级顾问小张接待了她。小张了解李小姐的情况后，建议李小姐通过脏腑调理改善身体出现的状况。请分析一下小张会从哪个脏腑入手帮助李小姐调理？

肾的生理功能见图 1-2-9，肾的系统关系见图 1-2-10。

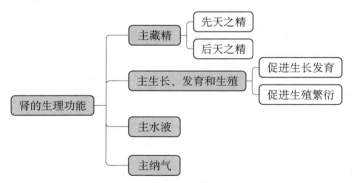

图 1-2-9 肾的生理功能

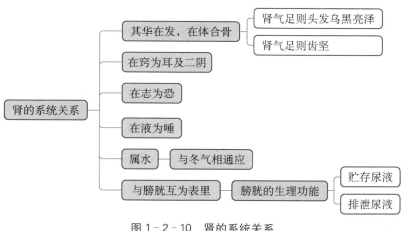

图 1-2-10　肾的系统关系

一、肾其华在发,在体合骨

(一)肾气足则头发乌黑亮泽

发为肾之外候,发的生长与脱落、润泽与枯槁是肾中精气盛衰的反映。发的生长,赖血以养,故有"发为血之余"之说。而精与血是相互滋生的,肾精足则血旺,血旺就能使毛发得到充分的润养。因此,发的营养虽来源于血,但其生机则根于肾。肾精充足,精血旺盛,则头发浓密色黑而有光泽;肾中精气衰退,则头发变白、枯槁而易脱落(图 1-2-11)。

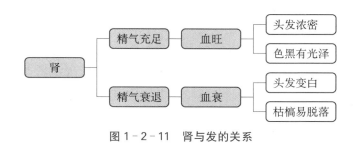

图 1-2-11　肾与发的关系

(二)肾气足则齿坚

"齿为骨之余",齿与骨同出一源,也需肾中精气所充养。肾精充沛,则牙齿坚固而不易脱落;肾中精气不足,小儿可见牙齿生长迟缓,成年人可见牙齿松动早脱。另外,在温热病中可通过齿的润燥及有无光泽,判断肾精及津液的盛衰。

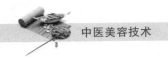

二、肾主藏精,主生长、发育和生殖

(一) 主藏精

肾藏精,是指肾具有贮存、封藏人体精气的作用。肾所藏之精包括"先天之精"和"后天之精",先天之精受于父母的生殖之精,后天之精来源于摄入的饮食物。由脾胃运化的水谷精气,以及脏腑生理活动中生化的精气被利用后的盈余部分,藏之于肾。

(二) 主生长、发育和生殖

1. 促进生长发育 机体生、长、壮、老、死的自然规律,与肾精的盛衰密切相关。肾精为人体生长发育之根本,如肾精亏少,小儿则发育迟缓,筋骨痿软;成年人则未老先衰,齿摇发落。

2. 促进生殖繁衍 肾精是胚胎发育的原始物质,又能促进生殖功能的成熟。从幼年开始,肾中精气逐渐充盛,肾精可化生一种叫作"天癸"的精微物质,天癸具有促进人体生殖器官发育成熟和维持人体生殖功能的作用。由于天癸的促进作用,男子就能产生精液,女子则月经按时来潮,性功能逐渐成熟,具备生殖能力。人从中年进入老年后,肾精也逐渐衰少,天癸生成亦随之减少,甚至逐渐耗竭,生殖能力也就下降,直至消失。由此可见,肾精对生殖功能起着决定性的作用,为生殖之本。

三、肾主水

肾主水液,主要是指肾中精气的气化功能,对于体内津液的输布和排泄,维持体内津液代谢的平衡,起着极为重要的调节作用。肾对水液的气化作用,具体是靠肾阳与肾气来完成的。一方面,肾阳、肾气对水液具有固摄的作用,就能使水液之清者上升,维持体内的正常水液量;另一方面,肾阳、肾气对水液具有推动的作用,就能使水液之浊者下降,即生成尿液,并使之下注膀胱而排出体外。如果肾的阳气虚弱,气化作用失常。固摄无力,可发生小便量特多,以及遗尿、小便失禁等症;推动无力,可出现尿少、水肿等症。

四、肾主纳气

纳,即是接受、固摄的意思。肾主纳气,是指肾有摄纳肺所吸入的清气,防止呼吸表浅的作用,才能保证体内气体的正常交换。人体的呼吸功能,虽为肺所主,但必须依赖肾的纳气作用。如果肾气虚弱,纳气功能减退,就会出现呼吸表浅的气短,以及动则气喘等症状,即"肾不纳气"。

五、肾与窍、志、液、时的系统关系

（一）在窍为耳及二阴

耳是听觉器官，耳的听觉功能灵敏与否，主要与肾中精气的盛衰密切相关。肾中精气充盛，髓海得养，则听觉灵敏，分辨力高；若肾中精气不足，髓海失养，则可出现耳鸣、耳聋等症状。所以，临床上常以耳的听觉变化，作为判断肾中精气盛衰的重要指标。人到老年，听力逐渐减退，这是肾中精气自然减少的缘故。

二阴，即前阴和后阴。前阴是指外生殖器和尿道，有排尿和生殖的作用；后阴是指肛门，有排泄粪便的作用。二阴主司二便，而二便的排泄均与肾有关。尿液的贮藏和排泄虽由膀胱所司，但尿液的生成及排泄必须依赖肾的气化和固摄作用，才能正常完成。若肾之气化和固摄作用失常，则可见尿少、尿闭、水肿或尿频、遗尿、尿失禁等小便异常的病症。大便的排泄，本属大肠传化的功能，但也与肾气的推动和固摄作用相关。若肾气不足，推动无力则可致气虚便秘，固摄无权则可致大便失禁、久泻滑脱。前阴是人体的外生殖器，其生殖功能与肾中精气密切相关。若肾精肾气不足，可导致人体性器官的发育不良和生殖能力的减退，男子见阳痿、早泄、少精、滑精、遗精及不育等病证，女子则见性冷漠、月经异常及不孕等病证。

（二）在志为恐

恐，是一种恐惧、害怕的情志活动，与肾的关系密切。恐对机体生理活动来说，是一种不良刺激。若肾中精气充盛，封藏有度，则人在受到外界惊恐刺激时，多表现为虽恐不甚，且能自我调节。若肾中精气不充，封藏失司，则稍遇惊恐就会出现畏惧不安，甚至惶惶不可终日。"恐伤肾""恐则气下"，卒恐大恐，或长时恐惧，均可伤肾，致肾气不固，而出现二便失禁、滑精等症状。

（三）在液为唾

唾，亦称口津，又有"玉液""金津"之称，是唾液中较稠厚的部分，为口腔所分泌，能润泽口腔，辅助食物下咽，并能滋养肾精。由于唾源于肾精，应常咽而不吐，以回滋肾精。

（四）与冬气相通应

冬季气候寒冷，霜雪严凝，冰凌凛冽，自然界万物归藏。人体中肾为水脏，有润下之性，藏精而为封藏之本，同气相求，故肾气与冬气相通应。因冬季气候寒冷，水气当旺，故肾亏阳虚患者往往易在阴盛之冬季发病，即所谓"能夏不能冬"。

六、膀胱的主要生理功能

（一）贮存尿液

尿液为津液所化。水液下归于肾，经肾的气化作用，升清降浊，清者回流体内，浊者变成

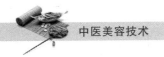

尿液,下输于膀胱而贮存。

(二)排泄尿液

尿贮存于膀胱,达到一定容量时,通过膀胱的气化作用,从溺窍排出体外。膀胱的气化功能,全赖于肾的气化作用。膀胱气化失司,可出现尿液排泄障碍。如膀胱气化不利,可引起小便不利或癃闭;膀胱失其约束,又可见尿频、尿失禁及遗尿等。

七、肾与膀胱的表里关系

肾与膀胱通过经脉络属,构成脏腑之间表里对应的关系。肾气充足,则固摄有权,膀胱开合有度,维持水液的正常代谢;反之,则见颜面水肿、黑眼圈、未老先衰,从而影响人体的曲线美和青春美。

知识链接

黑色食物养肾

黑色食物是指颜色呈黑色或紫色、深褐色的各种天然动植物。五行中黑色主水入肾,因此常食黑色食物可补肾。黑芝麻、黑木耳、紫菜等的营养保健和药用价值都很高,它们可明显减少动脉硬化、冠心病、脑卒中等疾病的发生率,对流感、慢性肝炎、肾病、贫血、脱发等均有很好的疗效。

肾功能失调引起的容颜受损可服用"芝麻核桃粥"。其做法是:芝麻 30 g,核桃仁 30 g,与适量糯米同放锅内,加水适量煮粥,代早餐食。能帮助头发生长发育,使皮肤变得洁白、丰润。

➡️ 任务训练

1. 运用肾与膀胱的功能关系调养人体的头发。
2. 描述肾与膀胱的表里关系。

➡️ 思考题

1. 何为"肾主藏精"? 有何生理意义?
2. "发为血之余"的依据是什么?

(邱思兰)

任务六　心包、三焦与"经调"的关系

学习目标

1. 掌握心包的主要生理功能特点,了解三焦的主要生理功能。
2. 能够运用心包、三焦和"经调"的关系调养人体经络。
3. 培养学生与患者的沟通技巧,具备爱岗敬业、守正创新的职业素养。

任务导入

　　陈女士,一直乳房胀痛,月经推迟 2 周以上,全身乏力。面容憔悴、皮肤暗沉无光泽、口唇淡白、眼睑水肿。通过综合分析,认为陈女士是因为三焦不畅通,导致气血不足、经水干涩。通过综合调理三焦,2 周后乳房胀痛得以缓解,月经来潮。调理三焦能够治疗月经不调,为什么要调三焦呢?

一、三焦的划分

　　见图 1-2-12。

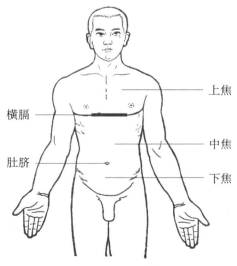

图 1-2-12　三焦的划分

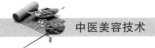

1. 上焦　横膈以上为上焦,包括心、肺。
2. 中焦　横膈以下、肚脐以上为中焦,包括脾、胃、肝、胆。
3. 下焦　脐以下为下焦,包括肾、膀胱、小肠、大肠、女子胞。

三焦概述见图1-2-13。

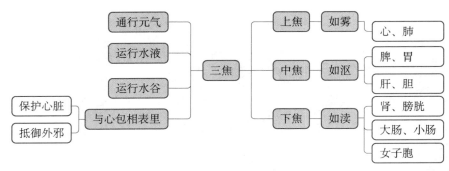

图1-2-13　三焦概述

二、三焦的主要生理功能

(一) 通行元气

元气是人体最根本之气,是生命活动的原动力。元气通过三焦输布到五脏六腑,充沛于全身,以激发、推动各个脏腑组织的功能活动。所以说,三焦既是元气运行的通道,又是气化的场所。

(二) 运行水液

三焦为人体水液运行的主要通道。全身的水液代谢,是由肺、脾和肾等多个脏腑的协同作用完成的,但水液必须以三焦为通道,才能正常地输布与排泄。如三焦水道不利,则肺、脾、肾输布调节水液的功能将难以实现,所以又把水液代谢的协调平衡作用,称为"三焦气化"。

(三) 运行水谷

三焦具有运行水谷,协助输布精微,排泄废物的作用。其中,上焦有输布精微的功能,中焦有消化吸收和转输水谷精微的功能,下焦有排泄粪便和尿液的功能。

三、三焦的生理特性

(一) 上焦如雾

"上焦如雾",有"宣发""主气""若雾露之溉"作用,通行"宗气""营气""卫气";上焦不通则导致经络淤堵、气血凝滞,易长黎黑斑等。

(二)中焦如沤

"中焦如沤",能"泌糟粕,蒸津液",为气血生化之源;中焦不通则导致腰肌劳损、便秘等。

(三)下焦如渎

"下焦如渎",能排泄糟粕和尿液;下焦不通则导致气血亏虚,女性产生月经不调、不孕、更年期综合征、妇科炎症等一系列妇科疾病。

总而言之,三焦是分布于胸腹腔的一个大腑,在人体脏腑中,唯它最大,无与匹配,故称为"孤府"。三焦是人体新陈代谢的总枢纽与总管道,直接关系气、血、水、食的正常运行,发挥"排毒""解毒"的特殊功效。调理好三焦可以平衡体内的内分泌系统,进而阻断毒素的堆积,达到排毒养颜、延缓衰老的作用。

四、心包的主要生理功能特点

心包又称心包络,是心的外膜,有保护心脏、抵御外邪的作用。

知识链接

三焦的预防保健

三焦经的拍打方法:手少阳三焦经起于无名指末端,拍打从右边的手腕开始,经过肘尖(天井穴),沿上臂外侧三焦经的走向往上拍,拍至肩髎穴附近;每次拍5~10 min,拍完一侧后,按揉阳池穴 2~3 min,再换另一侧。坚持 3 个月,有助于疏通三焦经。此外,还需慎避虚邪、节欲、缓慢进食、保持二便通畅,方是三焦经的保健之道。

➡ 任务训练

1. 运用心包与三焦的功能关系解释其与经络的关系。
2. 描述三焦在水液代谢中的作用。

➡ 思考题

三焦为何称为"孤府"?

(邱思兰)

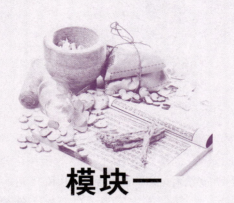

模块一

中医美容基础概述

单元三

气血津液

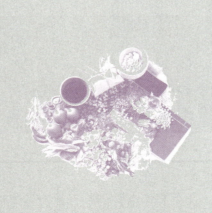

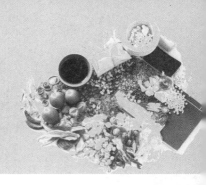

气、血、津液是构成人体和维持人体生命活动的物质基础。气、血、津液既是人体脏腑、经络等组织生理活动的物质基础，也是人体脏腑、经络等组织生理活动的产物。在人体生命活动过程中，气、血、津液不断被消耗，又不断得到化生和补充。所以脏腑功能活动有赖于气、血、津液的充盈与循行，气、血、津液的生成与运行有赖于脏腑正常的生理功能活动。在病理上，脏腑功能失调，就会影响气、血、津液的生成与运行，从而产生气、血、津液的病变；反之，气、血、津液的病变也会导致脏腑功能的失调。

气、血、津液的盈虚滞畅与美容有着密切的关系。面色的红润、肌肤的润泽、形体的健美、精神的饱满等，无不与气、血、津液的供养、滋润有关，而气、血、津液的不足或瘀滞会带来一系列的损美性改变。

气、血、津液对于人体的健康和皮肤起到了至关重要的作用，而气、血、津液对于女性格外重要。各脏腑组织器官得到气、血、津液的滋润充养，而发挥其各自的作用，使面色红润，皮肤润泽，毛发茂盛，神志清晰，精神旺盛，思维敏捷。如气、血、津液不足，脏腑组织失养，可以引起全身或局部的病理变化，出现面色萎黄不华，毛发干枯无光泽，肌肤干燥脱皮，甚至精神萎靡、反应迟钝等表现，严重影响健康及容貌。

任务一　气血与健康

学习目标

1. 熟悉气血的主要功能。
2. 能够运用气血的功能阐述气血与健康及美容的关系。
3. 让学生了解气血是健康原动力，在与患者沟通时要心平气和，培养职业情操。

任务导入

相传清朝年间，慈禧太后因长期吃山珍海味，还命御医每日给予"独参汤"进补，继而出现头胀、胸闷、食欲不振，经常发怒、流鼻血。但御医们因怕损害太后之"玉体"又不敢用其他治法,故束手无策,于是张榜招贤。一位民间郎中悟出太后的发病机制,用三钱莱菔子,研细后以茶水和面粉调成药丸,美其名曰"罗汉丸",上呈给太后。慈禧服后病证全消,大喜,即赐予郎中一个红顶子(即赐官)。此即"三钱莱菔子,换个红顶子"的故事。慈禧病在气,不是气虚而是气滞,可见"气"对于人体健康的重要作用。在此,让我们一起探讨气血的功能及其与健康的关系。

一、气的生成及作用

(一)气的含义

气是人体内一种活力很强,运动不息且无形可见的极细微物质,气是构成人体和维持人体生命活动的基本物质之一。

气是构成人体的最基本物质。古代哲学家认为,气是构成天地万物的最基本物质,而人是自然界发展到一定阶段的必然产物,也就是"天地之气"的产物,因此,人体的构成也是以气为最基本的物质基础。气又是维持人体生命活动的基本物质。人体之气又不断地进行升降出入运动以推动和调控人体内的新陈代谢,维系着人体的生命活动。所以,气又是维持人体生命活动的基本物质。

(二)气的来源与生成

1. 气的来源　主要有3个方面:一是来源于父母的先天之精气,藏于肾中,是人的原始之气;二是来源于饮食物中的营养物质,即水谷之精气,简称"谷气",经脾胃运化而生成;三是来源于自然界中的清气,由肺吸入。

2. 气的生成　有赖于全身各个脏腑的综合协调作用,其中与肾、脾胃和肺的生理功能尤为密切相关,通过肾、脾胃、肺等脏腑的共同作用,将先天之精气、水谷精气和自然界清气三者结合而生成人体之气。

(三)气的功能

气对于人体具有十分重要的生理功能,主要包括以下5个方面(图1-3-1)。

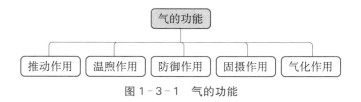

图1-3-1　气的功能

1. 推动作用　人体的生长发育,脏腑、经络等组织器官的生理功能,血液的循环运行,津液的输布和代谢,都要依赖气的激发与推动,方能维持正常。

2. 温煦作用　气对机体有温暖、熏蒸的作用。气属阳,是人体能量的来源。人体的正常体温,依靠气的温煦作用来维持其恒定。

3. 防御作用　气的防御作用主要表现在护卫全身的肌表,防御外邪的侵入。故《素问》提出:"邪之所凑,其气必虚。"即气的防御作用减弱,全身的抗病能力随之而下降,机体也易被病邪侵袭而患病。

4. 固摄作用　固摄,即固护统摄之意。气的固摄作用,主要是指对血、津液等液态物质具有防止其无故流失的作用。具体体现在:固摄血液,使其循行于脉内而不外溢;固摄汗液、尿液、唾液、胃液、肠液和精液等,控制其分泌排泄量,以防止其无故流失。例如:气不摄血引起的异常出血;气不摄津导致的自汗、多尿、流涎;气不固精导致的遗精、早泄等。

5. 气化作用　是指通过气的运动而产生的各种变化。具体而言,是指精、气、血、津液各自的新陈代谢和相互转化。

(四) 气的分类

人体之气,因其组成、分布、功能的不同,又有不同的名称,主要分为元气、宗气、营气、卫气4种。

1. 元气　元气又称为"原气""真气",为人体最根本、最重要的气,是人体生命活动的原动力。元气根源于肾,由先天之精所化生,并赖后天之精充养而成。元气通过三焦而流行分布于全身,内至脏腑,外达腠理肌肤,作用于机体的各个部分。元气能促进人体的生长、发育和生殖,温煦和激发各个脏腑、经络等组织器官的生理活动。机体的元气充沛,则各脏腑、经络等组织器官的活力就旺盛,机体的体质就强健而少病。若因先天禀赋不足,或后天失调,或因久病耗伤,就会导致元气虚衰而产生多种病变。

2. 宗气　宗气是以肺从自然界吸入的清气和脾胃从饮食物中运化而生成的水谷精气为主要组成部分,相互结合而成。肺和脾胃在宗气的形成过程中,发挥着重要作用。所以,宗气的盛衰,与肺、脾胃的生理功能有关,尤其与肺关系更为密切。宗气聚集于胸中,经肺的宣发作用,出喉咙,贯心脉;经肺的肃降作用,下蓄于丹田,并经气街而注于足阳明胃经,下行于足。

宗气的功能有两个方面:一是走息道以行呼吸,凡呼吸、语言、声音都与宗气有关;二是贯心脉而行气血,有协助心气推动心脉搏动的作用。

3. 营气　营气是与血共行于脉中之精气。营气富于营养,乃营养全身之气。营与血的关系极为密切,不可分离,故常"营血"并称。主要由脾胃运化的水谷精微中的精华部分所化生。营气分布于血脉之中,成为血液的重要组成部分,并循脉上下而周流于全身,有营养机体和化生血液两个方面的作用。

4. 卫气　卫气,是运行于脉外,有保卫肌肤、抗御外邪的作用,故称"卫气"。卫气主要由水谷精气中的慓疾滑利部分所化生。卫气的活动力特别强,流动迅速,所以它不受脉管的约束,运行于皮肤、分肉之间,熏于肓膜,散于胸腹。卫气的生理功能有3个方面,一是护卫肌表,防御外邪入侵;二是温养脏腑、肌肉、皮毛等;三是调控腠理的开合及汗液的排泄,以维持体温的相对恒定。

营气和卫气,皆生于中焦,都以水谷精气为其主要生成来源。但是,"营在脉中""卫在脉外",二者之间运行必须协调,不失其常,才能发挥其正常的生理作用。

人体的气,除了上述最重要的4种气之外,还有"脏腑之气""经络之气"等,实际上都是元气所派生的。元气分布于某一脏腑、某一经络,即成为某一脏腑或某一经络之气,从而成为维持和推动该脏腑、该经络进行生理活动的物质基础。

元气、宗气、营气、卫气的比较见表1-3-1。

表1-3-1　元气、宗气、营气、卫气的比较

	元气	宗气	营气	卫气
组成	先天之精化生,赖后天之精充养	水谷精气和自然界清气结合而成	水谷精气中精华部分所化生	水谷精气中慓疾滑利部分所化生
分布	藏于肾中,通过三焦,布达全身	胸中	脉中	脉外
功能	推动人体的生长、发育;温煦和激发脏腑经络等生理功能	走息道以行呼吸;贯心脉以行气血	化生血液;营养全身	护卫肌表;温养机体;调控汗孔

知识链接

补气食疗方

气虚主要表现为少气懒言、全身疲倦乏力、动则气短、易出汗、头晕心悸、面色萎黄、食欲不振、性功能减退等。

气虚者需补气,药物可选用人参、黄芪、党参等,食物可选牛肉、鸡肉、猪肉、糯米、大豆、白扁豆、大枣、鲫鱼、鲤鱼、鹌鹑、黄鳝、虾、蘑菇等,可用黄芪、党参煲鸡汤,独参汤等。以上药材、食材可经常交替选用。补气方剂以四君子汤为代表方。

二、血的生成及作用

(一) 血的概念

血,是循行于脉中,富有营养和滋润作用的红色液态物质。血与气一样,都是构成人体和维持人体生命活动的基本物质。故《素问·调经论》强调说:"人之所有者,血与气耳。"脉是血液循行的管道,具有阻遏血液逸出的功能,故有"血府"之称。血循行于脉中而流行于全身,发挥其营养和滋润全身的生理效应。如因某种因素的作用,血液不能在脉管中循行而逸

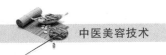

出脉外时,即为"出血",又称为"离经之血"。离经之血积于体内,久不消散,则成为"瘀血",瘀血则失去了血液的正常生理功能。

(二)血的生成与来源

血液以水谷之精化生的营气、津液以及肾精为其化生之源。

1. 水谷精微化血　血的主要来源是由摄入的饮食物转化而来的。由脾胃等脏腑把饮食物消化后,将其精微部分和津液结合,上输心肺,再经心肺的"气化"作用而成。饮食的优劣和脾胃功能的强弱,直接影响血液的化生。

2. 肾精化血　精也是化生血液的物质基础。肾藏精,肾精化生血液,主要是通过骨髓的生血作用实现。肾精能化髓,髓充于骨,骨髓为生血之器,故血生于骨髓。精血之间可相互资生、相互转化,故有"精血同源"之说。

(三)血的生理功能

1. 营养滋润全身　血液由水谷精微所化生,富有人体所需的营养物质。血行脉中,输布全身,内而五脏六腑,外而皮肉筋骨,不断地将营养物质输送到全身各脏腑组织器官,营养、滋润各脏腑组织器官,从而维持人体正常的生理活动。

血的濡养作用,可从面色、肌肉、皮肤、毛发等方面反映出来。血量充盈,濡养作用正常,则表现为面色红润、肌肉丰满壮实、肌肤光滑和毛发光亮等;反之,血不足,血的濡养作用减弱,则表现为面色不华或萎黄、肌肤干燥、肢体麻木、毛发枯黄等。

2. 神志活动的物质基础　血是人体神志活动的主要物质基础。血液充盈,则神志清晰,精神旺盛。临床上,不论何种原因所形成的血虚或运行失常,均可出现神志方面的症状。如心血虚、肝血虚,常有惊悸、失眠、多梦等神志不安的表现;失血严重者还可出现烦躁、恍惚、昏迷等神志失常的症状。

三、"气血"与健康的关系

气和血之间的关系可以概括为"气为血之帅,血为气之母"。"气为血之帅"体现在气能生血、气能行血、气能摄血3个方面。"血为气之母"表现为血能载气、血能养气。

(一)气对血的作用

1. 气能生血　气能生血的含义有两个方面:一是血液的生成是通过气的运动变化完成的。从饮食物转化为水谷精微,又从水谷精微转化为营气和津液,再从营气和津液转化为赤色的血液,都离不开气的气化作用。气的运动变化功能强盛,脏腑功能亦强盛,则血液化生充足;反之,则血液化生不足。二是气是化生血液的基本物质,主要是指营气是血液的重要组成部分。故在临床治疗血虚病证时,常常配合补气药物,达到补气以生血之效。

2. 气能行血　气能行血是指气的推动作用是血液运行的动力,即"气为血之帅"。血属阴而主静,血不能自行,血的运行有赖于气的推动。气推动血液运行的作用表现为两种形式：一是气直接推动血液运行。如宗气能贯注心脉以助心行血。二是气能促进脏腑功能活动，通过脏腑功能活动推动血液的运行。如心气的推动，肺气的宣发布散，肝气的疏泄条达。所以说气足则血行，气虚则血瘀；气行则血行，气滞则血瘀。故临床治疗血行失常的病证时，常分别配伍补气、行气和降气、升提等药物，即是气能行血理论的实际应用。

3. 气能摄血　气能摄血是指气具有统摄血液，使之正常循行于脉管之中而不溢于脉外的作用。因脾为气血生化之源，气摄血实际上就是脾统血的作用。若气虚而固摄血液的作用减弱，即"气不摄血"，则导致各种出血病证。临床上常采用健脾补气的方法治疗气不摄血证。

（二）血对气的作用

1. 血能载气　血能载气是指气存在于血液之中，依附于血而不致散失，依赖于血液的运载而布达全身。因气的活力很强，易于逸脱，故必须依附于血，即所谓"血为气之母""血为气之宅"。所以在临床上，每见大出血时，气亦随之而涣散外脱，形成气随血脱之证候。

2. 血能养气　血能养气，是指气的充盛及其功能活动离不开血液的濡养。气舍于血，血不断为气的生成和功能活动提供营养。所以血盛则气旺，血虚则气少。

（三）气血失调对健康及面容的影响

在生理上，气血之间相互资生、相互依存、相互为用；在病理上两者也可相互影响，而出现气滞血瘀、气虚血瘀、气血两虚等病理改变。

1. 气虚（气滞）血瘀　血瘀指血液运行迟缓和瘀滞不畅的一种病理变化，多因气虚而血行迟缓或气滞而血行受阻而引起。血瘀证患者常可见面色黧黑或色素沉着，肌肤甲错，皮肤局部出现结节、肿块、增厚等，唇舌紫暗或有瘀点、瘀斑等损容性表现，需施以补气、行气、活血化瘀之药才能改善。

2. 气血两虚　人体各脏腑组织器官都有赖于气血的温养和滋润，以维持正常的生理功能。如气血充盈则面色红润、肌肉丰满壮实、皮肤和毛发滋润亮泽、肢体感觉和运动灵活。若气血的生成不足或持久过度耗损，温养和滋润减弱，可引起全身或局部的病理变化，出现头晕眼花、面色不华或萎黄、毛发干枯、肌肤干燥、易长皱纹，甚至出现肢体或肢端麻木等临床表现。应施以健脾益气补血之品并配合食疗之法以促进气血之生成。

3. 血热　是指脏腑火热炽盛，热入血分的一种病理状态。血热多因外感邪热入血所致，也可由于情志郁结、五志过极化火而致。血中有热，易导致局部红肿热痛之疮疡及粉刺、痤疮、酒渣鼻等损容性表现，需用寒凉之品加以调理、治疗。

知识链接

补血食疗方

一般而言，女性补血，可以食用一些有保健功效的天然食品，如黑豆、芝麻、胡

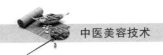

萝卜、银耳、龙眼肉、红枣和枸杞等,平时也可以常吃猪肝、瘦肉、乌鸡等动物类食品。中药方剂常用四物汤来达到补血的目的,也就是将当归、川芎、芍药、生地一起煎服,同时配上乌鸡一起熬制效果会更好。

→ 任务训练

1. 运用气的分类试述气在人体功能活动中的作用。
2. 简单说明气血的功能与美容的关系。

→ 思考题

1. 试述气的基本概念及气的基本功能。
2. 试述血的基本概念及血的基本功能。

(凌耀军)

任务二　津液的代谢

学习目标

1. 熟悉津液的主要功能。
2. 能够运用津液的知识解释人体的水液代谢。

任务导入

王女士,25岁。呕吐、腹泻3日,经治疗已痊愈。但病后王女士有口渴唇干、皮肤干燥、眼角细纹、舌红少津等津液不足的表现,说明津液及其代谢对于人体生理功能及皮肤的滋养有着重要的作用。津液代谢正常是皮肤滋润、饱满抗皱的基础,长期水分缺乏是皮肤老化的重要原因。

一、津液的生成及作用

（一）津液的基本概念

津液是人体一切正常水液的总称，包括各脏腑组织器官的内在体液及其正常的分泌物，如胃液、肠液和涕、泪等。津液也是构成人体和维持人体生命活动的基本物质之一。

津和液同属水液，但其性状、功能及其分布部位等方面又有一定的区别。一般而言，质地清稀，流动性大，分布于体表皮肤、肌肉和孔窍等部位，起滋润作用者，称为"津"；质地稠厚，流动性小，灌注于骨节、脏腑、脑、髓等组织，起濡养作用者，称为"液"。

（二）津液的生成、输布和排泄

津液来源于饮食水谷，通过脾、胃、小肠和大肠消化吸收饮食中的水分和营养而生成。津液的输布、代谢主要依靠肺、脾、肾和三焦等脏腑生理功能的协调作用而完成。脾将来自胃肠的津液上输于肺，肺通过宣发肃降功能，经三焦，使津液外达皮毛，内灌脏腑，输布全身。通过肺的宣发作用到达皮毛的津液，经气化作用形成汗液排出体外；肺在呼气时带走部分水分；通过肾的蒸腾气化作用，将多余的水分转化为尿液，下输于膀胱而排出体外；此外，粪便经大肠排出时，也带走一些水分（图1-3-2）。

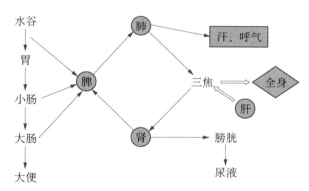

图1-3-2　津液的生成、输布和排泄示意图

（三）津液的功能

1. 滋润濡养　津液源于水谷精微，含有丰富的营养物质，且本身又是液态物质，故津液具有滋润和濡养脏腑、经络、组织器官的作用。

2. 生化血液　津液参与化生血液，成为血液的组成部分之一，具有濡养和滑利血脉的作用。

3. 调节阴阳　津液代谢对调节机体的阴阳平衡，具有十分重要的作用。当气候炎热或体内发热时，津液化为汗液向外排泄以散热；而天气寒冷或体温低下时，津液因腠理闭塞而

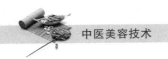

不外泄。通过这种变化调节机体阴阳之间的动态平衡,维持人体体温的相对恒定。

4. 排泄废物　津液通过自身的代谢过程,将机体的代谢产物(废物)以汗、尿等方式不断排出体外,使机体各脏腑的气化活动正常。若这一作用发生障碍,会使代谢产物(废物)潴留体内而形成痰、饮、水、湿等多种病理产物。

二、津液与美容的关系

津液有滋养濡润的作用,如津液布散于肌表,则滋润肌肤毛发;流注于孔窍,则滋养和保护眼、鼻、口等;流注于关节,则润滑关节;灌注于脏腑,则滋养内脏;渗入于骨脑,则充养骨髓、脑髓和脊髓等;渗透于血脉,则充养血液,滑利脉道。若津液不足,可表现为形体消瘦,皮肤干燥、瘙痒、脱皮、面部皱纹,两目干涩,咽干、口唇焦躁,毛发稀疏干枯;津液停滞,可表现为形体水肿、肥胖、眼泡肿胀等损美性问题及其他健康问题。

(一)津液与肺脏

肺与美容关系密切,因肺主皮毛,朝百脉,通调水道,临床损容性疾病常与肺布津的功能失调有关。肺通过宣发作用将津液输布到肌表,以润泽肌肤;津液不足,缺乏水分和营养物质,则身体功能处于津液不足的失衡状态,易出现皮肤缺水、干枯的症状,而皮肤长期缺水又会导致干纹、细纹等加速皮肤衰老的表现。

(二)津液与肝脏

津液不足会影响肝,在情绪上表现为急躁易怒,即肝火旺的表现。肝开窍于目,津液不足直接导致两目房水不足,泪腺分泌减少,出现眼干涩、视物不清。

(三)津液与肾脏

肾主水,黑色主肾病,若肾水上泛或肾水不足,可导致肌肤或颜面黧黑,或致黄褐斑、雀斑、水肿等损美性疾病。

(四)津液与脾脏

脾主运化水谷精微,通过其转输作用,将津液及精微物质输布至全身。脾运化水液的功能正常,则体内各组织既得到津液的充分濡润,又不至于水湿过多而潴留。反之,若脾运化水湿的功能失常,导致水液在体内停滞,则产生水湿痰饮等病理产物,甚至水肿。脾虚生湿常易导致水肿或肥胖症,表现为面目、四肢或全身水肿,形体臃肿肥胖、形弛肉松,伴肢体的困重倦怠、脘腹痞满,小便短少、便溏等症。

(五)津液与胃肠

津液在胃肠中是以消化液的形式存在的。一方面保护胃肠黏膜,另一方面保持胃肠内正常菌群的生长,调节消化功能。女性长期津液不足,易出现大便干结、排便困难等便秘症状,习惯性便秘则易出现黄褐斑、痤疮等损美性皮肤问题。

三、气血与津液的关系

(一) 气与津液的关系

气属阳,津液属阴,其属性不同,但二者都来源于脾胃运化的水谷精微,津液的生成、输布和排泄,有赖于气的推动、固摄、气化作用和气的升降出入运动,而气在体内的存在及运动变化也离不开津液的运载和滋润。

1. 气对津液的作用

(1) 气能生津:是指气为津液生成的动力。津液的生成,来源于水谷精气,而水谷精气有赖于脾胃的运化而生成。气能通过其运动以激发和推动脾的功能活动,中焦脾胃之气旺盛,运化正常而化生津液,使人体津液充盛。所以说气能生津,气盛则津足,气衰则津少。

(2) 气能行津:是指气的运动是津液输布和排泄的动力。人体内津液的输布及其化为汗、尿等排出体外,全赖气的升降出入运动。由于脾气的“散精”和转输,肺气的宣发和肃降,肾气的蒸腾气化,方能促使津液输布全身,使经过代谢的多余津液转化为汗液和尿液排出体外,以维持津液的正常代谢。若气的推动作用减弱,气化无力,或气机不利,气化受阻,均可导致“气不行水”,津液的输布代谢障碍,产生水、湿、痰、饮停聚的病理变化。

(3) 气能摄津:是指气的固摄作用控制着津液的排泄。津液的正常代谢,既有赖于气的推动和气化作用,也有赖于气的固摄作用。气的固摄、控制作用使体内的津液量维持相对恒定。若气的固摄作用减弱,则体内的津液无故流失,出现多汗、自汗、多尿、遗尿等。临床上补气摄津的理论依据即在于此。

2. 津液对气的作用

(1) 津可化气:水谷化生的津液,通过脾气升清散精,上输于肺,再经肺主宣降通调水道,下输于肾与膀胱,在肾阳的蒸腾作用下化而为气,发挥着温煦与滋养作用。

(2) 津能载气:是指津液是气的载体之一。若因汗、吐、下太过,导致津液大量流失,则气亦随津液而外脱,出现“气随液脱”之危候。

(二) 血与津液的关系

血和津液同为液态物质,来源于水谷精微,均有滋润与濡养作用,按其形态、性质均属于阴,故二者相互为用、相互补充,共同完成滋养人体的作用,故有“津血同源”之说。

1. 血对津液的作用　血能化津:运行于脉中的血液,渗于脉外,则化生为津液,以濡润脏腑组织与官窍。

2. 津液对血的作用　津能生血:津液是血液的重要组成部分,津液渗入脉中,成为血液的重要组成成分。血和津液在运行和输布过程中相辅相成,相互交会,相互渗透。当津液大量耗损(如大汗、大吐、大泻,或严重烧烫伤)时,脉内的津液则渗出脉外以补充脉外的津液,从而形成血脉空虚、津枯血燥的病变,故有“夺汗者无血”之说;反之,失血过多,脉外的津液则渗入脉中以补充血容量,导致脉外津液不足,表现为口渴、尿少、皮肤干燥等症状,故有"夺血者无汗"之论。

知识链接

唾液与养生

我国古代养生之道特别重视唾液的价值,认为吞津能"润五官、悦肌肤、固牙齿、强筋骨、通气血、延寿命"。口腔中的唾液,清稀的为涎,由脾所主;稠厚的为唾,由肾所主。人的唾液含有多种有益物质,具有助消化、中和胃酸、抗菌、增强免疫功能等作用,故古人常用"咽津养生法"养生延年。

➜ 任务训练

1. 描述气血津液的生理功能。
2. 运用相关知识阐述津液的生成、输布和排泄过程。

➜ 思考题

1. 试述津液的概念及功能。
2. 试述气血与津液的关系。

(凌耀军)

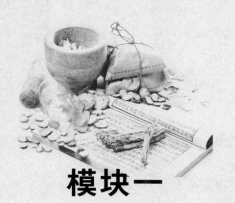

模块一

中医美容基础概述

单元四

中医病因病机

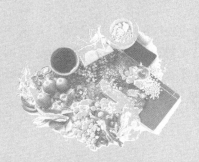

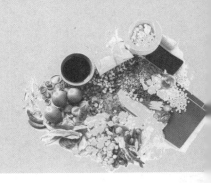

病因,即疾病发生的原因,包括六淫、疫疠、七情、饮食、劳逸、外伤、虫兽伤及痰饮、瘀血等。

病因主要分3类,具体内容见图1-4-1。

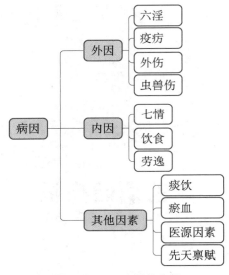

图1-4-1 病因的分类

病机,是指疾病发生、发展、变化及其转归的机制。中医美容病机主要有气血失和,脏腑功能失调,而生风、蕴湿、蕴毒、化热、化燥、致虚、致瘀等。病因与病机密切相关,不可能截然分开。如风,既是六淫之首,又是皮肤病发病过程中重要的病机变化之一。

任务一　导致人体发病的原因

学习目标

1. 掌握病因的概念以及六淫、七情、痰饮、瘀血的致病特点。
2. 熟悉毒、过劳、过逸的基本概念和致病特点。
3. 了解外伤、虫等因素的致病特点。
4. 能够灵活运用病因学说阐明人体损美性问题的原因。
5. 培养学生运用中医理论知识,了解疾病发生的原因,建立"未病先防,既病防变"的调养思维。

任务导入

　　王先生,40 岁,企业职工。自诉体型偏胖,平素嗜酒,恣食肥甘厚味,兼见精神不振,四肢乏力,感觉喝水都长胖。中医有云:"肥人多湿,瘦人多火。"王先生的肥胖属于脾湿一类,即脾虚不能运化水液,从而造成代谢障碍,停留体内不能排出,进而聚湿生痰导致肥胖。只有找准病因,才能辨证施治。一般而言,中医减肥从"健脾祛湿"论治。在此,让我们一起学习引起疾病的原因。

一、饮食劳逸

(一) 饮食失宜

　　饮食所伤主要表现在 3 个方面:饮食不节、饮食不洁、饮食偏嗜。

　　(1) 过食肥甘厚味,脾胃运化不及,阻滞中焦,而致生湿化热。湿热郁阻肌肤,或湿热下注,或湿热上蒸头面引起多种皮肤问题,如湿疹(湿疮)、痤疮(粉刺)、疖等。

　　(2) 过食辛辣、腥膻发物。所谓发物就是气味较重,具有走窜特性的食物。辛辣走窜,易燥血伤阴,引发内风内热,诱发加重多种皮肤病。如:湿疹(湿疮)、脂溢性皮炎(白屑风)、瘙痒症(风瘙痒)、荨麻疹(瘾疹),以及痤疮(粉刺)、酒渣鼻、银屑病(白疕)等皮肤问题。

　　(3) 过食生冷,损伤脾胃,脾不化湿,湿浊蕴阻肌肤,可导致多种慢性皮肤问题,如慢性湿疹(湿疮)、荨麻疹(瘾疹)。

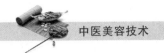

（二）劳逸失度

劳逸失度,是指过度劳累和过度安逸。

1. 过劳　是指过度劳累,包括劳力过度、劳神过度、房劳过度 3 个方面。过劳所致皮肤问题的特点:一是色斑暗黄。当身体面对超负荷的压力时,会诱发黑色素母细胞大量分泌黑色素,使肤色暗沉、肤质粗糙,出现斑点细纹。二是堵塞毛孔。上班族每日除睡觉以外的大部分时间都与电子屏幕近距离接触,由于电脑开机时会产生静电,而静电易使电子屏幕吸附灰尘、污粒,从而落在皮肤上,久而久之堵塞毛孔。三是炎症突发,肌肤长痘。紧张的工作节奏、频繁加班产生的压力会促使肌肤皮质醇增多,皮质醇是一种由肾上腺分泌的激素,所以又称为"压力荷尔蒙",皮质醇增多可导致身体多个器官发生炎症,肌肤长痘就是其最外在的表象之一。

2. 过逸　是指过度安逸,包括形体过逸、思维过逸两个方面。人过于安逸,不运动,皮肤腠理的开泄功能就会削弱,造成腠理或者经脉不通畅,这些营养物质不能宣泄出去而导致湿滞,所以过逸一般导致肥胖、皮肤水肿没有光泽、人慵懒。

二、七情内伤

七情,即怒、喜、思、悲、恐、忧、惊 7 种情志变化。七情是人体对外界客观事物不同的情绪反映,是生命活动的正常现象,一般不会使人发病。但在突然、强烈或长期的情志刺激下,超过了人体的调节范围,使脏腑气血功能紊乱,就会导致疾病的发生,如神经性皮炎(牛皮癣)、斑秃(油风)、白癜风(白驳风)、黄褐斑(黧黑斑)、银屑病(白疕)等。七情致病,直接伤及内脏,同时影响脏腑气机,"怒则气上、喜则气缓、思则气结、悲则气消、恐则气下、惊则气乱"。在疾病演变过程中,情志的异常波动,往往使病情加重或急剧变化。

三、六淫

（一）风

风为六淫之首,百病之长,许多皮肤问题的发生与风有关,以风命名的皮肤问题也很多。风邪是引发皮肤问题的重要因素。

1. 风邪与美容　外风侵袭,或内生之风,搏于肌肤,外不得疏,内不得息,致使营卫不和,气血运行失常,肌肤失养而发生荨麻疹(瘾疹)、皮肤瘙痒症(风瘙痒)、神经性皮炎(牛皮癣)等皮肤问题。

风邪所致皮肤问题的特点:

(1) 发病迅速,骤起骤消,游走不定,泛发全身或发于身体上部。

(2) 疹无定形,多为干性,常见风团、丘疹、斑疹、抓痕、鳞屑、苔藓样变,多伴有瘙痒、恶风。

（3）常与寒、湿、热邪夹杂致病。如风寒，则皮损色白，遇寒受风加重；风热，则皮损色淡红，压之褪色，遇热受风加重；风湿，则多为皮色丘疹、丘疱疹，瘙痒剧烈。

2. 风邪的形成与特性　风为春季的主气，故风邪致病以春季居多。但一年四季皆有风，故风邪致病不独见于春季。风邪的特性是风为阳邪，其性开泄，具有升发、向上、向外的特点；风性善行而数变，风性燥烈，动摇不定，常合其他邪气致病。

（二）寒

1. 寒邪与美容　寒邪袭表，毛窍收缩，腠理闭塞，卫气不得宣泄，以致营卫不和；寒邪侵袭经脉，或阳气虚弱，不达四肢，气血运行不畅，以致气血凝滞，肢端发凉发绀，疼痛麻木，肌肤肿硬，而发生荨麻疹（寒冷性瘾疹）、冻疮、硬皮病（皮痹）、雷诺病（四肢厥冷）等皮肤问题。

寒邪所致皮肤问题的特点：
（1）恶寒、畏寒、肢冷、屈伸不利、疼痛麻木等。
（2）皮疹色淡或青紫，可见风团、斑疹、皲裂、水肿、硬结、溃疡等。
（3）寒邪常与风、湿相合为病。

2. 寒邪的形成与特性　寒指自然界之寒冷，为冬之主气，故冬季多寒病。但其他季节亦可有之，如气温骤降、淋雨涉水、汗出当风等，也可感受寒邪而发病。寒邪的特性是寒为阴邪，易伤阳气；寒性凝滞收引，易阻经络，不通则痛。

（三）暑

1. 暑邪与美容
（1）暑为阳邪，其性炎热：为夏令之气。盛夏之火气，具有酷热之性，故暑为阳邪，其性炎热。因此暑邪伤人多出现一派典型的阳热病状，如高热、面赤、目红、心烦、脉洪大等。
（2）暑性升散，易伤津耗气：暑为阳邪，主升主散，暑邪侵犯人体，可致多汗、口渴喜饮、尿赤短少、气短乏力，甚则突然昏倒，不省人事的阳气暴脱之危证。
（3）暑多挟湿：夏季不仅炎热，而且多雨潮湿，天暑下逼，地湿上蒸，暑热与湿气弥漫空间，故暑邪常挟湿邪侵犯人体。因而暑病除有发热、烦渴等暑热症状外，还常兼见四肢困倦、胸闷、呕吐、便而不爽等湿阻症状。

2. 暑邪的形成与特性　暑为夏季主气，暑邪致病具有明显的季节性。发生在夏至之前者称为温病，而暑病主要发生在夏至以后，立秋之前。暑邪为病，起病缓，病情轻者为"伤暑"；起病急，病情重者为"中暑"。

暑邪的特性是暑为阳邪，其性升散，易伤津耗气，多挟湿邪，引起肢体困重。

（四）湿

许多皮肤问题的发生都与湿邪有关，湿邪也是引发皮肤问题的重要因素。

1. 湿邪与美容　湿邪蕴阻肌肤、郁久化热，或浸淫四窜，或阻滞气机，可致多种有水疱、渗液的皮肤问题，如湿疹（湿疮）、天疱疮、足癣（脚湿气）等。湿邪阻滞人体，人体皮肤容易长斑，颜色浊，人容易累、发胖。

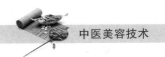

湿邪所致皮肤问题的特点：

(1) 皮损反复发作，缠绵难愈。

(2) 多发于身体下部，严重者浸淫遍体，如水湿邪为病的水肿，多以下肢为重；湿邪下注，可见淋浊、带下、泻痢等。

(3) 湿邪致病，常见分泌物和排泄物秽浊不清，表现为面垢眵多，湿疹疮疡，有水疱、丘疱疹、糜烂、渗液、瘙痒等。

(4) 伴倦怠、胸闷、纳呆、下肢沉重、舌苔腻。

(5) 湿邪与风、寒、热邪合而为病。

2. 湿邪的形成与特性　湿为长夏的主气，长夏时值夏秋之交，天气炎热，雨水又多，是湿气最盛的季节。感受外湿除与季节有关外，还与工作性质、生活环境有关，如涉水淋雨、久居湿地、汗水湿衣等。

湿邪的特性是湿为阴邪，易伤阳气；湿性重浊向下，湿性黏腻，留滞难去；湿邪郁久化热；湿性趋下，湿邪为病，多易伤及人体下部。

(五) 燥

1. 燥邪与美容　燥邪伤阴耗津，致使皮肤毛发失于濡养；燥邪伤肺，肺失宣发，布散津液功能失常，则出现干燥、瘙痒性皮肤病，如瘙痒症(老年性风瘙痒)、手足皲裂(皲裂疮)、毛发干枯等。风、湿、热邪蕴久，伤阴耗血，化燥生风；病久血虚，化燥生风，可致湿疹(慢性湿疮)、银屑病(白疕)、手癣(鹅掌风)等皮肤问题。

燥邪所致皮肤问题的特点：

(1) 常发生于气候干燥的秋冬季，以老年人、女性为多见。

(2) 皮肤干燥、粗糙、脱皮、枯皱、皲裂、肥厚、苔藓样变、瘙痒、毛发干枯不荣。

(3) 内燥多病程长，伴阴血不足之证，口燥、咽干、鼻干、小便短赤、舌干少津或光红有裂纹。

2. 燥邪的形成与特性　秋天自然界中过于干燥，人体感邪发病，也称秋燥。初秋尚有夏热之余气，病多温燥；深秋冬天寒气渐起，病多凉燥。

燥邪的特性是燥胜则干，燥邪易伤肺，易伤阴耗津。

(六) 火热

很多炎症性皮肤问题的发生与火热之邪有关，火热之邪也是引发皮肤问题的重要因素。

1. 火热之邪与美容　《黄帝内经》云："诸痛痒疮皆属于心。"心属火，主血脉，心火偏甚则血热，血热熏灼肌肤则生疮疡。故刘完素又加了一个字，"诸痛痒疮皆属于心火"。热盛化火化毒，腐肉成脓，迫血妄行，火热之邪耗伤津液，可致多种皮肤问题，如脓疱疮(黄水疮)、丹毒、疖肿、药疹(药毒)、银屑病(白疕)进行期、红皮病、酒渣鼻、痤疮(粉刺)等。

火热之邪致皮肤问题的特点：

(1) 发病急速，蔓延也快，多发生在人体上部。

(2) 皮损颜色鲜红、肿胀、灼热、疼痛，可发生血疱、脓疱、糜烂、溃疡、紫癜、出血等。

（3）全身症状明显，身热，口渴喜冷饮，尿黄赤，舌红，苔黄，脉数。

2. 火热之邪的形成与特性 热与火同类，常互称，但程度不同，火为热之甚，热为火之渐，热甚则化火化毒。火（热）盛于夏季，但不如暑邪具有明显的季节性，一年四季均可见火热为病。感受外界的温热之邪为外热，或因感受风、寒、暑、湿、燥邪入里化热、化火而成。

火邪的特性是火热为阳邪，其性上炎，易伤津耗气，易生风动血；火（热）易致肿疡，热微则痒，热甚则痛；热盛则肉腐；火（热）易扰心神，火邪伤人，最易扰乱神明，出现心烦失眠、狂躁妄动，甚则神昏谵语等。

四、其他

（一）痰饮

痰饮是机体水液代谢障碍所形成的病理产物。痰与饮虽常混称，但实则有别。一般来说，质地稠浊者为痰，清稀者为饮。痰饮分为有形之痰和无形之痰两类。有形之痰，是指视之可见、触之可及、闻之有声的实质性的痰饮，如咳出之痰、瘰疬等。无形之痰，是指只见其证、不见其形的痰饮，如悬饮等。

痰饮所致皮肤问题的特点：

1. 肥胖 中医学的"肥人多痰湿"，是指肥胖的人体内多有"无形之痰"存在，因为脂肪具有"痰"的秽浊、黏滞、稠厚的特性，它由积聚在体内水湿中的秽浊部分凝聚而成。

2. 舌苔厚腻，滑脉 厚腻的舌苔，是体内水湿秽浊过多最直观的表现。

3. 肿块 凡是肿块颜色不红，突起于皮肤表面，呈结节状，按之软或韧，内含水液、黏液或黏胨样物质的，在中医学上都称为"痰块"。

4. 病势缠绵，病程较长 痰饮具有重浊黏滞之性，因而痰饮致病常表现为病势缠绵，病程较长。

（二）瘀血

1. 瘀血的形成与特性 气滞、气虚、寒凝、热邪煎熬、外伤等均可造成血行失常，血脉瘀滞；或因血脉受伤，而形成瘀血。瘀血是发病过程中形成的一种病理变化，一旦发生又称为新的致病因素，如血脉瘀阻，血行不畅，不通则痛；血脉瘀阻，血不归经；瘀血不去、新血不生等。

2. 瘀血与美容 瘀血是皮肤问题重要的病因病机。很多皮肤病，尤其是慢性皮肤病的发展过程中，由于各种原因引起血脉不通，而出现瘀血，如带状疱疹（蛇串疮）后遗神经痛、银屑病（斑块状白疕）、酒渣鼻鼻赘期、结节性红斑（瓜藤缠）、红斑狼疮（红蝴蝶疮）等。另外，皮肤位于人体表面，全靠血脉通畅得以荣养。血瘀气滞、气血失和，皮肤、毛发、爪甲失于濡养可导致多种皮肤问题，如黄褐斑（黧黑斑）、白癜风（白驳风）、斑秃（油风）等。

瘀血所致皮肤问题的特点：

（1）病程一般较长，或为慢性皮肤病。

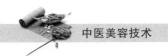

（2）皮肤出现紫癜、瘀斑、色素沉着、色素脱失、结节、肿块、疣赘、瘢痕、脱发、肌肤甲错等,皮损粗糙肥厚,颜色暗红、青紫。

（3）瘙痒、疼痛有定处。

（4）舌质紫暗,有瘀斑、瘀点,脉涩。

（三）外伤

外伤,主要指机械暴力等外力所致损伤,如跌打损伤、持重努伤、挤轧伤、撞击伤、金刃伤等,也包括烧伤、冻伤等。广义的外伤还包括雷击、溺水、化学伤等。

1. 外力损伤　外力损伤,指因机械暴力引起的创伤。如跌扑、坠落、撞击、压轧、负重、努责、刀枪金刃等所伤。轻则可为皮肉损伤,出现局部疼痛、青紫瘀斑、出血肿胀等;重则损伤筋骨、内脏,表现为关节脱臼、骨折、大出血、虚脱,甚至危及生命。

2. 烧烫伤　烧烫伤主要是火毒为患,包括烈火、沸水、热油、蒸气、雷电等灼伤形体。轻则灼伤皮肤而见局部灼热、红肿、疼痛或起水泡;重则焦灸肌肉筋骨而见局部如皮革样,或呈蜡白、焦黄,甚或炭化样改变。若大面积烧伤烫伤,可致火毒内攻脏腑,导致神志昏迷,或伤律耗液而致亡阴亡阳。

3. 冻伤　冻伤是指低温所造成的全身或局部的损伤。冻伤的程度与温度和受冻时间、部位等直接相关。温度越低,受冻时间越长,则冻伤程度越严重。冻伤可分为局部性冻伤和全身性冻伤。

（1）局部性冻伤:多发生于手、足、耳、鼻、面颊等裸露及末端部位,俗称"冻疮"。初起时因寒性收引,气血凝滞,局部可见皮肤苍白、冷麻、疼痛;继而肿胀青紫,痒痛或起水泡,甚至溃烂。

（2）全身性冻伤:寒主凝滞收引,易伤阳气。外界阴寒太盛可致使阳气严重受损,失其温煦和推动血行作用,而出现寒战,体温骤降,面色苍白,唇甲青紫,肢体麻木,反应迟钝,甚则呼吸微弱,脉微欲绝。如救治不及时,则可能阳绝而亡。

4. 化学伤　指某些化学物质对人体造成的直接损害。其中包括化学药物(如强酸、强碱)、农药、有毒气体、军用化学毒剂、煤气、沼气以及其他化学物品等。有的通过口鼻进入人体,亦有的通过皮肤而吸收。人体一旦受化学毒物的伤害,即可在相关部位,乃至全身出现相应病症,如局部皮肤黏膜的烧灼伤,或红肿、水泡,甚或糜烂。全身性症状可见头痛头晕、恶心呕吐、嗜睡、神昏谵语、抽搐痉挛等,严重者亦可导致死亡。

（四）虫

1. 虫邪与美容　虫邪可由直接叮咬,毒汁、毒刺侵入皮肤而引起皮肤问题,如恶虫叮咬引起的虫咬皮炎、蜂蝎螯伤等;或接触其毒毛致病,如毛虫皮炎、隐翅虫皮炎;或寄生于人体而致病,如疥疮、虱病、毛囊虫病、蛲虫病等。

虫邪所致皮肤问题的特点:

（1）奇痒难忍,痒如虫行,夜间尤甚,严重的灼热感、疼痛感。

（2）患处可见红肿、丘疹、水疱、风团,搔抓后渗出、糜烂、结痂。

（3）易传染蔓延。

（4）严重则出现畏寒、发热、头痛、恶心、呕吐、腹痛、腹泻等全身中毒症状。

2. 虫邪的种类与特性　中医学认为的虫邪是广义的，除昆虫、寄生虫外，还有真菌、虫毒过敏等。

（1）昆虫类：如蚊子、臭虫、跳蚤、蜱、蠓虫、螨虫、蜜蜂、蝎子、蜈蚣、刺毛虫、桑毛虫、松毛虫、隐翅虫等。

（2）寄生虫类：如疥虫、虱子、蛲虫、蛔虫、钩虫、绦虫、血吸虫等。

（3）虫毒类：为肉眼看不见的毒虫，如滴虫、尾蚴及真菌等。

湿热蕴积易生虫，虫动则痒；有的虫邪可相互传染，如疥虫、虱子、真菌。

（五）禀赋

禀赋即先天禀受于父母的体质，包括禀赋不足和禀赋不耐。

1. 禀赋不足　多表现为肝肾精血不足，可见先天性指甲、毛发发育不良，以及红斑狼疮（红蝴蝶疮）等皮肤问题。

2. 禀赋不耐　即先天禀性不能耐受，也就是过敏体质。某些物质少数人天生不能耐受，而对大多数人则无害。中医学对此早有精辟论述，《诸病源候论》曰："漆有毒，人由禀性畏漆，但见漆便中其毒……亦有性自耐者，终日烧煮，竟不为害也。"禀赋不耐者易患湿疹（湿疮）、接触性皮炎、药疹（药毒）、荨麻疹（瘾疹）等皮肤问题。

知识链接

在病因中，还有一种较为特殊的外因——疫疠，是一类具有强烈传染性的外邪。在中医文献记载中，又有"疠气""疫毒""戾气""异气""毒气""乖戾之气"等名称。

疫疠的致病特点为：

1. 传染性强，易于流行。疫气具有强烈的传染性、流行性、致病性，可通过口鼻等多种途径在人群中传播，从而造成流行。

2. 发病急骤，病情危重。疫气的毒力比一般的六淫之邪更强，热毒更甚，并常兼夹湿毒、毒雾、瘴气等秽浊之气侵犯人体，故比六淫发病更急，且来势凶猛，病情危笃，死亡率高。

3. 一气一病，症状相似。因为一种疫气引起一种疫病，故致病后症状相似。

从古至今，中华民族就不断与各种疫病进行抗争。早在商代的甲骨文中就有"疫"的记载。中医诸多经典不乏疫病防治专著，如寒疫之《伤寒杂病论》、温疫之《瘟疫论》、杂疫之《随息居重订霍乱论》等。中华民族战胜了一次又一次的凶险疫情，也积累了丰富的抗疫经验。

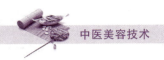

→ **任务训练**

    1. 运用病因学知识解释病因与人体美容问题的关系。

    2. 描述人体美容问题的常见中医病因。

→ **思考题**

    1. 试述风的概念及性质。

    2. 试述湿邪、瘀血各有何致病特点?

（杨丽蓉）

任务二　正邪相争与机体功能失调

学习目标

    1. 掌握病机的概念。

    2. 熟悉 5 种基本病机。

    3. 能灵活运用病机阐明人体损美性问题的发病机制。

    4. 培养学生具备与自然和谐相处的能力,提高对中医传统文化的思辨能力和认知能力。

任务导入

    在生活中,我们时常会遇见脸上长了"青春痘"的青少年,有的发在额头,有人会说是心火旺;有的起在鼻头,有人会说是胃火炽盛;还有的出现在右部脸颊,被称为是肺功能失常、肺部有热,等等。但治疗的时候会发现,尽管不同部位的青春痘含义不同,其治法却一致,都是清热祛湿解毒,这是为什么呢? 因为它们的发病机制是一致的。在此,我们一起来认识疾病的病机吧。

    病机,是指疾病发生、发展、变化及其转归的机制(图 1-4-2)。病机揭示疾病发生、发展与演变全过程中的本质特点及其基本规律。因此,研究病机是认识疾病本质的关键,也是进行正确诊断和治疗的前提。

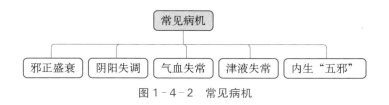

图 1-4-2　常见病机

一、邪正盛衰

邪正盛衰,是指在疾病过程中,正气与邪气相互斗争所发生的盛衰变化。邪气侵犯人体后,正气和邪气即相互作用,一方面邪气对人体正气起着损害作用,另一方面正气对邪气起着驱逐和消除不良影响的作用。邪正斗争的消长盛衰,不仅关系疾病的发生、发展与转归,同时还决定病证的虚实变化。从一定意义上说,任何疾病的发展演变过程,也就是邪正斗争及其盛衰变化的过程。

二、阴阳失调

阴阳失调是机体阴阳之间失去平衡协调的简称。是指在疾病过程中,由于各种致病因素的影响,使机体的阴阳双方失去相对的平衡协调而出现的阴阳偏盛、偏衰、互损、格拒等一系列病理变化。阴阳失调是对一切病变机制的高度概括,是疾病发生、发展的内在根据,尤其与疾病的寒热性质密切相关。在疾病过程中,由于阴阳的偏盛偏衰,形成了"阳胜则热,阴胜则寒""阴虚则热,阳虚则寒"等病理变化,由此决定了疾病的寒热性质。

三、气血失常

气血失常,概括了气和血的亏损不足、生理功能异常及气血关系失调等病理变化。人体气血运行于全身,是脏腑经络等一切组织器官进行生理活动的物质基础。如果气血失常必然影响机体的正常生理功能,导致疾病的发生。《素问·调经论》提出:"血气不和,百病乃变化而生。"同时,气血又是脏腑功能活动的产物。因此,脏腑发生病变,又会引起全身气血的病理变化。所以气血失常的病机,同邪正盛衰、阴阳失调一样,是脏腑经络等各种病变机制的基础,也是分析研究各种临床疾病病机的基础。

四、津液失常

津液对机体具有滋润和濡养的作用。津液的正常代谢,是维持体内津液生成、输布和排泄之间相对恒定的基本条件,必须由多个脏腑功能活动的有机配合,如脾、肺、肾、膀胱、三焦等。如果气的升降出入运动失去平衡,气化功能失常,或是肺、脾、肾等脏腑的功能异常,均

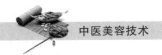

可导致津液的生成、输布与排泄障碍,从而形成津液不足,或蓄积于体内,产生痰饮、水湿等病变。

五、内生"五邪"

内生"五邪",是指在疾病的发展过程中,由于脏腑功能失调,气血津液代谢异常所产生的类似风、寒、湿、燥、火5种外邪致病特征的病理变化。由于病起于内,所以分别称为"内风""内寒""内湿""内燥"和"内火",统称为内生"五邪"。内生"五邪"不是致病邪气,而是脏腑阴阳失调、气血津液失常所形成的综合性病机变化。

➔ 任务训练

1. 运用对病机的理解解释与人体美容问题的关系。
2. 描述人体美容问题的常见中医病机。

➔ 思考题

1. 何为"邪正盛衰"?
2. 何为内生"五邪"?

(杨丽蓉)

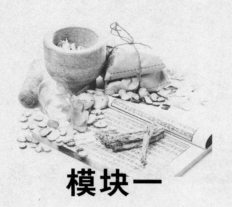

模块一

中医美容基础概述

单元五

中 医 四 诊

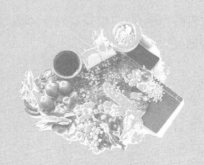

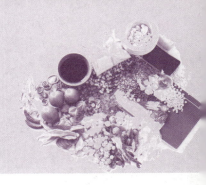

任务一　观察人体神、色、形、态

学习目标

1. 掌握望诊的概念与内容。
2. 能够运用望诊知识解释人体的损美现象。
3. 培养学生仔细观察的能力,通过辨别人的形、神、色、态,引导学生不断完善中医诊疗方法。

任务导入

人与人的每一次交往,都少不了用眼睛去观察,每个人除了模样不同以外,我们可以发现他们的面色、形体、姿态也是不一样的。例如有些人面色不好,脸色发黄,就提示他们的脾脏也许出了问题;有些人眼圈发黑,面色晦暗,则可能是肾脏发出了不健康的信号。那应该怎么去分析呢? 这就需要通过望诊来实现。

所谓望诊,是指对顾客有目的性的观察,以获得顾客体质基本信息的一项重要手段。美容师与顾客最先接触,可先从神、色、形态开始观察。

一、望神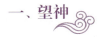

神,在中医学里有两种含义,包括广义和狭义。广义的神,是整个人体的外在活动表现,即人在生命活动中表现出来的神态、气色。狭义的神,是指人的精神状态、精神表现、神志活动。

人体中的"神",是看不见摸不着的,但是却可以通过外在表现来观察,其中最主要的观察方式是望目。目能传神,因此,我们可以通过望顾客的双目了解其神的情况。

1. **得神** 表现为目光有神,反应敏捷,言语清晰,表情自如,是身体健康、精力充沛的表现,多出现在正常人中,我们所接触的顾客多为得神之人。

2. **失神** 表现为目光呆滞,精神不振或者精神异常,反应迟钝,甚至出现幻觉、异常行为。

二、望色

望色是指望皮肤颜色,一般是看面部,因为"五脏六腑之气皆上注于面",通过看面部的颜色、光泽可以判断人体的内在,尤其是五脏六腑的气血盛衰(图1-5-1)。亚洲人多为黄种人,所以皮肤偏黄,表现为红黄隐隐,明润含蓄。

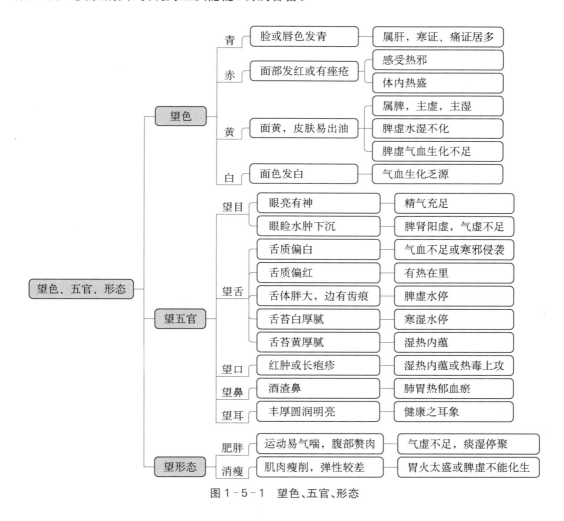

图1-5-1 望色、五官、形态

三、望形态

望形态,是指观察顾客的形体、形态及活动姿态等,以获得相应的体质信息(见图1-5-1)。

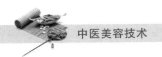

美容师还可根据顾客的活动姿态判断他们的体质。

（1）喜动少静，热情开朗，活泼爱闹者，属阳性体质。

（2）喜静不动，内向冷淡，孤僻少言者，属阴性体质。

（3）动静适中，精力充沛，活动敏捷，反应灵敏者，属平和体质。

四、望五官

望五官是指望人体的目、舌、口、鼻、耳的形态、结构、皮肤颜色及有无异常变化，以获得相应信息的方法（见图1-5-1）。

五、望发

望发，主要望顾客的头发色泽、数量。因发与肾相关，肾其华在发，故望发可以了解顾客的肾脏情况。

1. 脱发　现在脱发越来越常见，很多顾客都存在脱发的困扰。发量稀疏或者局部成片脱落，多伴有头发色枯无泽，此种现象多为肾气不足，或者血虚不荣，可能兼见腰酸、虚汗、头晕、耳鸣等肾虚表现。

2. 白发　分先天性和后天性。先天性白发多为遗传，有明确的家族史。后天性过早出现白发，多由于血热偏燥、肝火旺盛所致。

六、望皮肤

望皮肤在中医美容实践中十分重要，我们应注重观察顾客的皮肤颜色、皮肤形态及皮损状况。

1. 望皮肤颜色　见前文"望色"内容。

2. 望皮肤形态　皮肤干燥甚至皲裂，多为阴血不足不能濡养肌肤；皮肤干燥脱皮如鱼鳞状，多为体内有瘀血，经络受阻不能濡养肌肤。

3. 望斑疹　观察皮肤是否光滑，正常人皮肤细腻光滑，除毛孔与毛发外，没有其余赘生物。如皮肤出现皮疹、斑、痤疮、结节等，多具有临床意义（表1-5-1）。

表1-5-1　望斑疹

	表 现	原 因
皮疹	为局限性高出皮肤的隆起，手可触之，颜色可为红色、紫红色	（1）多为风热侵袭，食物过敏，或湿热内蕴所致 （2）颜色越深，热象越重
斑	为局限性皮肤颜色改变，与皮肤表面平行，不隆起，不凹陷，抚之不碍手	（1）颜色鲜红的红斑，提示热蕴肌肤 （2）斑色呈黑色，如在面部出现的黑斑，多由肝郁脾虚所致，如鼍黑斑，即黄褐斑
痤疮	发于毛囊皮脂腺的感染性炎症。以好发于面部的粉刺、丘疹、脓疱、结节等多形性皮损为特点	因青壮年阳气偏盛，血热瘀滞，经脉不畅；或饮食不节，脾胃湿热，化湿生痰，上攻于肺，使颜面部、胸背部发生痤疮，并可夹杂粉刺、囊肿、脓疱等

任务训练

1. 运用望色的知识解释不同面色与五脏的关系。
2. 描述望五官的内容。

→ 思考题

1. 试述望神的具体内容。
2. 皮疹、斑、痤疮的区别。

（吴晓芳）

任务二　听声音、嗅气味

学习目标

1. 掌握闻诊的内容。
2. 能够运用闻诊解释中医美容中的常见问题。

任务导入

　　顾客进入美容院时，我们走近她，面带微笑与她打招呼，就可以收集顾客的身体状况信息了。例如有的顾客声音听起来跟平时的不同，有的顾客身上散发出较大的腋臭汗味，等等。这些都是我们闻诊获得的重要信息，可以根据这些声音和体味判断顾客的体质、健康状况和病因等。在此我们共同了解一下听声音和嗅气味。

　　"听"和"嗅"归属于中医学"闻"，从这两方面辨别诊断体质即是闻诊。闻诊是中医学望闻问切四诊方法之一，主要用自己的听觉和嗅觉，对顾客的声音及体内散发的各种气味，获得相应的信息后再进行体质的分析。

一、闻声音

　　不同人说话的音量、语调各不相同。正常人的声音自然柔和，音调和畅，刚柔有度。男性声音音调偏低而厚，女性声音音调高而清，儿童声音音调清脆尖细，老年人声音音调嘶哑浑浊。身体状况发生变化时，声音会出现相应的变化。

　　1. **声音嘶哑**　常见于发病初期，可因外感风寒或外感风热引起，也就是平时老百姓说

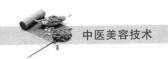

的"感冒"。无论风寒还是风热,顾客都可有声音嘶哑的表现。外感风寒多为声音低沉伴嘶哑,外感风热多为声音厚重伴嘶哑。

2. 失声　指发声不出,是声音嘶哑较严重的阶段。与后者病因病机基本相同,多因外感风寒或风热所致,外邪袭肺使肺失宣降而致"金实不鸣"。如顾客病史较长,病情久,可致肾精不足、肺肾两虚而出现失声。

二、嗅气味

即根据闻顾客身上及排泄物发出的气味进行体质辨识,一般多使用的是闻顾客的口气及体味。

1. 口气　顾客口气重,多为肠胃有食积,日久化热或者与便秘有关,可结合问诊询问顾客的饮食习惯,是否喜食重口味食物。除此以外,口腔不洁,内有龋齿也可出现口气重,甚至臭秽的情况。

2. 体味　如狐臭者,其分泌的汗液有特殊的臭味或汗液经分解后产生臭味,病因多由先天禀赋或湿热内蕴腠理所致。

➔ 任务训练

1. 运用闻声音阐述人体常见的病理问题。
2. 描述嗅气味的内容。

➔ 思考题

1. 试述异常声音出现的原因。
2. 试述口臭出现的原因。

（吴晓芳）

任务三　询问顾客健康状况

学习目标

1. 熟悉问诊的内容。
2. 能够熟练运用问诊技巧掌握病情。
3. 帮助学生掌握与顾客的沟通技巧,培养学生医者仁心,不断提高职业素养,提升社会服务水平。

┌─ **任务导入** ─────────────────────────

　　人的健康状况有时是需要通过"问"来实现的。进行有目的、有步骤的询问,了解顾客目前的身心状况,获得相应的体质信息,为辨证提供依据。问诊,在中医美容实践中占据着重要的地位。

──────────────────────────────────

一、问发病时间

　　当顾客出现某一症状,询问发病时间是非常重要的。因为起病时间、病程的长短、发病季节的不同,均可反馈出不同的信息。

> **知识链接**
>
> ### 季节与常发疾病的关系
>
> 　　起病急,发病时间短的疾病,多属于实证。如受凉感冒、饮食不洁导致腹泻等。如果发病时间长,则可演变成虚证,或者虚实夹杂证,如喘证、胸痹、虚劳等。冬春季节流行性疾病较多;夏季则容易出现中暑,或贪食冷饮、吹冷气导致的腹泻、感冒等;秋季易患皮肤干燥、便秘等疾病。

二、问自觉症状

　　问自觉症状是指顾客目前最困扰、最明显的症状。因为症状可以是单个,也可以是多种症状。有些顾客自我感觉从头到脚、全身上下都不舒服,这就要求我们要抓住重点,引导顾客说出其目前最困扰、最明显的症状,也就是问题的核心,才能把握最有用的信息。

　　1. 问寒热　寒热与阴阳相对应,若主诉素来怕冷,不敢喝冷饮,盛夏也不敢吹空调,多提示寒性体质,可因身体有寒邪或阳虚所致;相反,若素体怕热,动则觉身热难忍,甚至汗出如雨,喜冷饮,贪凉,则提示阳盛体质。

　　2. 问疼痛　疼痛有多种,且部位不一,中医美容实践中的顾客多为女性,因此尤其要注意问诊女性易疼痛部位,如胸腹部。若出现月经前胸部胀满疼痛,则提示肝经郁滞,因为肝经分布于乳腺,而月经又与肝经相关。若小腹部时有冷痛,伴有月经不调,则提示宫寒。若疼痛部位遇寒加重,则为寒邪所致;若疼痛遇热更甚,则为热邪致。

　　3. 问饮食、睡眠、二便　见图1-5-2。

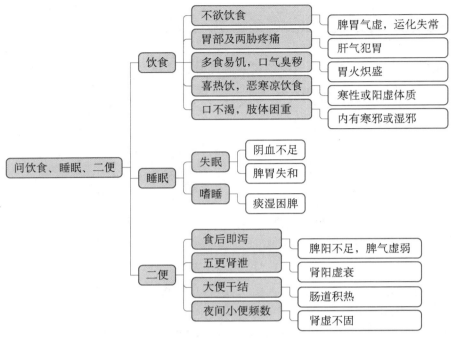

图 1-5-2　问饮食、睡眠、二便

三、问经带胎产

　　女性顾客一定要问经带胎产,是指询问月经、白带、怀孕及分娩情况,其中主要是月经情况。月经与肝、脾、肾的关系密切,西医则认为是与激素水平有关。

　　1. 月经　天癸可促进人体性发育和维持性功能,是人体肾中精气充盈到一定年龄阶段产生的一种精微物质。天癸藏于肾,并随肾气的消长而变化。故《素问·上古天真论》曰:"女子……二七而天癸至……月事以时下,故有子。"月经不规律,临床也称月经不调,中医对此大致可分为月经先期、月经后期、月经先后不定期(表 1-5-2)。正常月经周期为 21~36 天,平均约 28 天。月经来潮的持续时间一般为 3~7 天,平均 5 天。

表 1-5-2　月经不调表现

	表　现	原　因
月经先期	月经周期提前 7 天以上,或 20 天左右一行,连续发生 2 个周期或以上	气虚和血热 (1) 气虚则不能固摄血液,使月经提前 (2) 血热则血行加快,也可使月经提前
月经后期	月经周期延后 7 天以上,甚至 3~5 个月,连续 2 个周期以上	(1) 因虚证所致,如脾虚、肾虚,导致精血生化不足,冲任不充,血海不能充盈而使月经推迟 (2) 因实证所致,如血寒、气滞,使血液凝滞,血行不畅,冲任受阻,血海不能如期溢满,致使月经推迟

（续表）

表　现	原　因
月经先后不定期　月经不按正常周期来潮,时或提前,时或延后在 7 天以上,且连续 3 个月经周期者	肝肾功能失常,冲任失调,血海充盈无规律,多为肝郁和肾虚

2. 白带　白带量多,质地清稀,无异味,多为寒证、虚证;白带色黄、质地黏稠、甚至伴有血丝,异味重,多为实证、热证。

3. 胎产　主要询问怀孕、分娩情况。若已怀孕,则不适宜在腹部进行拔罐、刮痧、推拿等理疗行为。哺乳期妇女做理疗时,要注意介质的选择,必须是无毒、无刺激性的产品。

➡ **任务训练**

1. 运用问诊技巧询问顾客饮食情况。
2. 描述女性经、带、胎、产的问诊。

➡ **思考题**

1. 试述二便的问诊内容。
2. 试述女性问诊的具体内容。

（吴晓芳）

任务四　切　　诊

学习目标

1. 了解切诊的概念与内容。
2. 掌握触诊与按诊的意义,并能熟练应用。
3. 帮助学生运用中医辨证论治的理论知识,辨识疾病,树立爱岗敬业的职业道德。

任务导入

很多人都对中医的"把脉"很有兴趣,见到中医大夫就习惯把手伸过去,让其帮忙把下脉。中医的"把脉"给人有"掐指一算"的感觉,大夫把完脉,仿佛就已经对病情胸有成竹了。那到底中医的脉诊有没有那么神奇呢? 在此,让我们一起了解一下中医的切法。

切诊主要分为脉诊和按诊（包含触诊），是中医学望闻问切四诊方法之一。

（一）脉诊

脉诊即切脉，常用的切脉方法是寸口脉，也就是医者用示指、中指和无名指放在顾客的手腕桡侧，感受顾客的脉搏，以了解病情、判断病证的诊察方法。中医脉诊操作简便易行，但要分辨各种脉象及掌握其所代表的临床意义，就需要长期的学习、实践和积累。

注：正常脉象、常见异常脉象请扫二维码。

（二）按诊

正常脉象
常见异常脉象

术者用手对顾客体表某些部位进行触摸按压，以感知其寒热、虚实等情况的诊察方法，所按及部位常见为肌肤、手足、胸腹等。

1. 按肌肤寒热　医者按压顾客的肌肤，感受顾客皮肤的寒热、润燥情况。顾客肌肤的寒热感可反应出身体的寒热虚实。若按压感觉顾客热甚，提示有热。久按感觉热感转轻的，则热在表；久按感觉热从里透出，则热在里。

2. 按手足寒热　按手足的寒热变化，也可了解寒热虚实。若顾客手足俱冷，则提示阳气不足，可见于实寒证，或因阳气不足而使手足不温；反之，若手足俱热，则提示体内有热，可见阳盛所致的实热证或阴液不足所致的虚热证。

3. 按胸腹虚实　若顾客疼痛部位喜揉喜按，多为虚证；顾客疼痛拒按，则为实证。

（三）触诊

人体身上的某些特定穴位，如内脏出现病变时可反映至穴位上，美容师通过触诊这些穴位，感受它们的变化与反应，可获取相应的信息。如肝脏不好的顾客，可能出现肝俞或期门穴压痛；月经不调者，三阴交穴可触及结节或压痛。

➡ 任务训练

相互练习按诊及触诊。

➡ 思考题

试述按诊及触诊的意义。

（吴晓芳）

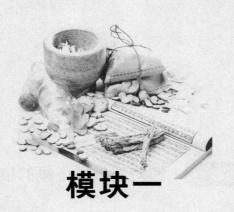

模块一

中医美容基础概述

单元六

中医辨证与预防

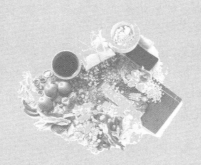

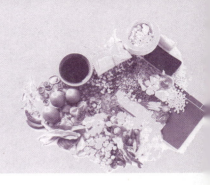

任务一　　四对纲领性证候的辨证

学习目标

1. 掌握四对纲领性证候的含义。
2. 熟悉表证、里证、寒证、热证、虚证、实证的鉴别要点。
3. 启发学生运用八纲辨证,了解生命规律,求本溯源,守正创新,传承和弘扬中医文化。

知识链接

病、症与证的区别

"症"是指症状,是患者感到的自身异常变化及医生通过四诊获得的异常征象。症是分析与判断病证的原始依据,如头痛、发热、咳嗽、心慌、恶心等。

"病",是指病名,是在病因的作用下,机体正邪交争,阴阳失调,所出现的具有一定发展规律的全部演变过程,如麻疹、白喉、破伤风、哮喘、痢疾、中暑等。

"证",即证候,是疾病发生和演变过程中某阶段本质的反应,它不单纯是症状或主观感觉,而是一组证候群,也是中医学对疾病诊断的依据,包含着病因、病变部位、病变性质、正邪双方等方面的综合概念。

┌─ **任务导入** ─────────────────────

　　小张感冒了,鼻塞、流清涕,去药店买了某种中成药进行治疗,效果特别好。没过多久,小张再次感冒了,鼻塞、流黄涕,她又买了该中成药进行治疗,几乎没有什么效果。小张很迷茫,为什么同是鼻塞、流涕,治疗效果会有如此大的差异呢? 在此,我们一起学习四对纲领性证候的辨证,帮助小张解开这个谜底吧。

└──────────────────────────────────

一、阴阳辨证

　　阴阳是辨别疾病性质的纲领,是八纲辨证的总纲领。根据阴阳学说中阴阳的划分标准,凡是具有兴奋、躁动、亢进、明亮等表现的表证、实证、热证,以及症状表现于外的、向上的、病情变化快的、病邪性质属阳的等,一般属于阳证。而具有抑制、沉静、衰退、晦暗等表现的里证、虚证、寒证,以及症状表现于内的、向下的、病情变化慢的、病邪性质属于阴的等,一般属于阴证。

二、表里辨证

　　表里是辨别疾病病位内外和病势深浅的一对纲领。一般而言,外有病属表,内有病属里。表与里是相对的概念,如身体的皮毛、肌腠、经络相对在外,属表;脏腑、骨髓、血脉相对在内,属里。从病势深浅上讲,表证病浅而轻,里证病深而重;表邪入里为病进,里邪出表为病退。表里辨证对外感病的诊断治疗意义比较大,可察知病情的轻重深浅及病势趋向,把握诊疗的主动权。

(一) 表证

　　外感六淫之邪、疫疠、虫毒等邪气,从皮毛、口鼻入侵机体所致的病位轻浅的证候。常见于外感疾病的初期,多具有起病急、病情轻、病程短、有外感致病因素可查等特点。

　　临床表现上以新起的恶寒(或恶风)发热、舌苔薄、脉浮为主,兼见头身疼痛、鼻塞、流涕、咳嗽等症状。常见的损美性问题如红斑、丘疹、风团、瘙痒、水疱,但病位较浅,症状较轻。

(二) 里证

　　指病变在脏腑、气血、骨髓等证候。常见于表邪不解,内传入里;外邪直中脏腑;情志内伤、劳逸失度、饮食失宜等因素,直接导致脏腑气血功能失常而出现的各种病证。多具有发病缓、病程长、病位深的特点。临床表现上较多,概括起来以脏腑症状为主,无新起的恶寒发热、舌苔不薄、脉多沉。常见的损美性问题如痤疮、黄褐斑、肥胖等。

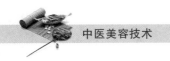

（三）半表半里证

指外邪由表传里,尚未入里;里邪出表,尚未至于表,邪正相交于表里之间所产生的证候,在六经辨证中称为少阳病证。常见的临床表现为寒热往来、胁肋苦满等。

三、寒热辨证

寒热辨证是辨别病因病性的一对纲领。"阳盛则热,阴盛则寒""阳虚则寒,阴虚则热",寒热实质上是阴阳偏盛偏衰的一种表现。

（一）寒证

寒证是感受寒邪或体内阳气不足时所表现的证候,其临床表现常见恶寒、畏寒、冷痛、喜暖、口淡不渴、肢冷蜷卧,痰、涎、涕清稀,小便清长,大便稀溏,面色㿠白,舌淡苔白而润,脉紧或迟等;以冷、淡、稀、润、静为特征。

（二）热证

热证是感受热邪或阳气亢盛、阴液不足时所表现的证候,其临床表现常见发热,恶热喜凉,口渴喜冷饮,面赤,烦躁不宁,痰涕黄稠,小便短黄,大便干结,舌红苔黄,干燥少津,脉数等;以热、赤、稠、燥、动为特征。

四、虚实辨证

虚实是辨别邪正盛衰的一对纲领。虚与实主要反映病变过程中人体正气的强弱和致病邪气的盛衰。"邪气盛则实,精气夺则虚",通过分析疾病过程中邪正的盛衰,损其有余、补其不足,为治疗提供依据。

（一）实证

指机体感受外邪,邪气盛实,或在疾病过程中,出现病理产物(如痰、饮、水湿、瘀血、结石、食滞等)蓄积而致脏腑功能活动亢进所致的各种临床证候的概括。临床上多见起于机体壮实者,起病急骤。常见的临床表现有发热,形体壮实,声高气粗,精神烦躁,胸胁脘腹胀满、疼痛拒按,大便秘结或热痢下重,小便短赤,苔厚腻,脉实有力。

（二）虚证

指正气不足,产生的各种虚损证候的概括,临床上常见阳虚、阴虚、气虚、血虚等。气虚、阳虚的临床表现有神疲乏力,少气懒言,畏寒怕冷,四肢不温,自汗,皮肤偏干,大便溏,小便清,舌淡,脉沉或无力;阴虚、血虚的临床表现有头晕眼花,颧红或面色萎黄,皮肤干燥,舌淡红或红绛少苔,脉细。

➡ **任务训练**

1. 运用阴阳辨证的内容解释人体现象的阴阳属性。
2. 描述八纲辨证的内容。

➡ **思考题**

试述四对纲领的鉴别。

（隆美华）

任务二　未　病　先　防

学习目标

1. 熟悉未病先防的具体内容。
2. 掌握未病先防的措施。
3. 帮助学生运用"未病先防，既病防变"的理念，注重阴阳平衡、整体调节，体会中医学的博大精深、哲学智慧和人文情怀，坚定文化自信。

任务导入

一个身体原本很棒的小伙子，曾经是大学篮球队员、舞蹈队队员，因偶发感冒，未引起重视，一周后引发急性扁桃体炎，仍未及时进行有效治疗，继而引发肾小球肾炎，紧急入院治疗后症状得到缓解，但他认为自己身体底子好，缓解后不按时吃药，也不注意生活起居，由急性肾炎拖成慢性肾炎。8年后最终出现肾衰竭，不得不进行肾移植手术，术后一年再次出现肾衰竭，又进行了第二次肾移植手术，但还是因为长期的肾功能不全，引发了多脏器衰竭，死时年仅36岁。早知如此，何不在当初刚得感冒的时候及时治疗呢？在此，我们一起学习未病先防。

一、未病先防

未病先防，是指在疾病未发生之前，采取各种预防措施，防止疾病的发生。具体来说可以通过顺时养生、调畅情志、饮食适宜、起居有度、适度锻炼等，增强人体正气，提高机体的抗

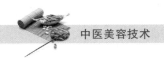

病能力。同时要避其邪气,如六淫、疠气等。也可以使用某些药物,提高机体的免疫力,有效地防止疾病的发生。

二、治病求本

治病求本,是治疗疾病时必须寻找疾病发生的根源,从根本上解决问题。求本,就是寻找疾病的根源,即辨清病因病机,明确诊断,确定治则治法,须掌握"治标与治本""正治与反治"等治法。

(一)治标与治本

标本是一对相对的概念,用来概括事物的本质和现象、因果关系以及病变过程中矛盾的主次先后关系等。一般从正气与邪气来说,正气为本,邪气为标;从病因与症状来说,病因为本,症状为标;从疾病先后来说,旧病、原发病为本,新病、继发病为标。在疾病的发展变化过程中,由于存在标本主次、轻重缓急的不同,故治疗上有急则治其标,缓则治其本和标本兼治之分。

(二)正治与反治

正治,指逆其疾病本质而进行的一种治疗法则,又称逆治。如热者寒之,寒者热之。

反治,指顺其疾病假象而进行的一种治疗法则,又称为从治。如热因热用,寒因寒用,塞因塞用,通因通用。

三、扶正祛邪

邪正盛衰,关系着疾病的发生、发展与转归。正气充足,邪不可侵,机体难以发病;正气不足,邪气强盛,会导致机体发生疾病。因此扶助正气,祛除邪气,可使疾病早日向好转、痊愈的方向发展。

(一)扶正

扶正,即扶助正气,提高机体的抗病能力和康复能力。通常通过补益机体气、血、阴、阳等方法达到扶正的目的,同时可以配合针灸、饮食进一步加强扶正的效果。

(二)祛邪

祛邪,即祛除邪气,削弱或清除邪气对机体的影响,具体可以通过发汗、清热、散寒、祛湿、消导、行气、化瘀、催吐等方法进行。

(三)扶正祛邪兼用

扶正祛邪兼用,适用于虚实夹杂的病证。可以根据正虚、邪实的主次情况,分别采取扶正兼祛邪、祛邪兼扶正、先祛邪后扶正和先扶正后祛邪等方法。

四、协调阴阳

协调阴阳，是根据阴阳的偏盛、偏衰而损其有余、补其不足，恢复阴阳的协调平衡。疾病之所以发生，是由于机体的阴阳平衡遭到破坏所致。

（一）损其有余

损其有余，用于阴或阳偏盛有余的实证。具体治法有热者寒之和寒者热之。即对于阳偏盛的实热证，则采取热者寒之的治法；阴偏盛的实寒证，则采取寒者热之的治法。

（二）补其不足

补其不足，用于阴或阳偏衰，或阴阳两虚的虚证。具体治法有阳虚温阳，阴虚滋阴，阴阳两虚则阴阳双补。

五、因时、因地、因人制宜

疾病的发生、发展、变化与转归，与季节气候、地理环境，以及个人的体质、性别、年龄、工作环境及性质等有密切的关系，所以在确定治疗方案时应因时、因地、因人等制定适宜的治疗方案。

（一）因时制宜

因时制宜，是指根据不同季节气候的特点，确定用药的治疗原则。如夏季气候炎热，肌腠疏松多汗，不宜过用辛温发散药，即使风寒感冒，也应慎用麻黄、桂枝等辛温之品；冬季寒冷，肌腠多致密，可重用辛温发散之剂，即使风热感冒，也当慎用石膏、黄连等寒凉之品。

（二）因地制宜

因地制宜，是根据地域环境的不同，确定用药的治疗原则。如西北地区，气候寒冷，易患寒病，治宜辛温；东南地区，气候温热，易患热病，治宜苦寒。

（三）因人制宜

因人制宜是指因患者的年龄、性别、体质、生活习惯等不同而确定用药的治疗原则。

1. 年龄　年龄不同，其生理功能、病理变化各异，应区别对待。如小儿生理功能旺盛，脏腑娇嫩，患病后易虚易实，病情变化快，治疗上药量宜轻，慎攻慎补；青壮年气血旺盛，脏腑充实，患病后多为实证，治疗上药量宜稍重；老年人身体功能减退，体质多虚，或虚实夹杂，治疗上宜补慎攻。

2. 性别　男女性别不同，生理功能各异。女子有经、带、胎、产及乳房、胞宫疾病，男子有阳痿、早泄、遗精和滑精之别,治疗用药上当区别对待。

3. 体质 由于先天禀赋和后天调养的差异性,所以体质有强弱和寒热之分。体质强壮者患病多为实证,用药宜重;体质赢弱者患病多为虚证,用药宜轻。体质寒凉者易患寒证,用药多温热;体质温热者易患热证,用药多寒凉。

因人、因时、因地的治疗原则,充分体现了中医学治病的整体观念和辨证论治在实际运用的原则性和灵活性。只有全面、综合地分析问题,制定个性化的治疗方案,才能收到理想的治疗效果。

知识链接

中医养生四原则

1. **未病先防,未老先养** 中医学的养生防老方法都是以预防疾病、保健益寿为目的。如起居调摄方面,《黄帝内经》强调"风雨寒暑"等"虚邪贼风"要"避之有时"。饮食卫生方面,张仲景在《伤寒杂病论》中有专篇强调预防食物中毒;孙思邈在其著作中记载了用动物肝脏预防夜盲症,用羊的甲状腺和海带预防地方性甲状腺肿。此外,《黄帝内经》还提倡用针灸预防疾病、养生益寿。

2. **日常调理,生活有节** 讲究生活规律,注意对日常生活如饮食、起居、睡眠、劳动及精神等方面的调养,对延缓衰老有着重要作用。中医在长期实践中形成了一整套行之有效的养生方法,如精神养生法、睡眠养生法、饮食养生法、起居养生法、四时养生法等。

3. **自我锻炼,持之以恒** 中医自我锻炼的方法,包括气功、引导、按摩等。近代所谓气功,源于古代的导引、按跷、吐纳等锻炼方法,关键是调身、调心、调息。它们可使人体排除内外干扰,形神合一地处于最佳状态,从而对整个生命过程实行自身调控,激发和调动人体内在潜力,祛病防老。

4. **药食相兼,针灸相配** 在中医历代文献中,不时可见到许多药物和方剂具有益气轻身、延年益寿等作用的记载,这些都属于药养的范畴。食疗则是中医养生宝库中的又一个珍宝,食物与药物相辅相成,共同起到强身延年之功。此外,还有针刺保健、养生灸、脐疗法、药枕疗法等许多行之有效、简单实用的方法。

→ 任务训练

1. 运用三因制宜解释因地制宜的重要性。
2. 描述何为"未病先防"。

→ 思考题

试述三因制宜的应用。

（隆美华）

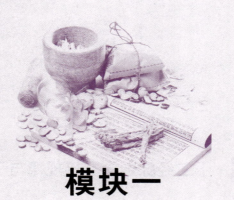

模块一

中医美容基础概述

单元七

经　　络

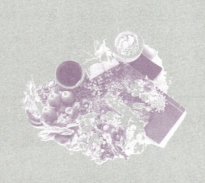

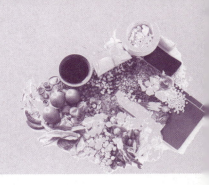

任务一　十二经脉走向交接规律与子午流注

学习目标

1. 掌握经络的定义、组成。
2. 掌握十二经脉走向及交接规律。
3. 熟悉经络与美容的关系。
4. 熟悉十二时辰与经络养生的关系。
5. 能够运用经络学说的理论知识进行辨识、调理和养颜。
6. 通过学习经络学说的基本内容,激发学生对中医药历史发展及文化的学习兴趣。

任务导入

　　三国时期的著名医家华佗,不仅精通方药,而且在针术和灸法上的造诣也十分令人钦佩。他每次使用灸法时,不过取一两个穴位,灸上七八壮(按:医用艾灸,灸一次谓之一壮),病就好了;用针刺治疗时,只针一两个穴位,告诉患者针感会达到什么地方,当针感果然到了他说的地方后,他就拔出针来,患者的病也就立即好了。当时,汉相曹操早年得了一种头风病,每次发作均头痛难忍。请了很多医生治疗,都不见效。听说华佗医术高明,曹操就请他医治。华佗只给他扎了一针,头痛立止。针灸治病的基础是经络,在此让我们学习经络知识吧。

　　经络学说是研究人体经络系统的组织结构、生理功能、病理变化及其与脏腑形体官窍、气血津液等相互关系的学说,是中医学理论体系的重要组成部分。

一、经络的定义

　　经,即经脉,有路径的含义,贯通上下、沟通内外,是经络系统中的骨干;络,即络脉,是经脉别出的分支,有网络的含义,较经脉细小,纵横交错,遍及全身。经络,是经脉和络脉的总称,是人体运行全身气血、联络脏腑形体官窍、沟通上下内外的通道。人体气血津液的运行、脏腑器官的功能活动以及相互之间的联系和协调,均须通过经络系统的运输传导、联络调节的功能得以实现,并使之成为一个有机的整体。

二、经络系统的组成

经络系统是由十二经脉、奇经八脉、十二经别、十二经筋、十二皮部、十五别络以及孙络、浮络组成(图1-7-1)。

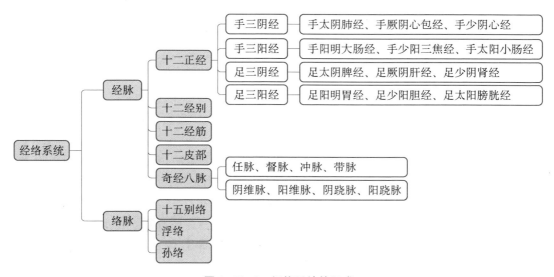

图1-7-1 经络系统的组成

三、十二经脉名称与分布规律

十二经脉是经络系统中的核心组成部分。经络系统中的十二经别以及络脉等都是从十二经脉中分出,彼此联系,相互配合而协同发挥作用的。

(一) 十二经脉名称

十二经脉对称地分布于人体的左右两侧,分别循行于上肢或下肢的内侧或外侧,每一条经脉又分别属于一脏或一腑。因此,十二经脉是以循行部位的上下内外和经脉所属的脏腑,结合阴阳理论而命名的。人体各部分以阴阳分类,即脏为阴、腑为阳,内侧为阴、外侧为阳。手经循行于上肢,足经循行于下肢。阴经属脏,循行于四肢内侧;阳经属腑,循行于四肢外侧。三阴三阳以阴阳之气的盛衰划分:阴气最盛为太阴,其次为少阴,再次为厥阴;阳气最盛为阳明,其次为太阳,再次为少阳。各条经脉按其所属脏腑,并结合循行于四肢的部位,以确定各经的名称(表1-7-1)。

表1-7-1　十二经脉名称分类

	阴经 (属脏)	阳经 (属腑)	循行部位 (阴经行于内侧,阳经行于外侧)	
手	太阴肺经	阳明大肠经	上肢	前缘
	厥阴心包经	少阳三焦经		中线
	少阴心经	太阳小肠经		后缘
足	太阴脾经	阳明胃经	下肢	前缘
	厥阴肝经	少阳胆经		中线
	少阴肾经	太阳膀胱经		后缘

(二) 体表分布规律

1. 头面部　手三阳经止于头面,足三阳经起于头面,手三阳经和足三阳经均交会于头部,因此称"头为诸阳之会"。其中,阳明经行于面、额部;太阳经行于面颊、头顶及头后部;少阳经行于头侧部。

2. 躯干部　手三阳经行于肩胛部;手三阴经均从腋下走出;足三阳经为阳明经行于前(胸、腹面),太阳经行于后(背面),少阳经行于侧面;足三阴经均行于腹面。循行于腹面的经脉,从内向外的顺序分别为足少阴、足阳明、足太阴、足厥阴。

3. 四肢部　上肢内侧经脉分布:太阴在前,厥阴居中,少阴在后。上肢外侧经脉分布:阳明在前,少阳居中,太阳在后。下肢内侧经脉分布:内踝上8寸以下,厥阴在前,太阴居中,少阴在后;内踝上8寸以上,太阴在前,厥阴在中,少阴在后。下肢外侧经脉分布:阳明在前,少阳居中,太阳在后。

四、十二经脉走向交接规律

(一) 流注次序

气血是由中焦水谷精气所化生。十二经脉是气血运行的主要通道,分布于人体各部,经脉中气血的运行是依次循环相贯的,即经脉在中焦受气后,上注于肺,自手太阴肺经开始,逐经依次相传至足厥阴肝经,再复注于手太阴肺经,首尾相连,如环无端,构成十二经循环(图1-7-2)。

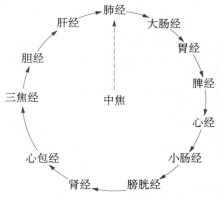

图1-7-2　十二经脉的气血循环流注图

（二）走向与交接规律

手三阴经均起于胸中，从胸走手，在手指各与其相为表里的手三阳经交会；手三阳经均起于手指，从手走向头，在头面各与其同名的足三阳经交会；足三阳经均起于头面部，从头走足，在足趾各与其相为表里的足三阴经交会；足三阴经均起于足趾，从足走向胸腹（并继续延伸至头部），在胸部各与手三阴经交会（图 1-7-3）。这样十二经脉就构成了循环路径。

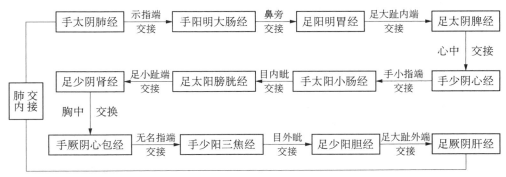

图 1-7-3 十二经脉的循行走向与交接规律图

1. 相为表里的阴经与阳经在四肢部交接 如手太阴肺经在示指端与手阳明大肠经交接，手少阴心经在小指端与手太阳小肠经交接，手厥阴心包经在无名指端与手少阳三焦经交接，足阳明胃经在足大趾与足太阴脾经交接，足太阳膀胱经在足小趾与足少阴肾经交接，足少阳胆经在足大趾爪甲后丛毛处与足厥阴肝经交接。

2. 同名的手、足阳经在头面部相接 如手阳明大肠经和足阳明胃经交接于鼻旁，手太阳小肠经和足太阳膀胱经交接于目内眦，手少阳三焦经和足少阳胆经交接于目外眦。

3. 手足阴经在胸部交接 如足太阴脾经与手少阴心经交接于心中，足少阴肾经与手厥阴心包经交接于胸中，足厥阴肝经与手太阴肺经交接于肺中。

五、经络的生理功能

经络的生理功能主要表现在运行全身气血以营养脏腑组织，联络脏腑器官以沟通上下内外，感应传导信息以调节人体各部分使之协调平衡等方面。

（一）运行全身气血，营养脏腑组织

十二经脉是人体经络系统的核心，是气血运行的主要通道。中医认为气血的运行，主要遵循十二经脉流注衔接的顺序，并与任、督二脉构成首尾相接、如环无端的路线，从而不断地环流循行。十二经脉在内属络脏腑，在外连属五官九窍及四肢百骸，人体气血通过以十二经脉为中心的遍布全身上下内外的经络系统，周流不息，渗透灌注各个组织器官，以提供充足

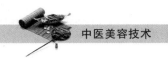

的营养和能量,维持和发挥其正常的生理活动。与此同时,气血亦依赖经络的传注输送,以多种循行方式和路径,通达全身,发挥其营养机体、抗御外邪等重要作用。

(二)联络脏腑器官,沟通上下内外

十二经脉纵横交叉、入里出表、通上达下,相互络属脏腑,联络肢节;奇经八脉联系沟通于十二正经,调节盈虚;从而使人体各个脏腑,以及体表各个组织器官之间有机地联结起来,构成一个内外、表里、左右、上下彼此之间紧密联系、协调共济的有机整体。

(三)感应传导信息,调节机体平衡

经络是感应体内外各种信息刺激,并将这种刺激沿经络的循行路线传导到其他部位的通路。例如:针刺、刮痧和艾灸等刺激可以通过经络将感应传导至病变部位;机体在正虚邪实的情况下,经络是病邪传注的途径,病气在经络传变的过程中,在经脉循行线上会有异常改变,如压痛、结节、条索状物、隆起与凹陷,这些特征就是经络诊断的依据。

同时,经络具有调节人体功能平衡的作用。在通常情况下,经络系统处于自动化、优化调控状态,随时识别并自动调整机体阴阳气血的失衡倾向,使机体随时保持阴阳气血的相对协调平衡。

六、经络与美容的关系

经络是人体最高的综合调控系统,它既是脏腑、器官、四肢百骸、五官九窍的联络者,又是运送营养物质和排除代谢产物的渠道,同时也是病邪的传导通路。正是经络的联接和传导作用,面部肌肤与五脏六腑相连,气血等营养物质以及病理产物才能上达于面部,因此经络与容颜密切相关。

(一)经络失调是损美性疾病的原因

经络的连接和传导作用,使面部成为脏腑器官功能的外在表现部位。面部皮毛及肌腠的代谢、分泌、呼吸等各种功能均受经络系统的调节,面部肌肤的健康状况与其所连接经脉的功能状态密切相关。因此,经络失调会在面部出现病理改变;与之相连的脏腑功能失调,也会通过经络传导到面部相应部位,发生病理改变。

例如,经络输送代谢产物的功能失调时,面部的代谢产物无法及时排泄,积聚于肌肤,从而面部晦暗,出现色斑、痤疮;当某脏腑功能减弱时,与其相连的经脉运送气血的动力不足,致使所辖面部区域,即某经脉的皮部范围因缺乏营养而干燥、粗糙,出现皱纹和早衰。

(二)经络是损美性疾病诊断的依据

经络在体表的分布范围是有一定规律的,不同的经络在面部有不同的分布区域。脏腑的功能活动和气血盛衰,可以在所连接经脉的皮部上反映出来。经络是面部望诊的依据,通过观察皮损所在部位,可以推断所属脏腑经络。

例如,面部颧骨部位出现痤疮,此部位为小肠经皮部范围,可知痤疮与小肠经热盛有关。按中医学理论分析,出现色斑的部位均存在不同程度的气血瘀滞。气血瘀滞的程度不同,其相应的经络穴位出现敏感、疼痛、结节等反应,刮拭面部时亦可发现这些不同的阳性反应。根据出现阳性反应部位所在的经络范围,结合阳性反应和气血瘀滞程度之间的规律,就可以确诊产生黄褐斑的失调脏腑。

(三)疏通经络是治疗损美性疾病的捷径

面部皮肤的营养直接来自与六腑相连的 6 条经脉和任、督二脉,通过经脉的络属关系,五脏的经气上达于面部,经脉的联接作用使五脏六腑之精气通达于面部,濡养面部肌肤。

刺激经络可以调整神经反射,改善血液和组织间液的循环,加强器官组织细胞的新陈代谢,清洁面部肌肤和体内环境,从而达到养颜美容之效。其调控作用通过经络系统可达到全身各脏腑器官,使引起面部疾患的脏腑气机条畅、阴阳气血平衡,功能活动恢复正常。

七、十二时辰与经络养生

经气在不同的时辰流注到相应的脏腑(表1-7-2,图1-7-4),对我们日常的保健养生具有一定的指导作用。

表1-7-2 十二时辰与十二经络对照表

时辰	子时	丑时	寅时	卯时	辰时	巳时	午时	未时	申时	酉时	戌时	亥时
时间	23～1	1～3	3～5	5～7	7～9	9～11	11～13	13～15	15～17	17～19	19～21	21～23
经络	胆经	肝经	肺经	大肠经	胃经	脾经	心经	小肠经	膀胱经	肾经	心包经	三焦经

注:经络时辰对应口诀——肺大胃脾心小肠,膀肾包焦胆肝肺。

(一)子时与足少阳胆经

子时(23～1 点),足少阳胆经最旺。此时是骨髓造血、胆经运作的时间,胆汁推陈出新。人在子时前入眠,胆方能完成代谢。凡在子时前 1～2 小时入睡者,晨醒后头脑清晰、气色红润。

(二)丑时与足厥阴肝经

丑时(1～3 点),足厥阴肝经最旺。肝藏血,肝血推陈出新,此时必须入睡休息,方能保障肝脏的正常功能。人的思维和行动要靠肝血的支持,废旧的血液需要淘汰,新鲜血液需要产生,这种代谢通常在肝经最旺的丑时完成。

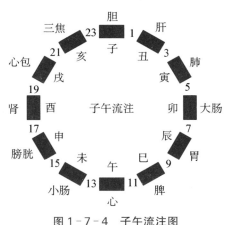

图1-7-4 子午流注图

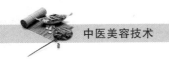

（三）寅时与手太阴肺经

寅时（3～5 点），手太阴肺经最旺。所谓的"正月"是从寅时开始的，即一年真正的开端是寅时，说明寅时是阳气的开端。一天之中，此时是人从静变为动的一个开始，即转化的过程，这就需要一个深度的睡眠。

（四）卯时与手阳明大肠经

卯时（5～7 点），手阳明大肠经最旺。"肺与大肠相表里"，肺将充足的新鲜血液布满全身，紧接着促进大肠经进入兴奋状态，蠕动最旺盛，完成吸收食物中水分与营养、排出渣滓的过程。

（五）辰时与足阳明胃经

辰时（7～9 点），足阳明胃经最旺。此时是胃最活跃的时间，"胃主受纳，腐熟水谷"，因此人在 7 点吃早餐最容易消化，应特别注重早餐的质和量。如果胃火过盛，会出现嘴唇干裂或生疮，可以在辰时清胃火；胃寒者适宜在辰时养胃健脾。

（六）巳时与足太阴脾经

巳时（9～11 点），足太阴脾经最旺。"脾主运化，脾统血"，脾是消化、吸收、排泄的总调度，又是人体血液的统领，所以吃早餐不会发胖。"脾开窍于口，其华在唇"，脾的功能好，消化吸收好，血的质量好，嘴唇就会显得红润。

（七）午时与手少阴心经

午时（11～13 点），手少阴心经最旺。"心主神明，开窍于舌，其华在面"，心气推动血液运行，养神、养气、养颜。人在午时能睡片刻，对于养心大有好处，可使下午乃至晚上精力充沛，心火生脾土有利于消化。此时是心脏的巅峰时间，也是人体能量最强的时间，是养心的时间。

（八）未时与手太阳小肠经

未时（13～15 点），手太阳小肠经最旺。小肠分清泌浊，把水液归于膀胱，糟粕送入大肠，精华输送于脾。小肠经在未时对人一天的营养进行调整分配，所以午餐一定要在 13 点前吃完，有利于营养的吸收。

（九）申时与足太阳膀胱经

申时（15～17 点），足太阳膀胱经最旺。膀胱贮藏水液和津液，水液排出体外，津液循环于体内。若膀胱有热可致膀胱咳，即咳则遗尿。此时要多喝水，是一天中最重要的摄水时间。若肾脏和膀胱不好，可在此时喝约 500 ml 的水，有利于泄掉小肠下注的水液及周身的"火气"。

（十）酉时与足少阴肾经

酉时（17～19 点），足少阴肾经最旺。"肾为先天之根"，肾藏生殖之精和五脏六腑之精。人体经过申时泻火排毒，肾在酉时进入贮藏精华的阶段，有利于储存一日的脏腑之精华。

（十一）戌时与手厥阴心包经

戌时（19～21 点），手厥阴心包经最旺。心包是心脏的外膜组织，主要用于保护心肌的正常工作，又是气血之通道。心包经于戌时兴旺，再一次增强心的力量，可清除心脏周围外邪，使心脏处于完好状态，人应在此时准备入睡或进入浅睡状态。

（十二）亥时与手少阳三焦经

亥时（21～23 点），手少阳三焦经最旺。三焦是六腑中最大的腑脏，有主持诸气、疏通水道的功能。亥时三焦通百脉，此时进入睡眠状态，百脉可休养生息，对身体十分有益。

➡ 任务训练

1. 运用经络学说的理论知识解释足厥阴肝经的美容意义。
2. 举例说明足太阳膀胱经的美容意义。

➡ 思考题

1. 试述十二经脉的循行规律在美容养生实践中的指导意义。
2. 试述经络的子午流注与美容养生的关系。

（慕 丹 吴 菁）

任务二　十四经脉循行路线

学习目标

1. 掌握十四经脉的循行路线。
2. 熟悉十四经脉的美容应用。
3. 了解十四经脉的主治概要。
4. 培养学生对人体经络的循行调理、疏通技能，善于分析损美性问题并提出解决方法。

任务导入

　　甄权是隋末唐初著名的医学家,精究医术,在针灸方面造诣颇深,撰有《明堂人形图》等著作。一次,深州刺史突然患病,脖子肿大,喉管闭塞,三日水米无法下咽。甄权在其右手次指之端针刺,约一顿饭的时间,气息即通,隔天饮食正常。甄权诸如此类治病的例子,使他的《明堂人形图》声名大噪,也让当地老百姓对针灸的神效印象深刻。为什么针刺手指端可以治疗颈项、咽喉部位的疾病? 在此,让我们通过学习十四经脉的循行路线来了解经脉的主治与美容应用。

一、手太阴肺经

　　1. 循行部位　本经属肺,络大肠。体表循行从胸部外上方开始,经上肢掌侧面的桡侧缘到拇指桡侧末端;有一条支脉,从列缺穴分出,经手桡侧到食指末端(图1-7-5)。

　　2. 主治概要　本经主治头面、五官、胸、肺部疾患。

　　3. 美容应用　①皮肤、手部的保健美容;②皮肤病:皮肤过敏、湿疹、荨麻疹等;③头面部损美性问题:痤疮、黄褐斑、酒渣鼻、毛孔粗大、面色晦暗等;④肺系病证:咳嗽、气喘、少气不足以息、咽喉肿痛、心烦等。

二、手厥阴心包经

　　1. 循行部位　本经属心包,络三焦。体表循行从胸部开始,沿手臂掌侧两筋之间下行,进入手掌中,出中指末端;有一条支脉,从手掌中分出走向无名指(图1-7-6)。

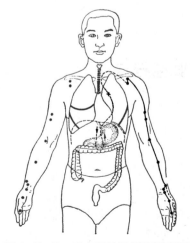 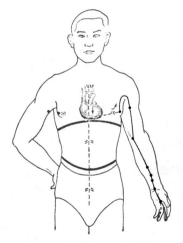

图1-7-5　手太阴肺经循行示意图　　　　图1-7-6　手厥阴心包经循行示意图

2. 主治概要　本经主治心、胸、胃和神志病证。

3. 美容应用　①血热、血瘀引起的损美性皮肤问题：面部痤疮、黄褐斑或面部毛细血管扩张症等；②热证：热扰心包、烦热失眠、烦躁不安、情绪不稳、疮疡等。

三、手少阴心经

1. 循行部位　本经属心，络小肠。体表循行从腋窝开始，沿着上肢掌侧面的尺侧缘下行，进入手掌中，经第四、五掌骨间到小指桡侧端(图1-7-7)。

2. 主治概要　本经主治心、胸、神志等病证。

3. 美容应用　①心经实热、虚热引起的一系列形神损美性改变：烦躁不安、失眠、痤疮、面色暗红、皮肤油腻或干燥、暗哑、面部毛细血管扩张等；②心血不足所引起形神失养：心悸、失眠多梦、面色无华等。

四、手阳明大肠经

1. 循行部位　本经属大肠，络肺。体表循行起始于示指桡侧端，经第一、二掌骨之间及手腕桡侧，沿上肢背侧面的桡侧缘到肩部，再从锁骨上窝上行，经过面颊，进入下齿，回绕至上唇，交叉于人中，左侧经脉向右，右侧经脉向左，分布在鼻孔的两侧(图1-7-8)。

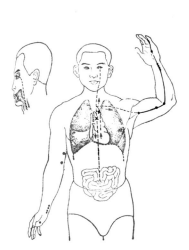
图1-7-7　手少阴心经循行示意图

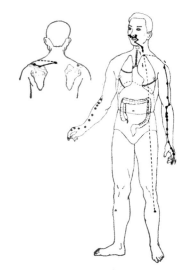
图1-7-8　手阳明大肠经循行示意图

2. 主治概要　本经主治头面、五官病证。

3. 美容应用　①因大肠功能失调所引起的损美性皮肤问题：痤疮、酒渣鼻、毛孔粗大、黄褐斑，眼睑下垂，肥胖；②胃肠病证：便秘、腹泻；③经脉经过部位的头面、五官病证：口眼喝斜、面肌痉挛；④皮肤病证：荨麻疹、湿疹、皮肤瘙痒、皮肤过敏等。

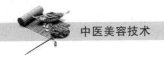

五、手少阳三焦经

1. 循行部位　本经属三焦，络心包。体表循行起始于无名指端，经手臂，沿桡、尺两骨之间，向上通过鹰嘴，再沿上臂外侧走向肩部，然后从锁骨上窝循颈部上行耳后，从耳后绕耳前，止于眉梢的外端（图1-7-9）。

2. 主治概要　本经主治本经循行经过部位的病证。

3. 美容应用　①代谢不畅、内热积滞所致病证：内分泌紊乱、肥胖症，皮肤瘙痒、过敏、化脓性皮肤病；②头面、五官病证：黄褐斑、耳鸣耳聋、目赤肿痛、头痛等。

六、手太阳小肠经

1. 循行部位　本经属小肠，络心。体表循行起始于手小指尺侧端，经手背直上，沿上肢背侧面的尺侧缘到达肩部，再从锁骨上窝上行循颈上颊，斜络于颧骨，止于耳前（图1-7-10）。

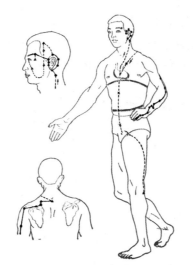　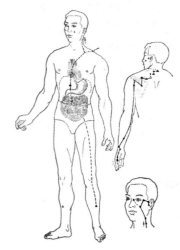

图1-7-9　手少阳三焦经循行示意图　　图1-7-10　手太阳小肠经循行示意图

2. 主治概要　本经主治头面、五官病证。

3. 美容应用　①面部保健美容：调节小肠消化吸收功能，改善瘦弱和萎黄肤色；②损美性皮肤问题：黄褐斑、痤疮、荨麻疹等；③神志病证：癫狂痫、精神不振、神经衰弱、烦躁、失眠、头痛等。

七、足太阴脾经

1. 循行部位　本经属脾，络胃。体表循行起始于足大趾内侧端，内踝前面，胫骨内侧后方上行,在内踝上 8 寸处交叉到足厥阴肝经的前面,再经大腿内侧前面上行,达胸(图 1-7-11)。

2. 主治概要 本经主治胃肠、生殖系统病证。

3. 美容应用 ①脾气虚弱,气血化源不足,形神失于营养所致病证:消瘦、失眠、神疲、百节软弱无力、肌肤松弛干枯、面色无华、口唇色淡等;②脾不健运,痰湿内盛所致病证:肥胖臃肿、身体沉重倦怠、头目昏重不清、嗜睡打鼾、痰多等;③妇科疾病:月经不调、白带多等;④损美性皮肤问题:皮肤湿疹、荨麻疹、面部肌肤松弛、面色萎黄、黄褐斑、酒渣鼻或面部毛细血管扩张等。

八、足厥阴肝经

1. 循行部位 本经属肝,络胆。体表循行起始于足大趾上,从足背经内踝前面,沿胫骨内侧面上行,到踝上 8 寸处交叉到足太阴脾经的后面,再沿大腿内侧中间上行,环绕阴部,到达小腹部,斜向上行,分布于胁肋(图 1-7-12)。

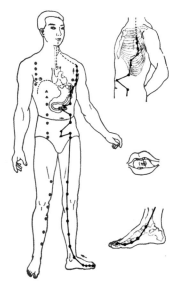
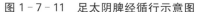
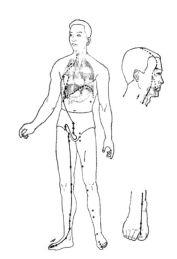

图 1-7-11 足太阴脾经循行示意图　　图 1-7-12 足厥阴肝经循行示意图

2. 主治概要 本经主治肝脏、生殖系统病证。

3. 美容应用 ①肝主疏泄,促进气血运行,肝失疏泄而郁结是引起气滞血瘀的主要原因,由此可引发多种形神损美性改变,如黄褐斑、面色晦暗、干燥无光泽、月经不调、七情抑郁等,刺激肝经穴位可疏肝理气、活血化瘀;②肝经主干环绕阴部,行于少腹,会中极、关元,与生殖系统关系非常密切,生殖系统是女性美容的基础,因此妇科经带病的经络治疗常要考虑取肝经,妇科病尤其是慢性妇科病是导致女性皮肤、面色、形体等损美性变化的常见原因;③肝肾阴阳失调、虚火上炎、肝阳上亢,常可引起上焦头面、心神的病变,如皮肤油腻或干燥、痤疮、咽喉不适、眼花耳鸣、心烦、失眠等,清降上焦的虚火往往要"上病下取",取下肢肝经的穴位来治疗。

九、足少阴肾经

1. 循行部位　本经属肾,络膀胱。体表循行起始于小趾下,斜向足心,沿舟骨粗隆下缘,内踝后面,下肢内侧后缘上腹,傍任脉,由腹达胸(图1-7-13)。

2. 主治概要　本经主治生殖、泌尿系统病证。

3. 美容应用　①中老年人养生保健、抗衰老;②乳房的保健美容;③因肾阴不足、肾阳不足或阴阳不调引起的损美性改变,如雀斑、黄褐斑、面色晦暗、眼周发黑等;④上病下取,用于心神、咽喉、头面的疾病;⑤常见的妇科疾病。

十、足阳明胃经

1. 循行部位　本经属胃,络脾。体表循行起于鼻旁,沿眶下缘进入上齿龈,环绕口唇,沿下颌角上行到前额,下行经脉从下颌部向下,经过胸腹,到达腹股沟部,再沿大腿前面,胫骨外侧到足背部,止于足第二趾外侧端;另一支脉,从膝下3寸处分出,止于足趾外侧端(图1-7-14)。

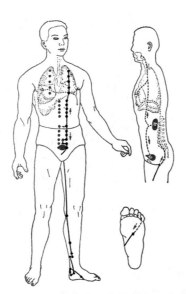 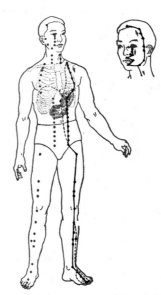

图1-7-13　足少阴肾经循行示意图　　　图1-7-14　足阳明胃经循行示意图

2. 主治概要　本经主治胃、脾、五官病证。

3. 美容应用　①脾胃虚弱、气血化源不足所引起的病证:体质虚弱、形体消瘦无力、面色萎黄或紫红、皮肤干枯、口臭色淡、心悸失眠等;②胃肠积滞,排泄不畅所引起的病证:形体肥胖或消瘦、皮肤粗糙或油腻不洁、痤疮、心烦失眠、口疮、口臭;③胃经循行部位,尤其是面部的损美性改变,如痤疮、黄褐斑、酒渣鼻、眼袋、黑眼圈等;④美容保健的基础经络。

十一、足少阳胆经

1. 循行部位　本经属胆,络肝。体表循行起始于目外眦,到达颞部,经过耳后,到达肩部,经胸肋部达到髋关节部,再沿大腿外侧,腓骨前面,外踝前下方,到足第四趾端。其一条支脉,从足背分出,到达足大趾外侧(图1-7-15)。

2. 主治概要　本经主治头颞、耳、目、胁肋部病证。

3. 美容应用　①胆火上炎引起的痤疮、单纯疱疹;②肝胆气滞、郁热所致七情抑郁、黄褐斑、皱纹、面色晦暗无光泽、皮肤干燥失去润泽或皮肤油腻、偏头痛等;③头面、眼部、面部、脚部的美容保健按摩。

十二、足太阳膀胱经

1. 循行部位　本经属膀胱,络肾。体表循行起于目内眦,向上直行至头顶到项后分开,一条沿脊柱旁经背、腰、骶、臀部达腘窝中央;另一条支脉从肩胛内缘下行,经臀部会合于腘窝;再下行,通过小腿后面,沿足背外侧到足小趾端(图1-7-16)。

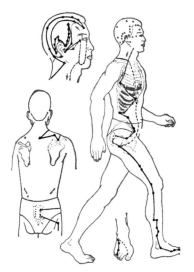
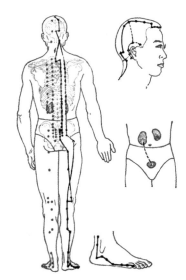

图1-7-15　足少阳胆经循行示意图　　　　图1-7-16　足太阳膀胱经循行示意图

2. 主治概要　本经主治头项、目、鼻、腰背疾患和神志病证。

3. 美容应用　①膀胱经的背俞穴与脏腑相对应,善于调理内脏,是治本的美容穴位,可治因五脏气血失调引起的一系列损美性改变,如肥胖、消瘦、面色不华、皮肤过敏、痤疮、早衰、内分泌紊乱、月经不调等;②行于面部的支脉,调理局部气血,用于面部尤其是眼睛的美容;③上行于头部者,善于安神定志,用于调神;④根据"上病下取"的原则,影响美容的上焦、头面、五官病变,常取下肢尤其是脚部的特定穴治疗。

十三、督脉

1. 循行部位　循行于腰背正中,上至头面(图1-7-17)。
2. 主治概要　本经主治神志病、热病,以及腰骶、背、头、项局部的病证。
3. 美容应用　①调节阳经气血:督脉行于背部正中,多次与手足三阳经及阳维脉交会,是阳脉之督纲,又称"阳脉之海";②清热解毒:治疗因实热引起的痤疮等损美性皮肤病;③神志病证:癫狂痫、神经衰弱、烦躁、失眠、头痛等。

十四、任脉

1. 循行部位　循行于胸腹正中,上抵颏部(图1-7-18)。

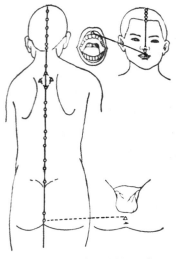

图1-7-17　督脉循行示意图

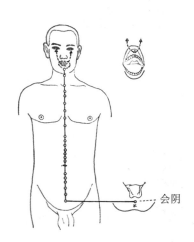

图1-7-18　任脉循行示意图

2. 主治概要　本经主治腹、胸、颈、头面的局部病症和相应的内脏器官疾病。
3. 美容应用　①调节阴经气血:任脉行于腹面正中线,多次与手足三阴经及阴维脉交会,总任阴脉之间的相互联系,又称"阴脉之海";②"任主胞胎":任脉起于胞中,能调节月经、治疗妇科疾病,促进女子生殖功能,与女子妊娠有关,为生养之本。

注:经脉循行图谱请扫二维码。

经脉循行图谱

➤ 任务训练

1. 描述十四经脉体表循行路线。
2. 概括十四经脉的主治概要及美容应用。

➤ 思考题

试述十四经脉的循行部位与其美容应用的关系。

（慕 丹）

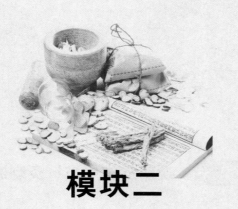

模块二

中医在美容中的应用

单元八

刺灸美容疗法

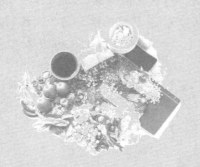

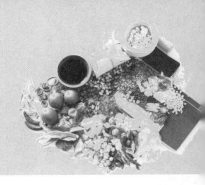

任务一　疾病反应点与针灸刺激点

学习目标

1. 了解腧穴的定义和分类。
2. 熟悉腧穴的作用。
3. 掌握体表解剖标志定位法、骨度折量定位法、指寸定位法，以及腧穴的作用。
4. 能够熟练运用腧穴定位方法确定腧穴的位置。
5. 培养学生具备高度的责任意识和安全意识，以及科学严谨、精益求精的工匠精神。

任务导入

　　相传在古时有医者为患者治痛证，但一直不得其法。有一次无意中按到患者某处，患者的疼痛得到缓解。医者于是在该处周围摸索，用手指按压以寻找疼痛点，一边摸一边问："这里痛吗？"当医者触摸到痛点的时候，还没来得及询问，患者就呼喊"啊…啊…是…是！"医者便在痛处加以针灸，果然使病情好转。因此，把这个特别的穴位，即这些特殊的痛点，命名为"阿是穴"。所以，腧穴既是疾病的反应点，同时也是治病的最佳刺激点。

一、疾病反应点与针灸刺激点

（一）阿是穴

阿是穴是指以病痛局部的压痛等反应点作为针灸施治的特殊部位，没有固定的名称和归经的一类腧穴,又称为"压痛点""不定穴""天应穴"。阿是穴多位于病变局部,也可位于距病变较远的部位,其治疗作用主要是局部病证。如在针灸美容中,皱纹或皮损局部也称为"阿是穴"。

(二) 奇穴

奇穴是指没有归属于十四经系统的腧穴,因其具有奇效,所以称为奇穴。这类腧穴既有一定的穴名,又有明确的位置,但尚未列入十四经系统中,所以又称经外奇穴。这类腧穴主治较为单纯,多数对某些病证具有特殊的治疗作用,例如太阳穴主治头痛,目疾,消除鱼尾纹;鱼腰治上睑下垂。

(三) 十四经穴

凡归属于十二经脉和任督二脉的腧穴,称为十四经穴,简称经穴。这些腧穴均分布在十四经的循行线路上,故与经脉关系密切,不仅可以治疗本经病证,而且能够反映十四经及其所属脏腑的病证。它们具有固定的名称、固定的位置、固定的归经,是腧穴的主体。十四经穴共计 361 个,其中分布在任、督二脉的穴位为单穴共 52 个,分布在十二经脉上的穴位为双穴共 309 个。

二、腧穴的定义

腧穴是脏腑经络之气输注于体表的特殊部位。腧,通输,有传输、输注的含义;穴,是空隙的意思。腧穴是位于体表的,且与深部组织有着密切联系,相互输通的特殊部位,既是疾病的反应点,又是针灸推拿治疗损美性疾病和保健美容的施术之处。

三、腧穴的作用

腧穴是预防治疗疾病过程中进行针刺、艾灸、按摩、刮痧、敷药的部位,可以通过对腧穴的刺激、激发,调节经络气血的运行,祛除邪气,从而达到扶正祛邪、治疗内脏疾病的目的。腧穴的作用分为以下 3 种(图 2-8-1)。

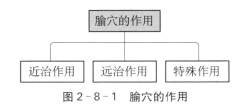

图 2-8-1 腧穴的作用

1. 近治作用 腧穴均能治疗其所在部位及邻近组织、器官的病证。如眼区的睛明、攒竹、承泣、四白各穴均能治疗眼部皱纹及局部损美性疾病;巅顶的百会、四神聪各穴均能治疗

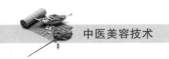

斑秃、脱发、失眠、昏迷;脐周的天枢、水分、关元各穴,均能治疗肥胖症之局部脂肪堆积、月经不调等。

2. 远治作用 十四经穴中,尤其是十二经脉肘膝关节以下的腧穴,不仅能治疗局部病证,而且还能治疗本经循行所及的远隔部位的病证。如大肠经的合谷穴不仅能治疗上肢病症,而且能治疗大肠经所经过部位的疼痛、麻木及头面五官的损美性疾病;胃经的足三里穴不仅能治疗下肢病症,而且能治疗脾胃运化失常引起的肥胖症等。

3. 特殊作用 刺激某些腧穴对机体的不同状态可以起到双向良性调整作用。如刺激天枢穴,泄泻时可以止泻,便秘时可以通便;足三里穴既可以减肥治疗肥胖症,又可以健体增重治疗消瘦。另外,某些腧穴对某些病症具有特殊的治疗作用,称为腧穴的相对特异性。如大椎穴清热治疗痤疮,带脉穴、天枢穴治疗肥胖症,印堂穴治疗前头痛,至阴穴治疗胎位不正等。

四、腧穴的定位方法

腧穴定位法又称取穴法,是指确定腧穴位置的基本方法。经络美容治疗效果的好坏与取穴位置是否准确有着密切的关系。常用的取穴方法包括:体表解剖标志定位法、骨度折量定位法、指寸定位法(图2-8-2)。

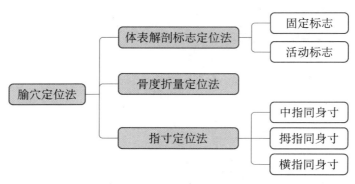

图2-8-2 腧穴定位法

(一)体表解剖标志定位法

又称"自然标志定位法",是以人体解剖学的各种体表标志为依据来确定腧穴位置的方法。人体体表标志分为以下2种。

1. 固定标志 是指各部位由骨节和肌肉所形成的突起或凹陷、五官轮廓、发际、指(趾)甲、乳头、肚脐等,在自然姿势下可见的标志,可借助这些标志确定腧穴的位置。例如:两眉之间定印堂,两乳头之间定膻中,肚脐中央定神阙,三角肌尖端部定臂臑,腓骨头前下方定阳陵泉。

2. 活动标志 是指各部的关节、肌肉、肌腱、皮肤随着活动而出现的空隙、凹陷、皱纹、尖端等,在活动姿势下才会出现的标志,据此亦可确定腧穴的位置。例如:在耳屏与下颌关节之间,张口呈凹陷处取听宫、听会、耳门,抬臂在肩部前凹陷取肩髃、肩髎等。

(二) 骨度折量定位法

又称"骨度分寸法",是以体表骨节为主要标志折量全身各部的长度和宽度,定出分寸,审定腧穴定位的方法。现将全身各部骨度折量寸表、图示如下(表2-8-1,图2-8-3)。

表2-8-1　常用骨度折量寸表

	部位起止点	折量	说　　明
头颈部	前发际正中至后发际正中	12寸	确定头部经穴的纵向距离
	眉心至前发际正中	3寸	确定前发际及头部经穴的纵向距离
	后发际正中至大椎穴	3寸	确定后发际及颈部经穴的纵向距离
	前额两发角之间	9寸	确定头前部经穴的横向距离
	耳后两乳突之间	9寸	确定头后部经穴的横向距离
胸肋、腹部	胸骨上窝至胸剑联合中点	9寸	确定胸部任脉的纵向距离
	胸剑联合中点至脐中	8寸	确定上腹部经穴的纵向距离
	脐中至耻骨联合上缘	5寸	确定下腹部经穴的纵向距离
	两乳头之间	8寸	确定胸腹部经穴的横向距离
	腋窝顶点至第11肋游离端	12寸	确定胁肋部经穴的纵向距离
腰背部	肩胛骨内缘至后正中线	3寸	确定背腰部经穴的横向距离
	肩峰缘至后正中线	8寸	确定肩背部经穴的横向距离
上肢部	腋前、后纹头至肘横纹	9寸	确定上臂部经穴的纵向距离
	肘横纹至腕横纹	12寸	确定前臂部经穴的纵向距离
下肢部	耻骨联合上缘至股骨内上髁上缘	18寸	确定下肢内侧足三阴经穴的纵向距离
	胫骨内髁下缘至内踝尖	13寸	确定下肢内侧足三阴经穴的纵向距离
	股骨大转子至腘横纹	19寸	确定下肢外后侧足三阳经穴的纵向距离
	髌骨下缘至外踝尖	16寸	确定下肢外后侧足三阳经穴的纵向距离

(三) 指寸定位法

又称"手指同身寸取穴法",是以患者的手指所规定的分寸量取腧穴的方法,常用的指寸定位法有以下3种(图2-8-4)。

1. 中指同身寸　指患者的中指屈曲成环,以中指中节桡侧两端纹头之间的距离作为1寸。

2. 拇指同身寸　以患者拇指指间关节的宽度作为1寸。

3. 横指同身寸　令患者尺侧四指并拢,以其中指中节横纹为准,其四指的宽度作为3寸,又称"一夫法"。

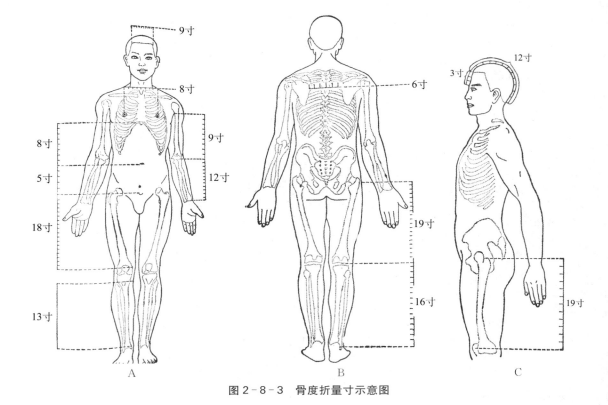

图 2-8-3　骨度折量寸示意图

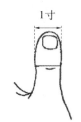 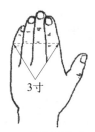

A. 中指同身寸　　　　B. 拇指同身寸　　　　C. 横指同身寸

图 2-8-4　指寸定位法

→ 任务训练

1. 搭档组合,找出人体常用体表标志。
2. 搭档练习骨度折量定位法和指寸定位法。

→ 思考题

根据腧穴的作用,讨论肥胖症可选用哪些腧穴治疗?

（梁　菁　董文静　刘苗苗）

任务二　针刺美容疗法

任务导入

　　现存最早的针灸专著《针灸甲乙经》中记载了针刺治疗颜面不华、颜面干燥等，说明针刺在魏晋之前就已经应用于面部保养了。经过近2000年的经验积累，针刺在美容方面的运用已不仅局限于面部保养，而且在治疗众多损美性问题，如肥胖症方面疗效显著。

　　针刺美容疗法是指运用针刺的方法，通过对局部皮肤及穴位的刺激，达到延缓衰老、养护皮肤、美化容颜、强身健体、减肥塑身的目的。这种方法具有简便易行、无毒无害、相对安全可靠，且效果迅速、适应证广、成本低廉等特点。

一、常用的美容针具

　　美容针具通常选择0.5寸、1寸、1.5寸长度的毫针，针体直径常选用0.16～0.28 mm，其中32号(0.28 mm)为美容专用毫针。短毫针用于皮肉浅薄处的腧穴或耳穴，长毫针用于肌肉丰厚处，做深刺或透刺。毫针结构主要由针尖、针身、针根、针柄、针尾5个部分组成(图2-8-5)。

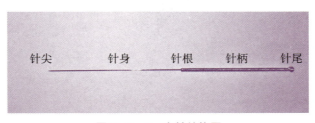

针尖　　　　针身　　　　针根　　　　针柄　　　　针尾

图2-8-5　毫针结构图

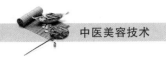

二、体位的选择

针刺时的体位有很多,常用的有仰靠坐位、俯伏坐位、仰卧位、俯卧位及侧卧位等。对于大部分受术者而言,卧位和坐位是最常选择的体位,既舒适,也利于操作。对于初诊、精神紧张或年老、体弱、病重者,应多取卧位,以免发生晕针等突发情况。

三、施术方法

1. 针刺方法 进针方法主要有单手进针法及双手进针法两种,须持有中医执业资格证的医师方可行针刺操作,美容师可用指针代替针刺。

(1)单手进针:多用于短针的进针。用刺手拇、示指持针,中指指端紧靠穴位,指腹抵在针身,当拇、示指向下用力时,中指也随之屈曲,将针刺入,直至所需深度。

(2)双手进针:常用有指切进针、夹持进针、舒张进针、提捏进针。

2. 针刺角度

(1)直刺:即针身与皮肤呈 90°角刺入;适用于四肢及腰腹部等肌肉脂肪丰厚部位的腧穴。

(2)斜刺:即针身与皮肤表面呈 45°角左右斜刺入;适用于头面部皮肉较为浅薄处,或内有重要脏器,或不宜直刺深刺的腧穴。

(3)平刺:又称沿皮刺,即针身与皮肤呈 15°角左右沿皮刺入;适用于皮薄肉少处的腧穴,如头部、胸骨部的腧穴。

3. 针刺感应 得气,是指将针刺入腧穴一定深度后,施以一定的行针手法,使针刺部位产生经气的感应,称为针刺感应。施术者感觉针具"沉、涩、重、紧",如有鱼吞食鱼饵、鱼钩下沉之感,受术者有"酸、麻、胀、重"的感觉,即为得气。得气,受取穴准确度、施术者熟练度及受术者体质的影响。若针后未得气时,施术者则感到针下空虚无物,受术者也无酸、麻、胀、重等感觉。

4. 出针法

出针,又称起针、退针,是整个毫针刺法过程中的最后一个操作程序。

操作方法:一般是以左手拇、示指持消毒干棉球轻轻按压针刺部位,右手持针做轻微的小幅度捻转,慢慢将针提至皮下,然后将针快速拔出,随即用干棉球轻压针孔,以防出血。

四、常见的针刺异常情况与处理

(一) 晕针

晕针是指在针刺过程中受术者发生的晕厥现象。晕针情况及处理见图 2-8-6。

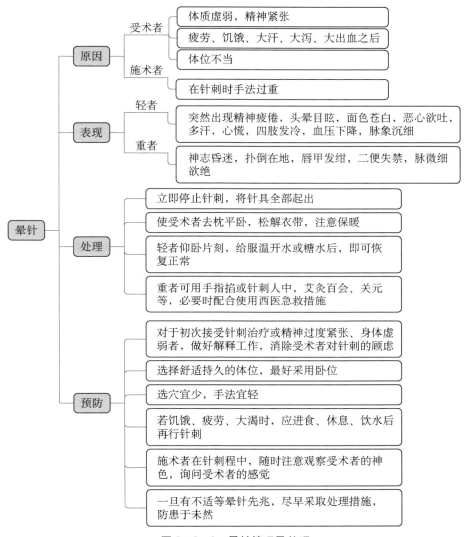

图 2-8-6　晕针情况及处理

（二）血肿

血肿是指针刺部位出现的皮下出血而引起的肿痛现象。多因针尖弯曲带钩,使皮肉受损,或刺伤血管所致。血肿情况及处理见图 2-8-7。

五、适应证及禁忌证

1. 适应证　针灸美容疗法对于治疗单纯性肥胖、黄褐斑、痤疮、扁平疣、老年斑、神经性脱发等均有显著疗效,且疗效稳定、持久。

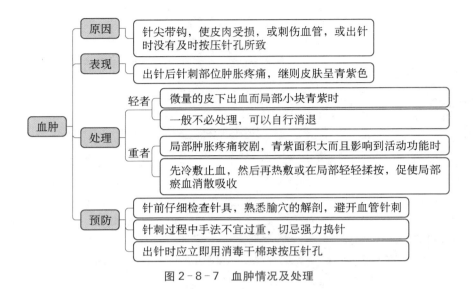

图 2-8-7　血肿情况及处理

2. 禁忌证

(1) 妇女怀孕 3 个月以下者,不宜针刺少腹部穴位。

(2) 妊娠 3 个月以上者,不宜针刺腹部、腰骶部的穴位。

(3) 皮肤有感染、溃疡、瘢痕或肿瘤的部位,不宜针刺。

(4) 对患有出血性疾病,有自发性出血或损伤后出血不止的受术者,不宜针刺。

知识链接

针灸减肥

　　中医认为肥胖多因过食肥甘厚味,脾胃运化吸收后,除供养脏腑肢体行使日常功能外,尚有大量多余的脂膏积蓄体内,化为痰湿壅塞气机,故有"肥人多痰湿"之说。轻度肥胖者除自觉体重增加,行动不便外,可无明显症状;中重度肥胖者可出现气短乏力、气喘痰多、嗜睡倦怠、胸闷心悸、头晕等全身症状。

　　针灸减肥的机制主要是健脾利湿消肿,降胃火,调整人体的代谢功能和内分泌功能。针灸减肥对 20～50 岁的中青年肥胖者效果较好,因为在这个年龄阶段,人体发育比较成熟,各种功能比较健全,通过针灸治疗更容易调整机体的各种代谢功能,从而促进脂肪分解,达到减肥降脂的效果。另外,针刺可行气化痰、通经活络,能够抑制胃肠蠕动、抑制胃酸分泌,从而减轻饥饿感,达到减肥的目的。

六、针刺注意事项

（1）对于接受美容治疗的受术者，应休息 5～10 分钟再行针刺。对饥饿、疲劳、精神过度紧张的受术者，首先要消除上述因素再进行针刺。应尽可能选用卧位。

（2）针刺过程中随时观察受术者的反应。若受术者出现胸闷、面色苍白、汗出等晕针的情况，应立即出针，并采取相应处理措施，如让受术者去枕平卧，休息片刻或饮适量温开水或糖水，一般可恢复正常。

（3）对胸胁腰背脏腑所居之处的腧穴，不宜直刺、深刺。要熟知重要脏器的解剖位置，避开脏器进针，并严格掌握进针的角度、深度，避免造成创伤性气胸或内脏损伤。

（4）针刺眼区和项背部的风府、哑门、风池等穴以及脊椎部的腧穴，要注意掌握一定的角度，不宜做大幅度的提插、捻转和长时间的留针，以免伤及眼球、延髓、脊髓等重要组织器官，产生严重的不良后果。

（5）针刺少腹部的腧穴时，应根据病情掌握适当的针刺方向、角度、深度等，以免刺伤膀胱等器官。

➡ 任务训练

熟悉晕针的处理措施。

➡ 思考题

1. 试述针刺的注意事项。
2. 请举例说明针刺在中医美容中的应用。

（曾志平）

任务三 常见美容灸法

学习目标

1. 了解常用灸法的分类。
2. 掌握艾炷的制作方法。
3. 熟练掌握艾条灸、艾炷灸、温灸器灸等各种灸法的操作方法。
4. 掌握灸法的美容应用和禁忌证。
5. 根据不同的损美性问题、肌肉劳损等选择具体的灸法进行美容保健。
6. 培养学生运用中医传统艾灸方法，传承中医美容疗法，提高预防保健意识。

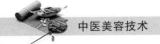

┌─ **任务导入** ──────────────────────────

　　晋代著名医家葛洪的妻子姓鲍,医术精湛,尤擅长灸法,是医学史上记载的灸法治病第一人,她用当地出产的红脚艾为灸材,不但灸到病除,更能起到美容养颜的效果,岭南民众尊称她为"鲍仙姑"。传说鲍仙姑曾在回家路上,看到一脸上长满褐色赘瘤的姑娘在河边对影流泪,她是因此病被人鄙弃,适龄仍无人敢娶。鲍仙姑随即从药囊中取出红脚艾绒,点燃为姑娘熏灼。灸后不久,姑娘脸上的赘瘤全部自动脱落,从此变成了一位美貌的少女。艾灸真的有如此神奇的美容功效吗? 在此,让我们学习常见美容灸法。

└──────────────────────────────

　　灸,古称艾焫,即烧灼的意思。灸法是用艾绒或药物等为灸材,点燃后放置穴位或病变部位,进行烧灼和温熨,借助灸火产生的温热刺激和灸材的药物作用,使火力透达于经脉之中,发挥温通气血、扶正祛邪、调和气血的作用,以达到防病治病、强身健体、美容美体的一种外治方法。灸法的特点是:安全有效、治疗范围广。《灵枢》曰:"针所不为,灸之所宜。"《医学入门》曰:"药之不及,针之不到,必须灸之。"

一、常用灸材

　　1. 艾叶　艾叶气味芳香,辛温微苦,性温热,具纯阳之性,入脾、肝、肾经。灸火的热力作用可以温通经络、驱散寒湿、提升阳气、健胃强壮。故用艾叶施灸,二者结合可达到温经散寒、扶阳固脱、消瘀散结、防病保健、美容美体等作用。

　　2. 艾绒　艾叶经加工制成的淡黄色细软绒状物。

　　3. 艾条　又名艾卷,用艾绒为主要成分卷成的圆柱形长条。一般长 20 cm,直径 1.5 cm,根据内含药物的有无,分为药艾条和清艾条。

　　4. 艾炷　用手工或器具将纯净的艾绒(也可加芳香性药末如丁香、肉桂等)制作成的小圆锥形艾绒团。常用的艾炷有大、中、小 3 种型号,小炷如麦粒,主要用于直接灸;大炷如半截橄榄,主要用于间接灸;中炷如半截枣核,既可用于直接灸又可用于间接灸。

二、常用灸法及美容应用

　　1. 艾条灸

　　(1) 悬起灸:指施灸时将艾条悬放在距离穴位一定高度上进行熏烤,不使艾条点燃端直接接触皮肤。

　　(2) 实按灸:置布或纸(数层)于施灸部上,点燃艾卷按压,使热力透达深部,反复数次。

　　2. 温针灸　即针刺与艾灸结合应用的一种方法。此法须持有中医执业资格证的医师方可操作。

　　3. 艾炷灸

　　(1) 直接灸:即将大小适宜的艾炷,直接放在施灸部位皮肤上烧灼的方法。若灸后不烧伤皮肤,不让其化脓,愈后无瘢痕,称为非化脓灸(无瘢痕灸);灸后皮肤烧伤化脓,愈后留有瘢痕,称为化脓灸(瘢痕灸)。

(2)间接灸:又称隔物灸、间隔灸,即在艾炷与皮肤之间衬垫某些药物而施灸的一种方法。间接灸所用间隔药物很多,如以生姜间隔灸,或以食盐间隔灸,或以附子饼间隔灸。此法具有艾灸和药物的双重作用,火力温和无明显痛感,受术者较易接受。

4. 温灸器灸 温灸器,又称灸疗器,是一种专门用于施灸的器具,指利用温灸器施灸的方法。常用灸法及美容应用见图2-8-8。

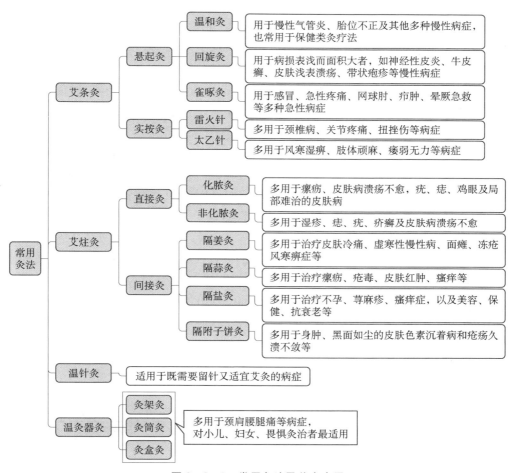

图2-8-8 常用灸法及美容应用

注:常用灸法请扫二维码。

常用灸法

三、操作步骤与要求

灸法操作流程见图2-8-9。

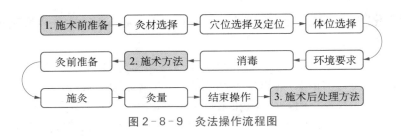

图 2-8-9　灸法操作流程图

(一) 施术前准备

1. 灸材选择　艾条灸应选择合适的清艾条或药艾条,检查艾条有无霉变、潮湿,包装有无破损;艾炷灸应选择合适的清艾绒,检查艾绒有无霉变、潮湿等,其中间接灸应准备好所选用的药材,检查药材有无变质、发霉、潮湿,并适当处理合适的大小、形状、平整度、透气孔等;温针灸可选用一小段艾灸或直接选用艾绒;温灸器灸应选择合适的温灸器,如灸架、灸筒、灸盒等。另外还要准备好火柴、打火机、线香和纸捻等点火工具,以及治疗盘、弯盘、镊子、灭火管等辅助用具。

2. 穴位选择及定位　依据各种疾病的诊疗标准,根据病症选取适当的穴位或治疗部位。

3. 体位选择　选择受术者感到舒适、操作过程能维持且便于施术者操作的治疗体位。可采取卧位或坐位,使受术者肌肉放松,施灸部位明显暴露,艾炷放置平稳。

4. 环境要求　选择清洁卫生、温度适宜的环境,避免污染、风大等环境。

5. 消毒

(1) 针具消毒:需要使用温针灸时,所使用的针具可选择高压消毒法,或一次性针具。

(2) 部位消毒:需要使用温针灸时,针刺部位可用含 75% 乙醇或 0.5%～1% 的碘伏棉球在施术部位由中心向外做环形擦拭。强刺激部位宜用含 0.5%～1% 碘伏的棉球消毒。

(3) 施术者消毒:施术者双手应用肥皂水清洗干净,再用含 75% 乙醇的棉球擦拭消毒。

(二) 施术方法

1. 艾条灸法　见表 2-8-2。

表 2-8-2　艾条灸法施术方法

操作流程	操作要领	注意事项
	悬起灸	
灸前准备	将艾条一端点燃	对昏厥、局部感觉障碍的受术者,施术者可将示、中指分置于施灸部位的两侧以测知受术者局部的受热程度,以便随时调节施灸的距离、时间,防烫伤
施灸	温和灸 (1) 将艾条燃着一端,在所选定之穴位上方熏灸;先反复测度距离,至受术者感觉局部温热舒适而不灼烫,即固定不动(一般距皮肤约 3 cm) (2) 每次灸 10～15 min,以施灸部位出现红晕为度 (3) 在胸腹及四肢施灸时,可交由受术者自行灸治 (4) 每日 1～2 次,一般 7～10 次为 1 个疗程	

(续表)

操作流程	操作要领	注意事项
	回旋灸 (1) 将艾条点燃端先在选定的穴区或患部熏灸测试，至局部有灼热感时，即在此距离作平行往复回旋施灸 (2) 每次灸 20~30 min，视病灶范围，尚可延长灸治时间，以局部潮红为度	防止艾条活动时艾灰脱落灼伤皮肤
	雀啄灸 (1) 置于施灸穴位或患处 2~3 cm 高处 (2) 艾条一起一落上下移动施灸，如鸟雀啄食般 (3) 每日 1~2 次，10 次为 1 个疗程，或不计疗程	此法热感较强，防止艾条活动时艾灰脱落灼伤皮肤
灸量	(1) 温和灸、回旋灸每处灸 10~15 min (2) 雀啄灸每处灸 5 min	
实按灸		
灸前准备	(1) 在施灸部位铺设 6~8 层绵纸、纱布、绸布或棉布 (2) 将雷火针或太乙针的一端点燃	移去艾条和铺设的纸或布，见皮肤红晕为度
施灸	(1) 施术者对准施术部位直按其上，停留 1~2 s 使热力透达深部 (2) 待受术者感到按灸局部灼烫、疼痛即拿开艾条	
灸量	每次每穴可按 3~7 次	

注：悬起灸的操作方法配有视频，请扫二维码。

2. 艾炷灸法　见表 2-8-3。

悬起灸操作方法

表 2-8-3　艾炷灸法施术方法

操作流程	操作要领	注意事项
直接灸		
灸前准备	(1) 将所灸穴位皮肤局部涂以少量增加黏附或刺激作用的液汁，如大蒜汁、凡士林、甘油等 (2) 将艾炷粘贴其上，自艾炷尖端点燃艾炷	向受术者说明施灸要求，消除其恐惧心理
施灸	非化脓灸 待艾炷燃烧过半，局部皮肤潮红灼痛时，施术者即用镊子移去艾炷，换另一艾炷	(1) 让受术者采取卧位或坐位，使肌肉放松 (2) 施灸部位明显暴露，艾炷放置平稳
	化脓灸 (1) 待艾炷燃烧过半，局部皮肤潮红灼痛时，施术者可用手在施灸腧穴周围轻轻拍打或抓挠，以分散受术者注意力，减轻施灸时的不适 (2) 每壮艾炷必须燃尽，除去后，方可继续易炷再灸 (3) 灸疮是瘢痕灸成败的关键	(1) 灸后 1 周，施灸部化脓形成灸疮 (2) 灸后 5~6 周灸疮自行痊愈，结痂脱落后留下瘢痕 (3) 灸前必须征求受术者同意
灸量	连续灸足应灸的壮数	

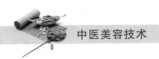

(续表)

操作流程	操作要领	注意事项
	间接灸	
灸前准备	(1) 将选定备好的中药材(如生姜、大蒜、食盐、附子等)置放于应灸的穴位上,再把艾炷放在药物上 (2) 自艾炷尖端点燃艾炷	(1) 鲜姜、鲜大蒜头、附子(用水浸透)需横切直径为2～3 cm、厚为0.2～0.3 cm的薄片,中间用针刺数孔 (2) 隔盐灸选用纯干燥的食盐(以青盐为佳)敷于脐部,填平脐孔
施灸	艾炷燃烧至局部皮肤潮红,受术者有痛觉时,可将间隔药材稍许上提,使之离开皮肤片刻,旋即放下,再行灸治	
灸量	(1) 需刺激量轻者,在艾炷燃至2/3时即移去艾炷,或更换另一艾炷续灸,直至灸足应灸的壮数 (2) 需刺激量重者,在艾炷燃至2/3时施术者可用手在施灸穴位的周围轻轻拍打或抓挠,以分散受术者的注意力,减轻施灸时的不适 (3) 待艾炷燃毕,再更换另一艾炷续灸,直至灸足应灸的壮数	

3. 温针灸法　见表2-8-4。

表2-8-4　温针灸法施术方法

操作流程	操作要领	注意事项
灸前准备	在选定的腧穴上针刺,先取长度在1.5寸以上的毫针,毫针刺入穴位得气并施行适当的补泻手法	艾条或艾绒需捏紧套稳在针柄上,防止燃烧时艾灰脱落
施灸	(1) 留针时,将2～3 g纯净细软的艾绒包裹于毫针针柄顶端捏紧成团状,或将1～3 cm长短的艾条段直接插在针柄上,点燃施灸 (2) 无论艾团、艾条段,均应距皮肤2～3 cm,再从其下端点燃施灸 (3) 在燃烧过程中,如受术者觉灼烫难忍,可在该穴区置一硬纸片,以稍减火力	
灸量	根据具体病证而定	
结束操作	(1) 待艾绒或艾条燃尽无热度后除去灰烬 (2) 艾灸结束,将针取出	

4. 温灸器灸法　见表2-8-5。

表2-8-5　温灸器灸法施术方法

操作流程	操作要领	注意事项
灸前准备	灸架灸 将艾条点燃后插入灸架顶孔,对准穴位固定好灸架	(1) 让受术者采取卧位或坐位,使施灸部位肌肉放松 (2) 施灸部位明显暴露,使温灸器能放置平稳

（续表）

操作流程	操作要领	注意事项
灸前准备	灸筒灸 （1）取出灸筒的内筒，装入艾绒后安上外筒，点燃内筒中央部的艾绒，放置室外 （2）待灸筒外面热烫而艾烟较少时，盖上顶盖取回 （3）施术者在施灸部位隔8～10层棉布或纱布 （4）将灸筒放置在棉布或纱布上 灸盒灸 将灸盒安放于施灸部位中央，点燃艾条段或艾绒后，置放于灸盒内中下部的铁纱上，盖上盒盖	（1）让受术者采取卧位或坐位，使施灸部位肌肉放松 （2）施灸部位明显暴露，使温灸器能放置平稳
施灸	（1）以受术者感到温热舒适，热力足而不烫皮肤为宜 （2）灸至受术者有温热无灼痛感、皮肤稍有红晕为度	
灸量	反复进行，直至灸足应灸量	
结束操作	灸毕移去灸器，取出艾条或艾绒并熄灭灰烬	

（三）施术后处理方法

见表2-8-6。

表2-8-6　施术后处理方法

	皮肤灼伤	灸疮形成
临床表现	（1）灸后皮肤有红晕灼热感 （2）若对表皮基底层以上的皮肤组织造成灼伤可发生水肿或水泡	（1）灸后有时会破坏皮肤基底层或真皮组织，发生水肿、溃烂、体液渗出，甚至形成无菌性化脓 （2）轻者仅破坏皮肤基底层，受损伤的皮肤在7～20天内结痂并自动脱落，留有永久性浅在瘢痕 （3）重者真皮组织被破坏，创面在20～50天结厚痂自动脱落，愈后留有永久性瘢痕，即古代医著所记载的灸疮
处理方法	（1）如水泡直径在1 cm左右，一般不需任何处理，待其自行吸收即可 （2）如水泡较大，可用消毒针剪刺破或剪开泡皮放出水泡内容物，并剪去泡皮，暴露被破坏的基底层，涂搽消炎膏药以防止感染，创面的无菌脓液不必清理，直至结痂自愈 （3）灸泡皮肤可以在5～8天内结痂并自动脱落，愈后一般不留瘢痕	在灸疮化脓期间，不宜从事体力劳动，要注意休息，严防感染 （1）若发生感染，皮肤轻度发红或红肿，可作局部消炎处理，一般短时间内可消失 （2）如出现皮肤红肿热痛且范围较大，在上述处理的同时口服或外用消炎药物 （3）化脓部位较深，需到医院就诊

四、注意事项

（1）艾灸火力应先小后大，灸量先少后多，程度先轻后重，以使受术者逐渐适应，施灸的时间长短应是循序渐进，施灸的穴位也应由少至多，热度也是逐渐升高。

（2）施灸顺序：先灸上部后灸下部，先灸背部后灸腹部，先灸头部后灸四肢，先灸阳经后灸阴经，取从阳引阴而无亢盛之弊。艾炷应由少到多，或分多次灸，先用小艾炷后用大艾炷。但操作时应根据病情和实际情况需要，同时结合腧穴的特异性酌情改变艾灸顺序。

（3）跟受术者说明施灸要求，消除恐惧心理，若需瘢痕灸，必须征得受术者同意。

（4）直接灸操作部位应处理好灸疮，注意预防感染。

（5）注意防止艾灰脱落或艾炷倾倒而烫伤皮肤或烧坏衣被。艾条灸毕后，应将剩下的艾条套入灭火管内或将燃头浸入水中，以彻底熄灭，防止再燃。如有绒灰脱落床上，应清扫干净，以免复燃烧坏被褥等物品。

（6）受术者在艾灸前最好喝一杯温水，水温应略高于体温为宜，每次灸治结束后再补充一杯温水。

（7）精神紧张、大汗后、劳累后或饥饿时不适宜使用本法。

（8）晕灸是指受术者在接受艾灸治疗过程中会发生晕厥的现象，如突然出现头晕目眩、面色苍白、恶心呕吐、汗出、心慌、四肢发凉、血压下降等症状；重者出现神志昏迷、跌仆、唇甲青紫、二便失禁、大汗、四肢厥逆、脉微欲绝。则应立即停止艾灸，扶受术者平卧，头部放低，松解衣带，注意保暖。轻者静卧片刻给饮温开水，即可恢复；不能缓解者，可指按或针刺急救穴如人中、素髎、合谷、内关、足三里、涌泉、太冲等。

五、禁忌证

（1）颜面、心前区、大血管部和关节、肌腱处，以及妊娠期妇女腰骶部和少腹部不宜用瘢痕灸。

（2）乳头、外生殖器官不宜直接灸。

（3）中暑、高血压危象、肺结核晚期大量咯血等不宜使用艾灸疗法。

（4）某些传染病、高热、昏迷、抽风期间，或身体极度衰竭、极度疲劳、过饥、过饱、酒醉、大汗淋漓、情绪不稳等禁灸。

知识链接

火灸、泥灸、沙灸

1. **火灸** 又称灸疗、火疗、热疗等，是采用高度白酒浸泡后的药材，燃火施治的一种治疗方法。它集火、药、酒为一体，酒性通脉活络，火性温热势猛，酒助药性，火助酒行,并通过点、推、揉、旋、拉等技术动作,使药力通透穴位,疏通经络,达到祛邪排毒、逐瘀消痰、软坚散结的目的,同时可以减肥、塑身、调节脏腑、强身健体。

2. **泥灸**　是在人体特定部位用泥药进行热灼和熨烫,通过药力热传导刺激穴位、疏通经络,达到治病防病的治疗方法。泥药是在传统蜡灸基础上加上矿物泥和藏红花、雪莲花、当归、川芎、鸡血藤、枸杞、杜仲、桑寄生、透骨草、伸筋草等10多种中草药粉配置而成,具有活血通络、祛风散寒、除湿止痛等多重功效。泥药具有较强的柔韧性,可随意贴敷在身体的任何部位。此法操作范围广,可高效祛除体内的风、寒、湿、热、毒,具有标本兼治、扶本固元、促进新陈代谢、增强肌体免疫力的功效。

3. **沙灸**　又称热沙浴,是利用沙子的温热刺激,使身体自然、温暖地彻底放松,达到舒缓身心、强身健体的治疗方法,对畏寒、腰腿关节疼痛、妇科病、风湿性关节炎等有特殊的治疗作用。沙灸所用的沙子必须圆润饱满,经过反复打磨、筛选、清洗、烘干、消毒等程序;同时沙浴系统采用辐射 $8\sim14\ \mu m$ 的远红外线,具有十分强烈的渗透力,能够渗入皮下,使皮下组织升温,给予生物细胞活力。沙灸用于美容治疗时,能加快面部及全身的血液流量,可释放大量负离子,使人体毛孔扩张,排出汗水和积聚在体内的垃圾,令皮肤光滑及帮助减肥。

➡ 任务训练

1. 练习艾炷的制作做法。
2. 练习隔物灸的材料制作方法。
3. 练习艾条灸、艾炷灸、温灸器灸等各种灸法的操作。

➡ 思考题

1. 化脓灸的灸疮如何处理?
2. 艾炷灸时如何避免艾绒散落?
3. 发生晕灸的情况该如何处理?

(谢碧娟)

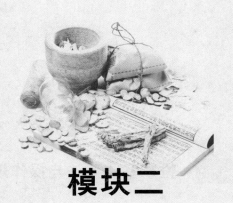

模块二

中医在美容中的应用

单元九

推拿美容按摩技术

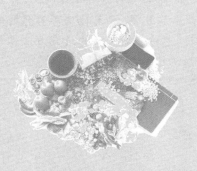

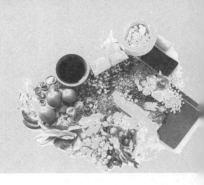

任务一　推拿基本手法与操作规范

学习目标

1. 掌握推拿的基础知识、基本手法、操作要领和手法规范。

2. 能运用推拿基本手法作用于头面、颈项、四肢、躯干等身体各个部位,达到美容保健作用。

3. 加强学生对中国传统疗法在美容养生保健中的认识,以精湛的专业技能知识服务于社会。

任务导入

推拿疗法在中医美容领域中的运用,具有历史悠久、安全有效的鲜明特色;以中医经络理论为指导,从整体观念出发,运用推拿手法,内调人体脏腑、经络、气血津液的阴阳平衡,营养皮肤及调节内分泌;外治刺激穴位及体表局部,以疏通经络、消肿散结,达到防治损美性疾病、延缓衰老及养颜护肤的目的。其操作简便、安全可靠、疗效确切、作用持久、无痛无毒;具有较大的优越性和实用性,具有他法不可代替的优势。在全民大健康趋势下,人们追求健康美丽的同时,也对安全有效的治疗方法需求越来越大。在学习推拿美容疗法之前,我们先来学习推拿的基本手法。

一、推拿手法的基础理论

(一) 概念

推拿手法就是用手或肢体的其他部位,或手持器械,按照各种特定的技术规范化动作,以力的形式在体表进行操作,使之获得良性刺激,从而达到预防和治疗疾病的一种技巧性动作。

(二)推拿手法的基本作用及原理

1. 推拿手法的基本作用　疏通经络,促进气血运行,调整脏腑功能,滑利关节,增强人体的抗病能力。

2. 补泻作用　顺补逆泻,轻补重泻,缓补快泻。

3. 运动系统作用原理　改善肌肉营养代谢,帮助组织修复,分离粘连,纠正解剖位置异常,使突出物回纳或移位,解除肌肉痉挛,促进炎症介质分解、稀释,以及水肿、血肿的吸收。

(三)推拿手法操作的基本技术要求

推拿手法的基本技术要求,主要有以下 5 个(图 2-9-1)。

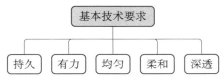

图 2-9-1　推拿手法的基本技术要求

1. 持久　指手法严格按照规定技术要求和操作规范,在一定的时间内动作不变形,保持动作连贯性。

2. 有力　指手法必须具备一定力量、功力和技巧力。力量是基础,功力和技巧力需要通过功法训练和手法训练获得。

3. 均匀　动作幅度、手法速度、力度大小保持均匀,有节律性。

4. 柔和　手法要求轻而不浮,重而不滞。用力不可生硬粗暴或用蛮劲,变换手法要自然。

5. 深透　要求手法的刺激不仅作用于体表,而且能深达筋脉、肌肉、骨骼,甚至脏腑。

以上 5 个基本技术要求密切相关,相辅相成,互相渗透。手法运用时,力量是基础,手法是关键,两者兼而有之,缺一不可。需勤学苦练基本手法,使按摩手法由不会→会→熟练→用巧力→得心应手运用自如,为之后的局部美容推拿打下坚实的基础。

(四)推拿手法操作注意事项

1. 适应证　美容临床广泛运用于面部、肩颈、腰背、胸腹、四肢关节等部位的保健按摩治疗。

2. 禁忌证

(1) 各类急性传染病,各类恶性肿瘤局部体表投影部位。

(2) 皮肤各类炎症、烧烫伤、皮肤局部有溃疡及手术者。

(3) 各类出血证、血液病及有出血倾向者。

(4) 严重心脑血管等器质性病变及年老体弱的重病患者。

(5) 诊断不明确的急性脊柱损伤,伴有脊髓损伤、骨折、骨裂椎体脱位者。

(6) 月经期、妊娠期女性等。

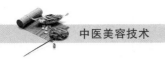

3. 手法反应及处理方法　见表2-9-1。

表2-9-1　手法反应及处理方法

	良性反应	不良反应
临床表现	（1）个体差异各不相同。如：疲劳感、饥饿感、嗜睡、手脚出汗，疼痛由深而浅、由集中而扩散、暂时加重等 （2）反应一般在推拿开始的第1～3次时发生，之后不再出现，并随着病情的好转而消失	（1）手法操作不当，或刺激过大，或违反解剖结构学原则而造成对受术者机体的损伤性反应 （2）轻者在施术局部造成瘀斑、破皮、擦伤 （3）重者可发生晕厥、神经挤压及扭伤、关节半脱位或脱位及骨折，甚至颈脊髓损伤、椎动脉挤压伤而危及生命
处理方法	一般不需特殊处理，可多喝温水，增加营养，或任其自然安静入睡，并坚持推拿治疗	（1）严格按照规范化动作结构的要求进行手法训练 （2）用力先轻渐重，不用蛮力、暴力随意重压猛拍 （3）根据解剖结构学原则练习关节运动类手法，把握好操作的安全范围

（五）体位、介质与热敷

1. 体位　通常采用卧位（仰卧位、俯卧位与侧卧位）或坐位（端坐位、俯坐位）。
2. 介质　膏剂、水剂、油剂、酒剂。
3. 热敷　具有温经散寒、消肿止痛、活血化瘀功效，常用热毛巾湿敷，热石、中草药泥热敷等。

二、基本手法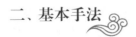

（一）摆动类手法

以前臂的摆动带动指、掌、腕作协调的连续摆动的手法，称摆动类手法。

1. 操作要领　见表2-9-2。

表2-9-2　摆动类手法操作及动作要领

	手法操作	动作要领
一指禅法	（1）手握空拳，拇指自然伸直，以拇指的指端、罗纹面或偏峰着力于施术部位或穴位上 （2）以肘为支点，前臂做主动摆动，带动腕摆动；使功力轻重交替，持续作用于施术部位	（1）沉肩垂肘悬腕 （2）掌虚指实 （3）紧推慢移，每分钟120～160次 （4）压力均匀柔和

（续表）

手法操作		动作要领
攘法	（1）手握空拳，以第2～5指指背着力于施术部位 （2）以肘关节为支点，前臂主动摆动，带动腕关节屈伸及前臂的轻微旋转连续往返滚动；滚动频率每分钟120～160次	（1）肘关节屈伸灵活放松至120°～140° （2）小鱼际及掌背小指侧着力点要吸附于操作部位上，不可跳动、顶压或使手背拖来拖去摩擦移动 （3）应避免手背撞击体表操作部位
揉法	（1）手掌，或大小鱼际，或掌根，或手指指面部分着力 （2）吸定于一定部位或穴位上，做轻柔缓和的回旋揉动 （3）大鱼际揉法；掌根揉法；指揉法	（1）手腕部放松，沉肩，垂肘 （2）以肘部为支点，前臂作主动摆动 （3）着力点紧贴体表，压力轻柔，动作协调有节律，揉动频率每分钟100～150次

注：此操作流程配有视频，请扫二维码。

推拿基本手法和
操作规范

2. 美容应用　见图2-9-2。

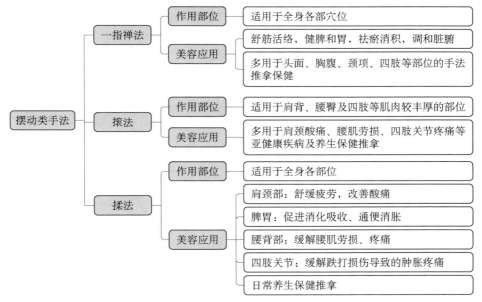

图2-9-2　摆动类手法的美容应用

（二）摩擦类手法

用指、掌、大鱼际等部位着力于施术部位，循圆周、弧线或直线轨迹作单向或双向往返用力，产生平移摩擦或皮下组织内摩擦的手法。

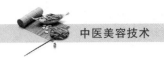

1. 操作要领　见表 2 - 9 - 3。

表 2 - 9 - 3　摩擦类手法操作及动作要领

手法操作		动作要领
推法	(1) 用指、掌或肘部着力于一定的穴位或部位,缓缓进行单方向的直线移动的一种手法 (2) 指推法;掌推法;肘推法	(1) 手沉肩,垂肘,肘关节微屈或屈曲 (2) 指、掌或肘部紧贴皮肤,压力平稳,速度均匀而缓慢。频率每分钟 30～60 次
摩法	(1) 运用手掌掌面或示、中、无名指指面附着于一定穴位或部位,以腕关节为中心,连同前臂或掌、指做节律性的环旋运动 (2) 掌摩法;指摩法	(1) 手形:手指自然并拢伸直,全掌放松保持松弛 (2) 力度:轻,仅及皮部 (3) 方向:顺时针或逆时针方向,或交替进行 (4) 频率:每分钟 60～80 次
擦法	(1) 用手掌的掌根、大鱼际、小鱼际或掌面附着一定施术部位,触于皮表,循于肌肤,作往返摩擦或推擦运动使皮肤产生热量 (2) 大鱼际擦法;小鱼际擦法;掌擦法	(1) 力度:轻,仅在皮肤,不用压力 (2) 方向:往返直线,双向用力 (3) 频率:快,每分钟 150 次以上 (4) 按摩时可使用介质(如按摩油),有利操作,增强功效,渗透吸收,保护皮肤 (5) 以透热为度
抹法	(1) 术者以拇指罗纹面、手掌面或鱼际,紧贴体表稍用力,作上下、左右往返移动或单方向移动 (2) 可单手或双手同时操作。操作时可直线移动,也可沿体表做弧形或曲线移动 (3) 指抹法;掌抹法	(1) 沉肩,垂肘,拇指指面着力紧贴皮肤 (2) 其余 4 个手指固定被操作的部位 (3) 用力轻而不浮,重而不滞,移动轻快或缓慢

注:此操作流程配有视频,请扫二维码,见本书 9 - 5 页。

2. 美容应用　见图 2 - 9 - 3。

(三) 振动类手法

以较高频率型的节律性轻重交替刺激,持续作用于人体,使受术部位产生振动、颤抖或抖动等运动形式,称为振动类手法。本类包括抖法和振法。美容常用抖法。

1. 操作要领　见表 2 - 9 - 4。

表 2 - 9 - 4　振动类手法操作及动作要领

手法操作		动作要领
抖法	(1) 手握肢体远端,作摇转导引,使肢体呈波浪起伏抖动,或手平放于施术部位,作左右、前后旋转抖动的往返操作 (2) 上肢抖法;下肢抖法	(1) 被抖动的肢体要自然伸直、放松 (2) 沉肩,垂肘,两手握住受术者肢体的腕上或踝上,同时做快速、小幅度的抖动,使被抖动的肢体有轻松感 (3) 动作轻松、连续,幅度小,频率快。抖动频率:抖下肢每分钟约 100 次,抖上肢每分钟约 200 次

注:此操作流程配有视频,请扫二维码,见本书 9 - 5 页。

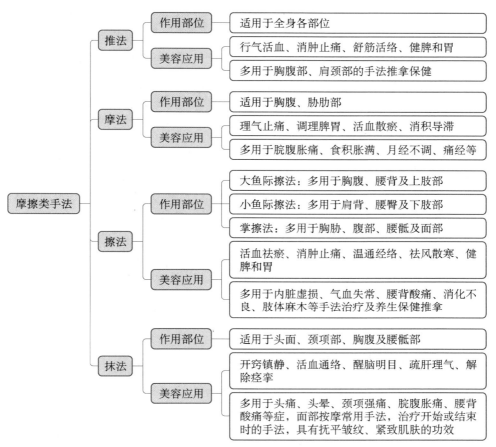

图2-9-3　摩擦类手法的美容应用

2. 美容应用　见图2-9-4。

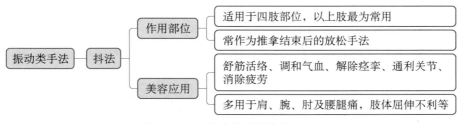

图2-9-4　振动类手法的美容应用

（四）挤压类手法

用指掌或肢体其他部位按压或对称性挤压施术的部位,称为挤压类手法。

1. 操作要领　见表2-9-5。

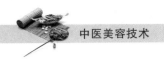

表 2-9-5　挤压类手法操作及动作要领

	手法操作	动作要领
按法	(1) 以手指或手掌的不同部位或肘尖,着力于施术部位或穴位,逐渐向下加压用力,按而留之的手法 (2) 以掌根、鱼际、全掌或双掌重叠着力的手法 (3) 掌按法;肘按法	(1) 沉肩,垂肘,着力部位紧贴体表,不可移动 (2) 按压方向垂直向下用力。用力由轻渐重,使刺激深透,以"得气"为度 (3) 按压时间以 20 s~2 min 为宜,长短根据力量大小及受术者能耐受为度
点法	(1) 用指端或屈指骨突部为着力部位,在一定部位或穴位,垂直下压的手法 (2) 用指端点:指点法;屈指用骨突部点:屈指点;用肘尖尺骨鹰嘴突起部点:肘点法	(1) 沉肩,垂肘,意念在着力部位 (2) 按点压时垂直向下用力。用力宜由轻渐重,再由重而轻 (3) 以"得气"或受术者能耐受为度,不宜久点
捏法	(1) 以拇指与余指对合相对着力,捏起肌肤及皮下组织,快速捻转前进,使皮肉肌筋自指间捻转滑脱,逐步向前移动;或捏起肌肤快速一捏一放地捏挤扯提,如此反复进行,循序进行 (2) 三指捏法;五指捏法	(1) 沉肩,垂肘,指腹着力,以腕关节活动为主,带动掌指关节做连续不断的、轻快灵活的捻转挤捏 (2) 做相对用力挤压动作时,要柔和、均匀、有节律性,且循序而下 (3) 频率可快可慢。捏法频率每分钟 60~120 次
拿法	以单手或双手拇指与余指罗纹面相对合呈钳形,夹住施术部位的肌筋,做持续而有节律的提拿或提捏的手法	(1) 沉肩,垂肘,悬腕,以指面和指峰为着力部,对称用力由轻而重,再由重而轻 (2) 动作缓和而有连续性
拨法	(1) 拇指伸直,以拇指腹着力于施术部位,用力下压一定深度,待有酸胀感时,做与肌纤维或肌腱,韧带或经络垂直方向的来回拨动;余指轻扶施术部位旁,以助用力 (2) 拇指拨法;肘尖拨法	(1) 以指端、肘尖部为着力面作用于施术部位肌纤维、肌腱或韧带,做垂直来回拨动,勿与皮肤产生摩擦 (2) 用力实而不浮,透达深处,用力由轻到重,均匀和缓

注:此操作流程配有视频,请扫二维码,见本书 9-5 页。

2. 美容应用　见图 2-9-5。

(五) 叩击类手法

以手或工具有节律地击打体表的手法,称为叩击类手法。美容常用拍法、击法。

1. 操作要领　见表 2-9-6。

表 2-9-6　叩击类手法操作及动作要领

	手法操作	动作要领
拍法	(1) 手指自然并拢,掌指关节微屈曲,腕关节放松,运用前臂与腕部力量,使整个虚掌平稳而有节奏地反复拍打施术部位 (2) 虚掌拍法;指背拍法	(1) 手指自然并拢,掌指关节微屈,手法动作平稳而有节律地拍打相关体表,使拍打声音清脆而无疼痛感 (2) 拍打时腕关节放松,动作协调,均匀用力,手法需灵活而有弹性,双手依次有节律地交替进行拍打

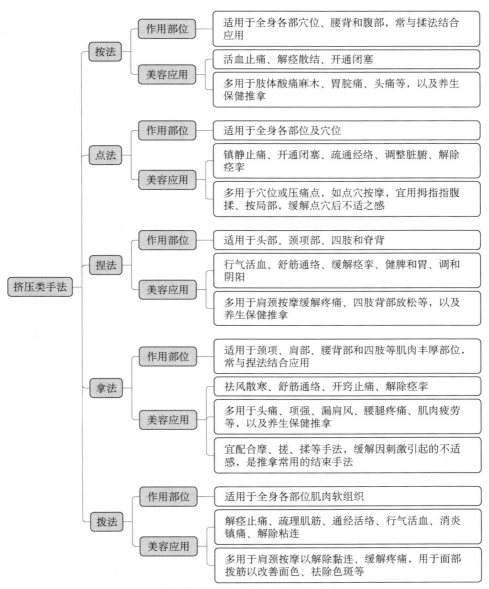

图 2 - 9 - 5　挤压类手法的美容应用

（续表）

手法操作	动作要领
击法　（1）用拳背、掌根、掌侧小鱼际、指尖击打体表一定穴位或部位的手法 （2）拳击法（空拳叩击）；掌击法（拳根部叩击）；侧击法（单手或双手小鱼际）；指尖击法（三指、五指、中指尖）	（1）沉肩，垂肘，以肘关节或肩关节活动带动腕关节的活动 （2）动作有节奏，用力快速而短暂，垂直叩击体表 （3）力量大小与次数，依据受术者需要、体质与耐受情况而定。叩击速度均匀而有节律。

注：此操作流程配有视频，请扫二维码，见本书 9 - 5 页。

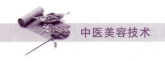

2. 美容应用　见图2-9-6。

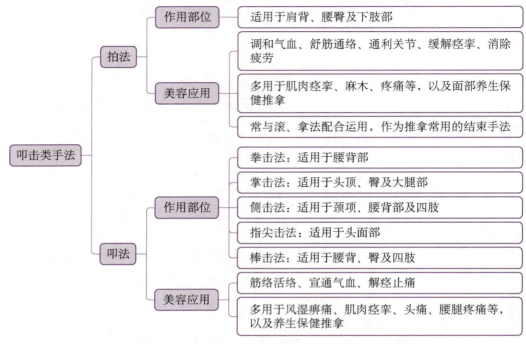

图2-9-6　叩击类手法的美容应用

→ 任务训练

1. 要求学生规范以上手法操作技能，进行推拿基本手法的训练。
2. 按照规范的动作要领建立手法的"条件反射"，形成正确的"手法定型"。
3. 分组进行人体操作练习，模拟实际经营并用正确的操作手法作用于需求治疗的部位。
4. 如何针对部位选择正确的推拿手法并达到舒适及治疗作用？

→ 思考题

试述在实际美容保健推拿中，顾客有需求进行推拿按摩，例如：肩颈、腰、头面等部位，应用什么类型的手法进行操作？如何正确进行操作？应注意哪些问题？有哪些功效？

(起　燕)

头面颈项美容保健推拿

学习目标

1. 掌握头面颈项常用美容腧穴的定位。
2. 熟悉头面颈项常用美容腧穴的归经、美容应用等知识。
3. 掌握头面颈项美容推拿手法。
4. 能根据不同顾客的求美需求进行头面颈项的美容保健推拿。
5. 能够掌握推拿美容保健操作技能,具有较好的沟通技巧,树立正确的职业道德,不断提高社会服务能力。

任务导入

《灵枢经》云:"十二经脉,三百六十五络,其血气皆上于面而走空窍。"皮肤是人体最大的器官,而面部皮肤则因长期暴露于外且皮肤薄嫩,成为人体气血充盛、脏腑健康的最直观表现。中国人属黄种人,中医认为健康的面色为红黄隐隐,明润含蓄。反之,面部皮肤如果出现问题则给人们带来困扰,影响人体的健康美。另一方面,随着工作压力的增加,亚健康人群逐渐增多,头颈部不适也成为当代人群的一大健康困扰。由此可见,头面颈部的美容保健在目前美容保健技术中尤为重要。

一、头部美容保健推拿

(一) 头部常用美容腧穴

见图 2-9-7,图 2-9-8,表 2-9-7。

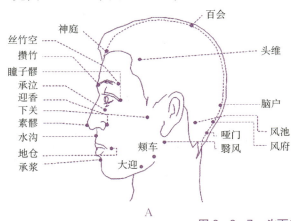

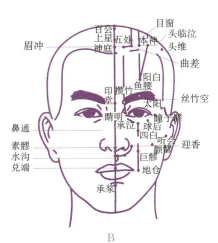

A　　　　　　　　　B

图 2-9-7　头面美容腧穴

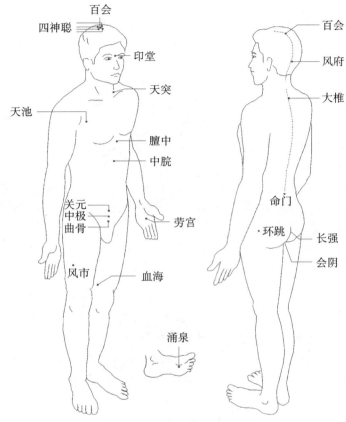

图 2-9-8 躯干美容腧穴

表 2-9-7 头部常用美容腧穴

	穴位名称	归经	定位	美容应用
			前头部腧穴	
1	神庭	督脉	前发际正中直上 0.5 寸	头部保健：失眠、头痛、神经衰弱、眩晕
2	头临泣	足少阳胆经	瞳孔直上，入前发际 0.5 寸，当神庭与头维连线的中点	头部保健：头痛、眩晕
3	头维	足阳明胃经	在头侧部，额角发际直上 0.5 寸，头正中线旁开 4.5 寸	(1) 头部保健：失眠、头痛、神经衰弱、眩晕 (2) 毛发保养：脂溢性脱发 (3) 面部美容：面部皱纹
4	率谷	足少阳胆经	当耳尖直上入发际 1.5 寸	(1) 头部保健：偏正头痛、眩晕 (2) 毛发保养：斑秃、脂溢性脱发
5	太阳	经外奇穴	在颞部，当眉梢与目外眦之间，向后约一横指的凹陷处	(1) 头部保健：神经衰弱、血管神经性头痛、眩晕 (2) 面部美容：鱼尾纹、皮脂溢出症、痤疮

（续表）

	穴位名称	归经	定位	美容应用
			头顶腧穴	
1	百会	督脉	前发际正中直上5寸，或两耳尖连线的中点	（1）头部保健：头痛眩晕、失眠健忘 （2）毛发保养：斑秃、脂溢性脱发 （3）面部美容：面色不华、皮肤干枯、消瘦
2	四神聪	经外奇穴	百会前后左右各1寸，共4个穴位	（1）头部保健：失眠健忘、头痛眩晕、神经衰弱 （2）毛发保养：斑秃、脂溢性脱发、头皮瘙痒
			后头部腧穴	
1	强间	督脉	后发际正中直上4寸	头部保健：心烦失眠、头痛眩晕
2	脑户	督脉	后发际正中直上2.5寸，枕外隆凸的上缘凹陷处	头部保健：头痛、眩晕
3	风府	督脉	后发际正中直上1寸，枕外隆凸直下	缓解头项部肌肉痉挛，稳定情绪
4	哑门	督脉	后发际正中直上0.5寸	头部保健：头痛
5	风池	足少阳胆经	枕骨下，胸锁乳突肌与斜方肌上端之间的凹陷处，平风府穴	（1）头部保健：头痛、头晕、失眠、神经衰弱 （2）皮肤美容：皮肤干燥、瘙痒，痤疮、荨麻疹 （3）毛发保养：斑秃、脂溢性脱发
6	安眠	经外奇穴	风池与翳风连线的中点	头部保健：失眠健忘、头痛头晕、神经衰弱

（二）头部推拿的美容功效

头部推拿具有疏风解表、缓解疲劳、镇静安神、调节神志、防脱生发、治疗或缓解头部症状、缓解肌肉紧张和聪耳明目的作用。

（三）头部推拿操作流程

见表2-9-8。

表2-9-8 头部推拿操作流程

操作流程	操作要领
1. 指推额部及眼周	（1）受术者坐位，术者双手拇指指腹从印堂直推至神庭 （2）沿眉弓从攒竹推至太阳20～30次，按揉太阳10～20次
2. 按揉头部五经	双手指指腹按压头部督脉及头部两侧的膀胱经，胆经3～5遍
3. 拍击头枕部	（1）双手手指微屈呈虚掌，由前发际线慢慢拍打至枕部 （2）用指尖沿相同顺序叩击头部
4. 提拉头发	双手十指轻轻用力向上提拉，直至全部头发都提拉1次

（续表）

操作流程	操作要领
5. 挠抓头部	双手五指略分开，自然屈曲以指腹着力于头部，对称进行挠抓法，由前发际线向后发际线，从中间往两侧，如洗头状，反复操作 2～3 min
6. 按揉穴位	按揉以下穴位：神庭、头临泣、头维、百会、四神聪、风池、风府、翳风、列缺等，每穴按揉 5～8 次
7. 结束操作	双手四指并拢，轻轻拍打头部 1～2 min。

注：美容保健推拿操作配有图片，请扫二维码。

（四）头部推拿的适应证及禁忌证

适应证：头痛、头晕、头胀、神经衰弱、失眠、脱发、耳鸣，以及预防保健等。

禁忌证：头部有外伤、皮损及出血倾向者。

美容保健推拿操作

二、面部美容保健推拿

（一）面部常用美容腧穴

见图 2-9-7，表 2-9-9。

表 2-9-9　面部常用美容腧穴

穴位名称	归经	定位	美 容 应 用
眉周腧穴			
1　阳白	足少阳胆经	瞳孔直上，眉上 1 寸	面部美容：眼部、额部皱纹
2　印堂	经外奇穴	两眉头连线的中点	（1）皮肤美容：皮脂溢出症、痤疮、额部皱纹 （2）头部保健：失眠、头痛、眩晕、神经衰弱
3　攒竹	足太阳膀胱经	眉头凹陷中，眶上切迹处	（1）眼部、面部美容：眼部、面部皱纹 （2）头部保健：头痛、眉棱骨痛
4　鱼腰	经外奇穴	瞳孔直上，眉毛中点	（1）眼部美容：额部、眼角皱纹，眼睑松弛 （2）头部保健：目赤肿痛、眉棱骨痛
5　丝竹空	手少阳三焦经	眉梢末端凹陷处	（1）眼部美容：鱼尾纹 （2）头部保健：目赤肿痛、偏头痛、眉棱骨痛
眼部腧穴			
1　睛明	足太阳膀胱经	目内眦角稍上方凹陷处	（1）眼部美容保健：久视疲劳、目视不明、眼周皮肤松弛 （2）急性腰痛
2　承泣	足阳明胃经	目正视，瞳孔直下，眼球与眶下缘之间	眼部美容：黑眼圈、眼袋、眼周皱纹

（续表）

	穴位名称	归经	定位	美 容 应 用
3	球后	经外奇穴	眶下缘外 1/4 与内 3/4 交界处	眼部美容：眼周皱纹
4	瞳子髎	足少阳胆经	目外眦旁，当眶外侧缘处	（1）眼部美容：鱼尾纹 （2）头部保健：偏头痛
5	四白	足阳明胃经	目正视，瞳孔直下，眶下孔凹陷处	眼部美容：黑眼圈、眼袋、眼周皱纹
鼻部腧穴				
1	上迎香	经外奇穴	（1）当鼻翼软骨与鼻甲的交界处，即鼻骨下凹陷中，近鼻唇沟上端处 （2）又称"鼻通"	（1）头部保健：鼻塞、头痛 （2）面部美容：酒渣鼻、皮脂溢出症
2	迎香	手阳明大肠经	鼻翼外缘中点旁，当鼻唇沟中	（1）头部保健：鼻塞等鼻疾 （2）面部皮肤美容：面部皮肤浅皱纹、痤疮、酒渣鼻、皮脂溢出症、口周皮炎
面颊部腧穴				
1	颧髎	手太阳小肠经	目正视，目外眦直下，颧骨下缘凹陷处	面部美容：黄褐斑、痤疮
2	巨髎	足阳明胃经	目正视，瞳孔直下，平鼻翼下缘处，当鼻唇沟外侧	面部美容：面部皮肤松弛、面色不华、痤疮、黄褐斑
3	上关	足少阳胆经	在耳前方，下关直上，颧弓上缘凹陷处	（1）面部美容：面部皱纹 （2）头部美容保健：偏头痛
4	下关	足阳明胃经	（1）在耳前方，颧弓与下颌切迹所形成的凹陷中 （2）闭口取穴，张口即闭	面部美容：面部皱纹
5	大迎	足阳明胃经	在下颌角前方，咬肌前缘，面动脉搏动处	面部美容：面部皱纹
6	颊车	足阳明胃经	下颌角前上方约一横指，咀嚼时咬肌隆起最高点处	面部美容：面部皱纹
唇周腧穴				
1	水沟	督脉	（1）在上唇部，人中沟上 1/3 与中 1/3 交点处 （2）又称"人中"	（1）面部美容：口疮、口臭、唇裂、唇周皱纹、颜面水肿 （2）急救要穴：用于昏迷、晕厥等急症 （3）闪挫腰痛
2	口禾髎	手阳明大肠经	在上唇部，鼻孔外缘直下，平水沟穴	面部美容：唇周皱纹
3	地仓	足阳明胃经	目正视，瞳孔直下，口角外侧	面部美容：口角细纹
4	承浆	任脉	当颏唇沟的正中凹陷处	面部美容：口舌生疮、口干唇裂、口臭
5	夹承浆	经外奇穴	承浆旁开 1 寸	面部美容：面部皱纹

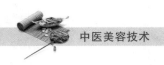

（续表）

	穴位名称	归经	定位	美容应用
			耳周腧穴	
1	耳尖	经外奇穴	在耳郭的上方,折耳向前时,耳郭上方的尖端处	（1）面部美容：面部红肿、瘙痒,痤疮炎症期,患处红肿明显 （2）头部保健：目赤肿痛、睑腺炎（麦粒肿）、咽喉肿痛等头面五官病证
2	耳门	手少阳三焦经	在耳屏上切迹前方,下颌骨髁状突后缘,张口有凹陷处	面部美容：耳鸣、面部皱纹
3	听宫	手太阳小肠经	在耳屏前,下颌骨髁状突的后方,张口时呈凹陷处	面部美容：耳鸣、面部皱纹
4	听会	足少阳胆经	在耳屏间切迹前方,下颌骨髁状突的后缘,张口有凹陷处	头面部美容保健：耳鸣、偏头痛
5	翳风	手少阳三焦经	在耳垂后方,当乳突与下颌角之间的凹陷处	（1）头面部美容保健：耳鸣、偏头痛、呃逆 （2）毛发保养：脂溢性脱发
6	翳明	经外奇穴	翳风后1寸	头面部美容保健：头痛、失眠、神经衰弱

（二）面部推拿的美容功效

面部推拿具有疏通经络、调和气血、润肤紧肤、防皱去皱、护肤美颜、美目抗衰以及预防和治疗面部皮肤病的作用,有效的面部推拿可以加快面部新陈代谢、减少皱纹、延缓皮肤衰老。

（三）面部推拿操作流程

见图2-9-7,表2-9-10。

表2-9-10　面部推拿操作流程

操作流程	操作要领
1. 指抹额部	（1）术者双手示指、中指、无名指并拢于前额正中,用抹法由印堂向神庭做交替直线运动,反复操作20～30次 （2）双手大鱼际置于前额正中,分别采用抹法向两侧做直线运动至太阳,反复操作20～30次,后按揉太阳10次
2. 指摩眼眶	双手中指、无名指分别置于两侧睛明,采用摩法沿下眼眶由内向外,再沿上眼眶由外向内做环形运动,反复操作20～30次
3. 按压眼眶	双手拇指指尖由睛明向瞳子髎分别经上下眼眶轻轻按压,先上后下,各3次
4. 指抹面颊、鼻部	（1）双手拇指用抹法沿上迎香,向外经四白、承泣至太阳,接着从迎香沿颧骨下方,向外向上经颧髎再到下关,各20～30次 （2）双手拇指指腹从鼻根向鼻尖用抹法做上下直线运动30 s,再由目内眦沿鼻翼两旁向下抹30 s

（续表）

操 作 流 程	操 作 要 领
5. 分推嘴周	双手中指、无名指从人中分推至两侧地仓再到承浆,然后反方向由承浆推至地仓再到人中,反复操作 1 min
6. 按揉穴位	按揉以下穴位:神庭、头维、阳白、印堂、攒竹、睛明、承泣、四白、球后、瞳子髎、丝竹空、鱼腰、太阳、迎香、人中、地仓、承浆、大迎、颊车、耳门、听宫、听会、翳风等,每穴按揉 5~8 次
7. 结束操作	术者以两手掌相搓至热,迅速置于面部,由额部向下,经目、颧、鼻、口等,掌摩面部 10~20 次

注:美容保健推拿操作配有图片,请扫二维码,见本书 9-14 页。

（四）面部推拿的适应证及禁忌证

适应证:黄褐斑,痤疮,额纹、眼纹、鼻唇沟纹、颏唇沟纹,皮肤暗沉、皮肤松弛,三叉神经痛及面部保健等。

禁忌证:皮肤病急性红肿期、化脓期,传染性皮肤病,皮肤溃疡,皮肤肿瘤及有出血倾向者。

三、肩颈项部美容保健推拿

（一）肩颈项部常用美容腧穴

见图 2 - 9 - 8,表 2 - 9 - 11。

表 2 - 9 - 11　肩颈项部常用美容腧穴

	穴位名称	归经	定位	美容应用
颈部腧穴				
1	天突	任脉	颈前部,胸骨上窝中央,前正中线上	(1) 颈部保健:颈部皮肤松弛 (2) 肺系病证:咳嗽、咽喉肿痛 (3) 痛证:胸痛、项强
2	颈百劳	经外奇穴	颈部,当大椎直上 2 寸,后正中线旁开 1 寸	(1) 颈部保健:颈项强痛 (2) 头部保健:头痛、失眠、神经衰弱 (3) 体质虚弱、抵抗力低下
3	大椎	督脉	第7颈椎棘突下凹陷中,后正中线上	(1) 头部、肩颈部保健:颈椎病、落枕 (2) 面部美容:脂溢性皮炎、黄褐斑、白癜风、风疹、痤疮 (3) 痛证:头痛项强、肩背痛、胸痛、腰脊痛等 (4) 肺系病证:退热、治疗外感病的要穴,用于发热、恶寒等外感病证,以及咳嗽、气喘等证

(续表)

	穴位名称	归经	定位	美容应用
			肩部腧穴	
1	肩井	足少阳胆经	肩上,前直乳中,当大椎与肩峰端连线的中点	(1) 肩颈部保健:颈椎病、落枕、肩背疼痛、缓解疲劳 (2) 胸部保健:乳痈、乳汁不下
2	肩髃	手阳明大肠经	肩部,三角肌上,臂外展或向前平伸时,当肩峰前下方凹陷处	(1) 肩颈部保健:肩周炎、肩胛疼痛、肩臂痛等痛证,缓解肩部肌肉痉挛 (2) 皮肤美容:风热瘾疹、痤疮、神经性皮炎、疱疹、腋臭
3	肩髎	手少阳三焦经	肩髃后方,当臂外展时,于肩峰后下方呈现凹陷处	肩颈部保健:肩周炎、肩胛疼痛、肩臂痛等痛证
4	肩贞	手太阳小肠经	肩关节后下方,臂内收时,腋后纹头上1寸(指寸)	(1) 肩颈部保健:肩周炎、肩胛疼痛、肩臂痛、手臂麻痛等痛证 (2) 耳鸣
5	天宗	手太阳小肠经	肩胛部,肩胛冈中点与肩胛骨下角连线上1/3与下2/3交点凹陷中(冈下窝中央凹陷处,与第4胸椎棘突相平)	(1) 肩颈部、背部保健:颈肩劳损疼痛、肩胛疼痛、肩臂痛等痛证 (2) 胸部保健:乳痈、乳癖 (3) 肺系病证:咳嗽等症

(二) 肩颈项部推拿的美容功效

肩颈部按摩可以祛风散寒、活血化瘀、疏通经脉,缓解肩颈僵硬、肌肉疲劳,还可以改善头晕、头痛、大脑供氧不足、睡眠质量下降、失眠多梦等。

(三) 肩颈项部推拿操作流程

见表2-9-12。

表2-9-12 肩颈项部推拿操作流程

操 作 流 程	操 作 要 领
1. 拿颈部	受术者坐位,术者左手置于头顶固定,右手拇指及示、中、无名指三指分别置于两侧风池、两侧颈夹脊和两侧肩井处施以拿法,各反复操作20~30次
2. 擦颈部	采用擦法由两侧风池向同侧肩峰处推移,各反复操作20~30次
3. 推颈部	(1) 单手掌掌根置于风池处,向下沿颈部往同侧肩井、肩峰处平推,反复操作20~30次,后换对侧操作20~30次 (2) 单手拇指着力于颈项部,用一指禅推法由风池沿颈夹脊到大椎操作20~30次,后换对侧操作20~30次
4. 按揉穴位	按揉以下穴位:风池、风府、翳风、大椎、颈部夹脊、肩井、肩髎、肩髃、肩贞、天宗等,每穴按揉5~8次

注:美容保健推拿操作配有图片,请扫二维码,见本书9-14页。

（四）肩颈项部推拿的适应证及禁忌证

适应证：头晕、头痛，肩周炎，肌肉劳损，高血压，落枕及颈椎病的预防和治疗等。

禁忌证：颈椎结核、肿瘤，颈椎病伴有骨折，严重老年性骨质疏松症，颈部伴有急性传染病、急性化脓性炎症、皮肤病者。

知识链接

颈部操

作用：放松颈部肌肉，缓解颈椎压力。

适应证：适合颈部肌肉比较紧张，伏案时间过长、颈椎感觉劳累的人群。

步骤：

（1）双手搓热，向后抬到颈椎处，然后揉搓、按压颈部肌肉，有助于放松颈部肌肉，加快颈部血液循环。

（2）双手叉腰，头部分别向身体左侧、右侧压下，能放松颈部左右肌肉。

（3）双手叉腰，头部分别向前后做点头动作和后仰动作。

（4）双手叉腰，头部分别向左右前后做摇头动作，做一圈后，反向再做一次。

➡ 任务训练

1. 分组实际操作并掌握头部美容保健推拿手法，且准确点出头部常用美容腧穴。

2. 分组实际操作并掌握面部美容保健推拿手法，且准确点出面部常用美容腧穴。

3. 分组实际操作并掌握肩颈项部美容保健推拿手法，且准确点出肩颈项部常用美容腧穴。

➡ 思考题

1. 面部美容保健推拿手法的操作方法有哪些？

2. 头部美容保健推拿手法的操作方法有哪些？

3. 肩颈项部美容保健推拿手法的操作方法有哪些？

（梁　菁　杨苓梅）

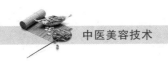

任务三 躯干四肢美容保健推拿

学习目标

1. 掌握躯干四肢常用美容腧穴的定位。
2. 熟悉躯干四肢常用美容腧穴的归经、美容应用等知识。
3. 掌握躯干四肢美容保健推拿手法。
4. 能根据顾客的不同求美需求进行躯干四肢的美容保健推拿。
5. 能够掌握身体保健推拿按摩技能,培养学生爱岗敬业、求真务实、开拓进取的职业素养。

任务导入

你为身上松散的腹部赘肉烦恼过吗? 为难看的"蝴蝶袖""拜拜肉"绞尽脑汁、努力减肥过吗? 这些过度的脂肪堆积不仅影响人们的形体美,还可能使人的健康和正常生活受到影响。另外,现代越来越多人因为长期伏案而导致腰背部肌肉紧张,或是过度劳累而导致腰肌劳损。这些都可能影响人体的自然美、形体美、健康美。

一、胸腹部美容保健推拿

(一) 胸腹部常用美容腧穴

见图2-9-9,表2-9-13。

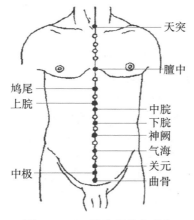

图2-9-9 胸腹部美容腧穴

表 2-9-13　胸腹部常用美容腧穴

	穴位名称	归经	定位	美容应用
			胸部腧穴	
1	膻中	任脉	前胸部,横平第 4 肋间隙,前正中线上	(1) 胸部保健:乳汁分泌不足、乳痈、胸痛、情绪抑郁 (2) 头部保健:失眠、神经衰弱 (3) 胃腑病症:呕吐、呃逆等
			上腹部腧穴	
1	鸠尾	任脉	上腹部,胸剑结合部下 1 寸,或脐中上 7 寸,前正中线上	(1) 腹部保健:脘腹胀满 (2) 头部保健:心烦、失眠、神经衰弱 (3) 更年期综合征、妇人脏躁
2	上脘	任脉	上腹部,脐中上 5 寸,前正中线上	(1) 腹部保健:脘腹胀满、食欲不振 (2) 减肥塑身:痰湿内盛、形体肥胖 (3) 头部保健:心烦、失眠
3	中脘	任脉	上腹部,脐中上 4 寸,前正中线上	(1) 腹部保健:脘腹胀满、食欲不振、消瘦 (2) 减肥塑身:肥胖 (3) 皮肤美容:荨麻疹、湿疹 (4) 头部保健:失眠多梦 (5) 更年期综合征、妇人脏躁
4	下脘	任脉	上腹部,脐中上 2 寸,前正中线上	(1) 腹部保健:形体无力 (2) 减肥塑身:肥胖 (3) 皮肤美容:面色不华、口唇枯萎 (4) 头部保健:心烦失眠
5	水分	任脉	上腹部,脐中上 1 寸,前正中线上	(1) 腹部保健:腹胀便秘、腹部肥胖明显 (2) 减肥塑身:单纯性肥胖属水肿型肥胖
			脐周腧穴	
1	神阙	任脉	腹部,脐中央	(1) 腹部保健:腹痛、腹胀、腹泻、形衰神惫 (2) 减肥塑身:水肿型肥胖 (3) 卵巢保养:月经不调、妇女不孕 (4) 皮肤美容:黄褐斑、雀斑、荨麻疹
2	天枢	足阳明胃经	腹部,平脐,前正中线旁开 2 寸	(1) 腹部保健:腹胀、便秘 (2) 减肥塑身:腹部肥胖明显 (3) 卵巢保养:月经不调、痛经 (4) 皮肤美容:黄褐斑、痤疮
3	大横	足太阴脾经	腹部,平脐,前正中线旁开 4 寸	(1) 腹部保健:腹痛、腹泻、便秘 (2) 减肥塑身:腹部明显肥胖 (3) 皮肤美容:面色萎黄
4	带脉	足少阳胆经	侧腹部,平脐,第 11 肋骨游离端垂线与肚脐水平线的交点上	(1) 腹部保健:腹痛、腹胀 (2) 减肥塑身:单纯性肥胖、腹部肥胖明显 (3) 卵巢保养:月经不调 (4) 皮肤美容:黄褐斑、痤疮

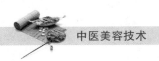

(续表)

	穴位名称	归经	定位	美容应用
			下腹部腧穴	
1	气海	任脉	下腹部,脐中下1.5寸,前正中线上	(1) 腹部保健:脏气衰惫、形体羸瘦、乏力、气虚之证 (2) 减肥塑身:阳虚肥胖 (3) 卵巢保养:月经不调、崩漏、闭经、带下 (4) 皮肤美容:面色无华 (5) 毛发保养:发蛀脱发
2	关元	任脉	(1) 下腹部,脐中下3寸,前正中线上 (2) 又称"丹田"	(1) 腹部保健:为保健要穴 (2) 减肥塑身:阳虚肥胖 (3) 卵巢保养:痛经、月经不调、闭经、带下、盆腔炎 (4) 皮肤美容:面色无华、皮肤松弛干枯,黄褐斑、雀斑、色斑
3	水道	足阳明胃经	下腹部,脐中下3寸,前正中线旁开2寸	(1) 腹部保健:腹胀便秘 (2) 减肥塑身:单纯性肥胖属水肿型肥胖,腹部肥胖明显 (3) 卵巢保养:妇科要穴,痛经、不孕
4	中极	任脉	下腹部,脐中下4寸,前正中线上	(1) 卵巢保养:宫寒不孕、月经不调、带下 (2) 减肥塑身:中年肥胖、肿胀
5	归来	足阳明胃经	下腹部,脐中下4寸,前正中线旁开2寸	卵巢保养:妇科要穴,月经不调、痛经、闭经、带下
6	子宫	经外奇穴	下腹部,脐中下4寸,前正中线旁开3寸	(1) 卵巢保养:妇科要穴,月经不调、痛经、崩漏 (2) 腰痛
7	曲骨	任脉	下腹部,耻骨联合上缘的中点处,前正中线上	(1) 腹部保健:小腹胀满 (2) 卵巢保养:痛经、月经不调、赤白带下、宫寒不孕 (3) 皮肤美容:湿疹

(二)胸腹部推拿的美容功效

胸腹部推拿具有宽胸利理气、调理脾胃、疏肝理气和温暖下元的作用,可使血液循环加快、肌肉放松,消除疲劳以及减肥强身。

(三)胸腹部推拿操作流程

见表2-9-14。

(四)胸腹部推拿的适应证及禁忌证

适应证:胸胁痛,脾虚腹痛,泄泻、便秘,月经不调,痛经,闭经,慢性盆腔炎,乳腺炎,腹部肥胖及保健美容等。

表 2-9-14 胸腹部推拿操作流程

操作流程	操 作 要 领
1. 按揉胸胁	（1）受术者仰卧位，术者以拇指按揉膻中 30 s （2）单手掌根按揉胸胁部，自上而下、由内向外各 3 遍
2. 分推胸胁、腹部	（1）受术者双下肢微屈，腹部放松，术者双手拇指或双手大鱼际沿肋间隙由胸骨柄向两侧腋中线分推，自上而下，反复操作 5～8 遍，用力适中 （2）术者双手拇指或双手大鱼际从腹部正中线沿肋弓向两侧分推，反复操作 1 min
3. 按揉腹部	双手叠掌按揉腹部，先揉脐周，然后从右下腹开始顺时针揉全腹，操作 2～3 min
4. 摩腹	（1）双手叠压，以神阙为中心，在腹部沿顺时针方向摩腹 3 min，同时稍用力带动皮下肌肉一同运动 （2）采用相同方法逆时针摩腹 3 min
5. 提捏腹直肌	双手四指与拇指分别置于腹部两侧，向内合力将腹直肌提挤起，自上而下，揉拿腹直肌 3～5 次
6. 按揉穴位，结束操作	按揉以下穴位：膻中、鸠尾、上脘、中脘、下脘、梁门、神阙、天枢、气海、关元、归来、子宫、曲骨、水分、足三里等，每穴按揉 5～8 次

注：美容保健推拿操作配有图片，请扫二维码，见本书 9-14 页。

禁忌证：胸骨及肋骨骨折，急性化脓性炎症，局部有皮肤破损或皮肤病者，妊娠期妇女。

二、腰背部美容保健推拿

（一）腰背部常用美容腧穴

见图 2-9-10，表 2-9-15。

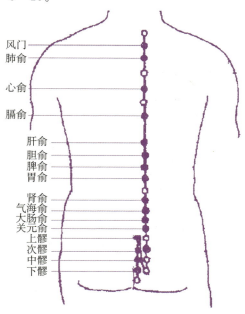

图 2-9-10 腰背部常用美容腧穴

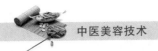

中医美容技术

表 2-9-15　腰背部常用美容腧穴

	穴位名称	归经	定位	美容应用
			上背部腧穴	
1	神道	督脉	第5胸椎棘突下凹陷中，后正中线上	(1) 背部保健：腰背痛 (2) 头部保健：神经衰弱、失眠多梦
2	至阳	督脉	第7胸椎棘突下凹陷中，后正中线上	(1) 背部保健：腰背痛 (2) 头部保健：失眠多梦 (3) 腹部保健：腹胀、身体消瘦
3	夹脊穴	经外奇穴	(1) 第1胸椎至第5腰椎棘突下两侧，后正中线旁开0.5寸 (2) 一侧17穴，双侧共34穴	(1) 背部保健：腰背痛 (2) 头部保健：失眠多梦 (3) 上胸部的穴位治疗肺脏皮毛、心脏神志、上肢疾患；下胸部的穴位治疗脾胃肠疾病；腰段穴位主治腰腹及下肢疾患
4	风门	足太阳膀胱经	第2胸椎棘突下，后正中线旁开1.5寸	(1) 背部保健：头痛、项强、胸背痛 (2) 皮肤美容：皮肤瘙痒、荨麻疹、皮肤过敏、皮肤干燥、痤疮
5	肺俞	足太阳膀胱经	第3胸椎棘突下，后正中线旁开1.5寸	(1) 背部保健：项强、胸背痛 (2) 皮肤美容：皮肤瘙痒、荨麻疹、皮肤过敏、皮肤干燥、湿疹、痤疮
6	心俞	足太阳膀胱经	第5胸椎棘突下，后正中线旁开1.5寸	(1) 背部保健：胸背痛 (2) 面部美容：面色憔悴、萎黄无华、痤疮 (3) 口苦、口臭 (4) 失眠健忘、神经衰弱、更年期综合征、妇人脏躁
7	膈俞	足太阳膀胱经	第7胸椎棘突下，后正中线旁开1.5寸	(1) 背部保健：脊背痛 (2) 皮肤美容：皮肤病要穴，皮肤瘙痒、荨麻疹、皮肤过敏、皮肤干燥、痤疮，面色萎黄无华 (3) 头部保健：失眠多梦、健忘、潮热、盗汗 (4) 腹部保健：食不下、形体消瘦、口唇爪甲色淡 (5) 毛发保养：头发稀疏黄软、脱发
8	肝俞	足太阳膀胱经	第9胸椎棘突下，后正中线旁开1.5寸	(1) 背部保健：脊背痛 (2) 头部保健：神经衰弱、神情抑郁 (3) 乳房保养：乳腺疾患 (4) 皮肤美容：痤疮、黄褐斑、雀斑
9	胆俞	足太阳膀胱经	第10胸椎棘突下，后正中线旁开1.5寸	(1) 背部保健：脊背痛 (2) 头部保健：抑郁、失眠多梦、神经衰弱 (3) 皮肤美容：面色萎黄 (4) 减肥塑身：肥胖
10	脾俞	足太阳膀胱经	第11胸椎棘突下，后正中线旁开1.5寸	(1) 背部保健：脊背痛 (2) 减肥塑身：腹部肥胖明显 (3) 皮肤美容：黄褐斑、雀斑、面色不华、皮肤松弛干枯、毛发不荣 (4) 腹部保健：腹胀痛、食欲不振、形体消瘦

（续表）

	穴位名称	归经	定位	美容应用
11	胃俞	足太阳膀胱经	第12胸椎棘突下，后正中线旁开1.5寸	(1) 背部保健：脊背痛 (2) 减肥塑身：腹部肥胖 (3) 腹部保健：腹胀痛、消化不良、形体消瘦
			腰部腧穴	
1	命门	督脉	第2腰椎棘突下凹陷中，后正中线上	(1) 肾部保养：腰痛 (2) 卵巢保养：月经不调、赤白带下 (3) 皮肤美容：面色㿠白 (4) 毛发保养：毛发不荣、脱发掉发 (5) 郁郁寡欢、精神不振
2	肾俞	足太阳膀胱经	第2腰椎棘突下，后正中线旁开1.5寸	(1) 肾部保养：腰背膝酸痛、形神憔悴、脱发掉发、早衰 (2) 皮肤美容：面色㿠白、皮肤干枯、白癜风、色斑、黄褐斑 (3) 卵巢保养：月经不调、带下、慢性盆腔炎、附件炎
3	气海俞	足太阳膀胱经	第3腰椎棘突下，后正中线旁开1.5寸	(1) 肾部保养：腰痛 (2) 卵巢保养：痛经、产后恶露不止
4	大肠俞	足太阳膀胱经	第4腰椎棘突下，后正中线旁开1.5寸	(1) 肾部保养：腰痛 (2) 皮肤美容：痤疮、皮脂溢出 (3) 减肥塑身：肥胖 (4) 腹部保健：腹胀痛、便秘、口臭、口疮
5	腰眼	经外奇穴	第4腰椎棘突下，后正中线旁开3.5寸凹陷中	(1) 肾部保养：腰腿痛 (2) 卵巢保养：月经不调
6	关元俞	足太阳膀胱经	第5腰椎棘突下，后正中线旁开1.5寸	(1) 肾部保养：腰痛 (2) 卵巢保养：慢性盆腔炎、附件炎 (3) 阳虚证：素体阳虚、形寒肢冷、精神不振、贫血、面色㿠白等
			尾骶部腧穴	
1	上髎	足太阳膀胱经	当髂后上棘与后正中线之间，正对第1骶后孔中	(1) 肾部、臀部保养：月经不调、痛经、慢性盆腔炎、子宫内膜炎、附件炎 (2) 合称为"八髎"穴
2	次髎	足太阳膀胱经	正对第2骶后孔中	
3	中髎	足太阳膀胱经	正对第3骶后孔中	
4	下髎	足太阳膀胱经	正对第4骶后孔中	
5	腰俞	督脉	正对骶管裂孔，后正中线上	(1) 肾部、臀部保养：腰脊冷痛、腰骶脊痛、仰俯不行 (2) 卵巢保养：闭经、更年期综合征、内分泌紊乱
6	长强	督脉	会阴区，尾骨下方，尾骨端与肛门的中点处	(1) 肾部、臀部保养：腰脊、尾骶部疼痛，性功能减退 (2) 皮肤美容：阴部湿疹

（二）腰背部推拿的美容功效

腰背部推拿具有解除疲劳、缓解及预防腰背肌劳损、强腰固肾、调节脏腑功能、缓解妇科病症状的作用。

（三）腰背部推拿操作流程

见表 2-9-16。

表 2-9-16　腰背部推拿操作流程

操作流程	操作要领
1. 推背部经脉	（1）受术者俯卧位，术者用掌根或大、小鱼际分推背部督脉、夹脊穴、足太阳膀胱经，每条线推 3～5 遍 （2）再以督脉为中心，两手拇指指腹沿肋间隙由脊柱向两侧腋中线分推，自上而下，反复操作 5～8 遍
2. 按腰背肌	单手或双手掌根揉两侧的腰背肌，自上而下，反复 3～5 次
3. 擦膀胱经	背部脊柱两侧膀胱经施以擦法，上下往返操作 3～5 遍
4. 捏脊	用双手沿督脉、两侧夹脊穴、足太阳膀胱经从尾骶部至大椎穴水平进行捏脊，反复操作 3 遍，捏三提一
5. 擦腰背部经脉	以大、小鱼际先直擦腰背部脊柱、夹脊穴及足太阳膀胱经，然后横擦腰骶部，以受术部位发热为度
6. 叩击、拍打腰背部	双手空拳或虚掌叩击、拍打腰背部 1～2 min，拍打力度由轻到重，操作时嘱受术者张口呼吸
7. 按揉穴位，结束操作	按揉督脉和膀胱经上的穴位，每穴按揉 5～8 次

注：美容保健推拿操作配有图片，请扫二维码，见本书 9-14 页。

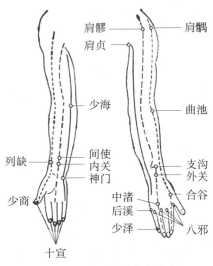

图 2-9-11　上肢美容腧穴

（四）腰背部推拿的适应证及禁忌证

适应证：腰椎间盘突出症，慢性腰肌劳损，背肌劳损，腰棘上韧带劳损，退行性脊柱炎及腰背部保健美容等。

禁忌证：骨关节结核，骨髓炎，严重骨质疏松症，慢性疾病急性发作期，局部有皮肤破损或皮肤病的患者，妊娠期妇女。

三、上肢部美容保健推拿

（一）上肢部常用美容腧穴

见图 2-9-11，表 2-9-17。

表 2-9-17　上肢常用美容腧穴

	穴位名称	归经	定位	美容应用
			掌部腧穴	
1	劳宫	手厥阴心包经	掌心,第2、3掌骨之间偏于第3掌骨,握拳屈指时中指尖处	(1) 手部保健:鹅掌风、皮肤干燥、皮肤皲裂 (2) 心烦、失眠、口疮、口臭
2	合谷	手阳明大肠经	(1) 手背,第1、2掌骨之间,当第2掌骨桡侧的中点处 (2) 简便取穴法:以一手的拇指指骨关节横纹,放在另一手拇、示指之间的指蹼缘上,当拇指尖下是穴	(1) 手部保健:手指痛 (2) 皮肤美容:黄褐斑、痤疮、酒渣鼻;皮肤过敏、荨麻疹、皮肤瘙痒 (3) 腹部保健:便秘、腹泻、口臭 (4) 卵巢保养:痛经、经闭 (5) 头面五官病症:头痛、目赤肿痛、齿痛、发热、恶寒等外感病症;热病无汗或多汗 (6) 各种痛证
3	后溪	手太阳小肠经	手掌尺侧,微握拳,当小指(第5掌指)关节后的远侧掌横纹头赤白肉际	(1) 痛证:手指及肘臂挛痛、头项强痛、腰背痛 (2) 皮肤美容:荨麻疹 (3) 头面五官病症:目赤、咽喉肿痛
4	阳溪	手阳明大肠经	拇指上翘时,腕背横纹桡侧,拇短伸肌腱与拇长伸肌腱之间凹陷处	(1) 痛证:手腕痛、头痛 (2) 头面五官病症:目赤肿痛、齿痛、咽喉肿痛
5	太渊	手太阴肺经	腕掌横纹桡侧端,桡动脉桡侧凹陷中	(1) 手部保健:腕臂痛 (2) 皮肤美容:皮肤干燥、肤色苍白、皮肤过敏
6	神门	手少阴心经	腕掌侧远端横纹尺侧端,尺侧腕屈肌腱的桡侧凹陷中	(1) 手部保健:手腕痛 (2) 皮肤美容:面色晦暗无华或青紫、目黄 (3) 头部保健:心烦失眠、健忘、神经衰弱 (4) 口疮、口臭
			前臂腧穴	
1	列缺	手太阴肺经	(1) 前臂桡侧缘,桡骨茎突上方,腕横纹上1.5寸,当肱桡肌与拇长展肌腱之间 (2) 简便取穴法:两手虎口自然平直交叉,一手示指按在另一手桡骨茎突上,指尖下凹陷中	(1) 上肢保健:手腕痛 (2) 皮肤美容:痤疮、酒渣鼻、皮肤干燥、荨麻疹 (3) 减肥塑身:肥胖 (4) 头面五官病症:头痛项强、齿痛、咽喉肿痛等
2	内关	手厥阴心包经	前臂掌侧,腕横纹上2寸,掌长肌腱与桡侧腕屈肌腱之间	(1) 上肢保健:肘、臂、腕挛痛 (2) 头部保健:偏头痛、失眠、郁证、神经衰弱等
3	养老	手太阳小肠经	前臂背面尺侧,当尺骨小头近端桡侧凹陷中	(1) 上肢保健:肩、背、肘、臂痛,手足皲裂 (2) 眼部保健:明目 (3) 急性腰扭伤
4	外关	手少阳三焦经	前臂背侧,腕横纹上2寸,尺骨与桡骨之间	(1) 上肢保健:上肢痛、胁肋痛 (2) 眼部保健:头目不清、明目养颜 (3) 皮肤美容:痤疮 (4) 头面五官病症:头痛、目赤肿痛、耳鸣

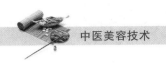

（续表）

	穴位名称	归经	定位	美容应用
5	手三里	手阳明大肠经	前臂背面桡侧,肘横纹下2寸,阳溪与曲池连线上	（1）上肢保健:手臂疼痛无力 （2）眼部保健:明目 （3）皮肤美容:口周皮炎
			肘部腧穴	
1	少海	手少阴心经	屈肘,当肘横纹内侧端与肱骨内上髁连线的中点处	（1）上肢保健:肘臂挛痛、臂麻、手颤 （2）头部保健:烦躁失眠、健忘 （3）痛证:头项痛、腋胁痛、齿痛、牙龈肿痛等
2	曲泽	手厥阴心包经	肘横纹上,肱二头肌腱的尺侧缘	（1）上肢保健:肘臂挛痛 （2）皮肤美容:荨麻疹、皮肤瘙痒、面部疖肿
3	尺泽	手太阴肺经	肘横纹上,肱二头肌腱桡侧缘凹陷中	（1）上肢保健:肘臂挛痛 （2）皮肤美容:肺热引起的痤疮、酒渣鼻、荨麻疹、粉花疮等
4	曲池	手阳明大肠经	肘横纹外侧端,屈肘时当尺泽与肱骨外上髁连线中点	（1）上肢保健:手臂痹痛 （2）皮肤美容:黄褐斑、痤疮、皮脂溢出症、皮肤过敏、皮肤干燥、口周皮炎、酒渣鼻、湿疹 （3）减肥塑身:肥胖
			腋区腧穴	
1	极泉	手少阴心经	腋窝顶点,腋动脉搏动处	（1）上肢保健:肩臂疼痛、胁肋疼痛、腋臭 （2）头部保健:失眠

（二）上肢部推拿的美容功效

上肢部推拿具有缓解疲劳、改善运动功能和改善末梢血液循环的作用。

（三）上肢部推拿操作流程

见表2-9-18。

表2-9-18　上肢部推拿操作流程

操作流程	操作要领
1. 按揉上肢	受术者仰卧位,术者以掌部按揉肩部及上肢,操作1~2 min
2. 搓上肢	以搓法施以上肢前、外、后侧,两侧各操作3~5遍
3. 拿上肢	以拿法施以上肢前、外、后侧,两侧各操作3~5遍
4. 推擦上肢	单手手掌用力推擦上肢外侧、前侧、后侧至远端,反复2~3 min,使上肢发热为度
5. 拿捏上肢	术者一手拿住受术者手腕,另一手由下往上沿上肢外侧、前侧、后侧拿捏上肢肌肉,力量由轻到重,反复10~20次

（续表）

操作流程	操作要领
6. 拔伸指关节	（1）术者一手托住受术者手背或手掌，另一手拇指在受术者掌骨间隙由下至上推擦，按揉手掌，手背各 3～5 次 （2）以示指与中指依次夹住受术者五指拔伸指关节，并急速滑脱，术者两指相撞可发出响声
7. 拍打上肢	双掌或双拳由肩部到手部往返拍打，然后双掌相对于肩部，由上往下施以搓法，双侧各操作 3～5 次
8. 点按极泉及阿是穴	（1）用小鱼际按压极泉 1 min，然后缓缓放开，使受术者感觉上肢有一股暖流流向指端 （2）点按上肢脂肪堆积最明显处阿是穴，力量由轻到重，使局部酸胀，达到患者最大耐受度为宜，每个部位反复 1～2 min
9. 按揉穴位，结束操作	按揉以下穴位：肩井、肩髃、手三里、外关、内关、劳宫、合谷、后溪、阳溪、太渊、神门、列缺、少海、曲泽、尺泽、曲池等，每穴按揉 5～8 次

注：美容保健推拿操作配有图片，请扫二维码，见本书 9-14 页。

（四）上肢部推拿的适应证及禁忌证

适应证：上肢酸麻疼痛，慢性肌肉损伤，上肢脂肪堆积及保健美容等。

禁忌证：严重骨质疏松症，慢性疾病急性发作期，局部有皮肤破损或皮肤病患者。

四、下肢部美容保健推拿

（一）下肢部常用美容腧穴

见图 2-9-12，表 2-9-19。

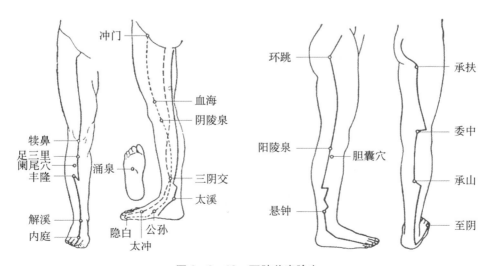

图 2-9-12 下肢美容腧穴

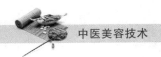

表 2 - 9 - 19　下肢常用美容腧穴

	穴位名称	归经	定位	美容应用
			足部腧穴	
1	涌泉	足少阴肾经	足底,卷足时足前部凹陷处,约当足底第 2、3 趾趾缝纹头端与足跟连线的前 1/3 与后 2/3 交点上	(1) 足部保健:足心热 (2) 头部保健:失眠多梦、神情抑郁、神经衰弱 (3) 腹部保健:口臭、口苦、口腔炎
2	隐白	足太阴脾经	足大趾末节内侧,趾甲角 0.1 寸,于爪甲内侧与爪甲基底缘各作一垂线相交点	(1) 足部保健 (2) 头部保健:失眠多梦、心烦抑郁、神经衰弱 (3) 卵巢保养:崩漏、月经过多 (4) 腹部保健:腹胀、纳呆
3	至阴	足太阳膀胱经	足小趾末节外侧,趾甲角 0.1 寸,爪甲外侧,爪甲基底缘各作一条水平线,两线相交处	(1) 足部保健:足寒肢冷 (2) 胎位不正首选穴 (3) 头面五官病症:目痛、鼻塞、头痛等
4	行间	足厥阴肝经	足背,第 1、2 趾间,趾蹼缘后方赤白肉际处	(1) 足部保健:下肢内侧痛、足趾肿痛等局部痛证 (2) 头部保健:失眠多梦、健忘、神情抑郁 (3) 皮肤美容:面色晦暗无华、黄褐斑 (4) 卵巢保养:月经不调、痛经、带下、崩漏
5	内庭	足阳明胃经	足背,第 2、3 趾间,趾蹼缘后方赤白肉际处	(1) 足部保健:足背肿痛 (2) 头部保健:心烦抑郁、失眠多梦 (3) 皮肤美容:荨麻疹、湿疹 (4) 腹部保健:腹胀、腹痛、腹泻、消谷善饥、控制食欲
6	太冲	足厥阴肝经	足背,第 1、2 跖骨结合部前方凹陷中	(1) 足部保健:下肢痛证 (2) 头部保健:失眠多梦、神情抑郁 (3) 皮肤美容:面色晦暗无华、皮肤松弛干枯、雀斑、湿疹、白癜风 (4) 卵巢保养:月经不调、痛经、崩漏、带下 (5) 头面五官病症:头痛、眩晕、目赤肿痛等
7	太溪	足少阴肾经	踝部,内踝尖与跟腱之间的凹陷中	(1) 足部保健:腰脊痛、下肢痿痹厥冷、内踝肿痛 (2) 头部保健:失眠多梦、神经衰弱 (3) 皮肤美容:黄褐斑、雀斑、白癜风、面色㿠白无华、皮肤干燥 (4) 肾部保养:月经不调、齿松发脱、形体消瘦、早衰
8	昆仑	足太阳膀胱经	踝部,外踝尖与跟腱之间的凹陷中	(1) 足部保健:肩背痛、腰脊痛、足跟肿痛等痛证 (2) 头部保健:心悸、失眠、多梦 (3) 皮肤美容:痤疮 (4) 头面五官病症:头晕目眩、项强等

（续表）

穴位名称	归经	定位	美容应用
		小腿部腧穴	
1　复溜	足少阴肾经	小腿内侧，太溪直上2寸，跟腱的前方	(1) 腿部保健：腰脊酸痛、下肢痿痹痛 (2) 减肥塑身：腹部肥胖、痰湿水饮型肥胖 (3) 卵巢保养：崩漏 (4) 腹部保健：腹胀、肠鸣、腹泻 (5) 汗证：多汗、少汗
2　三阴交	足太阴脾经	小腿内侧，足内踝尖上3寸，胫骨内侧缘后方	(1) 腿部保健：下肢痿痹痛 (2) 腹部保健：腹胀、肠鸣、腹泻、消化不良、形体消瘦 (3) 减肥塑身：肥胖 (4) 卵巢保养：妇科要穴、月经不调、痛经、经闭、滞产、不孕、赤白带下 (5) 皮肤美容：面色萎黄无华、湿疹、荨麻疹、痤疮、黄褐斑、神经性皮炎 (6) 毛发保养：脱发 (7) 阴虚诸证
3　阴陵泉	足太阴脾经	小腿内侧，胫骨内侧髁后下方凹陷中	(1) 腿部保健：膝痛 (2) 腹部保健：腹胀、腹泻、水肿 (3) 减肥塑身：妇女肥胖、腹部肥胖明显者、身重肢肿 (4) 卵巢保养：妇人阴痛、带下 (5) 皮肤美容：湿疹、黄褐斑、神经性皮炎
4　丰隆	足阳明胃经	小腿前外侧，外踝尖上8寸，条口穴旁开1寸，距胫骨前缘两横指	(1) 腿部保健：下肢痿痹痛 (2) 腹部保健：腹胀、呕吐、便秘 (3) 减肥塑身：腹胀肥胖 (4) 皮肤美容：痤疮、黄褐斑、白癜风 (5) 祛痰要穴：头痛、眩晕、咳嗽、痰多等痰饮症
5　足三里	足阳明胃经	小腿前外侧，当犊鼻穴下3寸，距胫骨前缘外一横指（中指）	(1) 腿部保健：下肢痛 (2) 腹部保健：腹胀、便秘、消化不良、胃痛、呕吐、消瘦 (3) 减肥塑身：肥胖 (4) 皮肤美容：面色萎黄、皮肤干枯松弛、皱纹，黄褐斑、雀斑等色斑 (5) 肾部保养：脱发、早衰、虚劳诸症
6　阳陵泉	足少阳胆经	小腿外侧，腓骨头前下方凹陷中	(1) 腿部保健：下肢痿痹痛、膝腘肿痛、胁肋疼痛、肩痛等痛证 (2) 皮肤美容：面色萎黄 (3) 热证：目赤肿痛、口舌生疮
7　承山	足太阳膀胱经	小腿后面正中，委中穴与昆仑穴之间，当伸直小腿或足跟上提时，腓肠肌肌腹下出现尖角凹陷处	(1) 腿部保健：腰腿疼痛、腿肚转筋等经脉病 (2) 腹部保健：腹痛、腹胀、便秘、口臭、口苦 (3) 减肥塑身：肥胖

(续表)

	穴位名称	归经	定位	美容应用
			膝部腧穴	
1	犊鼻	足阳明胃经	(1) 膝前侧,髌韧带外侧凹陷中 (2) 又称"外膝眼"	腿部保健:膝中痛、屈伸不利
2	内膝眼	经外奇穴	屈膝,在髌韧带内侧凹陷中	腿部保健:膝内侧痛、下肢无力
3	委中	足太阳膀胱经	膝后区,腘横纹中点	(1) 腿部保健:腰背痛、下肢痿痹痛、腘挛急 (2) 皮肤美容:痤疮、湿疹、黄褐斑 (3) 腹部保健:腹痛、腹泻、吐泻等胃实热证 (4) 急性腰扭伤常用穴
4	血海	足太阴脾经	(1) 屈膝,在大腿内侧,髌底内侧上 2 寸,股四头肌的内侧头隆起处 (2) 又称"百虫窠"	(1) 腿部保健:股内侧痛 (2) 减肥塑身:水肿型肥胖 (3) 皮肤美容:皮肤瘙痒、面色萎黄无华、口唇爪甲色淡、瘾疹、荨麻疹、湿疹、神经性皮炎、黄褐斑、雀斑 (4) 卵巢保养:妇科要穴,月经不调、痛经、崩漏、经闭 (5) 头部保健:头昏眼花、心悸失眠
5	梁丘	足阳明胃经	股前区,髌上 2 寸,股外侧肌与股直肌肌腱外侧缘之间	(1) 腿部保健:腰膝酸痛、足寒肢冷、冷痹、屈伸不利 (2) 腹部保健:肠胃不适 (3) 胸部保养:乳房肿痛
6	百虫窝	经外奇穴	屈膝,在大腿内侧,髌底内侧上 3 寸,即血海上 1 寸	皮肤美容:皮肤瘙痒、荨麻疹、湿疹、疮疡
			大腿部腧穴	
1	风市	足少阳胆经	(1) 大腿外侧部的中线上,当腘横纹上 7 寸 (2) 简便取穴:直立垂手时,中指尖处	(1) 腿部保健:下肢痿痹痛 (2) 皮肤美容:皮肤瘙痒、皮肤过敏、荨麻疹、湿疹、神经性皮炎
2	殷门	足太阳膀胱经	股后区,臀下横纹下 6 寸,股二头肌与半腱肌之间	腿部保健:下肢酸痛、腰腿痛
3	承扶	足太阳膀胱经	股后区,臀下横纹的中点	腿部、臀部保养:腰骶臀股部疼痛、下肢酸痛
			臀部腧穴	
1	环跳	足少阳胆经	臀区,股骨大转子最凸点与骶管裂孔连线的外 1/3 与中内 1/3 交点处	(1) 臀部保养:腰骶臀股疼痛、下肢酸痛 (2) 减肥塑身:肥胖
2	居髎	足少阳胆经	臀区,髂前上棘与股骨大转子最凸点连线的中点处	腿部、臀部保养:腰骶臀股疼痛、下肢酸痛

（二）下肢部推拿的美容功效

下肢部推拿具有缓解疲劳、加快静脉血液回流、改善远端血液循环和强身健体的作用。

（三）下肢部推拿操作流程

见表 2 - 9 - 20。

表 2 - 9 - 20　下肢部推拿操作流程

操作流程	操作要领
1. 按揉下肢	（1）全掌或掌根，揉按受术者臀部及下肢后侧，自上而下反复施术 3～5 min （2）从上往下用手掌按揉下肢前、外、内侧，边按揉边做环旋运动，至踝关节，反复 3～5 min
2. 擦下肢	单手依次从髌骨至腹股沟、膝关节外侧至股骨大转子、膝关节内侧至耻骨联合下缘做擦法 3～5 min
3. 拿捏下肢	双手从下往上沿下肢前侧、外侧、内侧拿捏肌肉，反复 3～5 min
4. 推擦下肢	手掌从上往下沿下肢前侧、外侧、内侧推擦至踝关节，反复 3～5 min
5. 叩击下肢	空掌或空拳从上往下叩打下肢前侧、外侧、内侧，遇脂肪堆积部位适当加力，反复 3～5 min
6. 搓下肢	双掌相对于大腿根部，由上往下施以搓法，双侧各操作 3～5 次
7. 转摇髋关节	术者一手托住受术者足跟，另一手握足掌，先使受术者屈髋屈膝，之后顺、逆时针环转摇髋关节双侧各操作 3～5 次
8. 按揉穴位，结束操作	按揉以下穴位：环跳、血海、梁丘、膝眼、足三里、三阴交、委中、承山、照海、昆仑、涌泉等，每穴按揉 5～8 次

注：美容保健推拿操作配有图片，请扫二维码，见本书 9 - 14 页。

（四）下肢部推拿的适应证及禁忌证

适应证：慢性膝关节炎，慢性肌肉损伤，下肢脂肪堆积及保健美容等。
禁忌证：严重骨质疏松症，慢性疾病急性发作期，局部有皮肤破损或皮肤病的患者。

知识链接

如何减掉"蝴蝶袖"

"蝴蝶袖"，原本是对某类衣服袖子的简称，如今演变成了粗手臂的代言词。现代人不健康的生活方式使得很多人都有蝴蝶袖的苦恼，其实只要通过简单的运动，减掉蝴蝶袖并不难。下面 4 个动作，可以帮助我们快速打造纤细手臂。

1. **摆臂运动** 手臂向下摆到大腿,然后向上举到肩膀的高度,手臂向内弯曲。重复这个动作 30 s,然后反向做 30 s,放松并调整呼吸重复此动作。

2. **单臂伸展运动** 将手臂向前抬起与地板平行,然后再向上抬起,往对侧伸展,持续 30 s 后,放松并调整呼吸重复此动作。

3. **负重摆臂运动** 直立,双手握住一本有一定重量的书,将书放在胸前,收紧手肘贴近身体两侧。手臂向下摆到大腿,然后向上举到肩膀的高度,手臂向内弯曲。重复 30 s,反向做 30 s,然后深呼吸 30 s 放松。

4. **手掌交叉运动** 站立与肩同宽,然后手掌交叉向下压,尽量贴近脚背。停留 30 s 后,放松并调整呼吸重复此动作。

➡ 任务训练

1. 分组实际操作并掌握躯干各部位美容保健推拿手法,且准确点出躯干各部位常用美容腧穴。

2. 分组实际操作并熟悉四肢各部位美容保健推拿手法,且准确点出四肢各部位常用美容腧穴。

➡ 思考题

1. 试述胸腹部美容保健和哪几条经脉密切相关。
2. 试述背部美容保健推拿的机制,以及与足太阳膀胱经的关系。

(陈艳枚 易玲利 杨苓梅)

任务四 乳房美容保健推拿

学习目标

1. 掌握乳房常用美容腧穴的定位。
2. 熟悉乳房常用美容腧穴的归经、美容应用等知识。
3. 掌握乳房美容保健推拿手法。
4. 能根据顾客的不同求美需求进行乳房的美容保健推拿。
5. 能够掌握乳房美容保健推拿技能,培养学生具有良好的职业素养和职业道德。

任务导入

　　每一个爱美女性都希望有一对丰满而富有弹性的乳房,使之构成女性特有的流畅、圆润、优美的曲线美。古希腊艺术家雕刻的裸体女性和文艺复兴时期欧洲画家创作的美丽女神中,都突出完美的乳房。而在实际保健按摩中,我们可能会遇到一些对于自己乳房各方面不太满意的顾客,或者一些有乳房疾病的顾客,通过正确运用乳房美容保健推拿,能够帮助顾客解决难题和困扰。

（一）乳房常用美容腧穴

见图 2-9-8,表 2-9-21。

表 2-9-21　乳房常用美容腧穴

	穴位名称	归经	定位	美容应用
1	云门	手太阴肺经	正坐或仰卧位,胸前壁外上方,肩胛骨喙突上方,锁骨下窝凹陷处,距前正中线旁开6寸	(1) 胸部保健:贫乳、乳腺增生、胸闷 (2) 面部美容:痤疮、颜面水肿 (3) 痛证:胸痛、肩痛、背痛等
2	中府	手太阴肺经	正坐或仰卧位,胸前壁外上方,云门穴下1寸,平第1肋间隙,距前正中线旁开6寸	(1) 胸部保健:贫乳、乳腺增生、胸闷 (2) 面部美容:痤疮、颜面水肿 (3) 痛证:胸痛、肩痛、背痛等
3	天溪	足太阴脾经	前胸部,第4肋间隙,前正中线旁开6寸	胸部保健:乳汁分泌不足、乳腺增生、胸闷痛
乳九穴				
1	膻中	任脉	(1) 前胸部,横平第4肋间隙,两乳头连线与前正中线交点处 (2) 又称"胸中"穴	(1) 胸部保健:乳汁分泌不足、乳痈、胸痛、情绪抑郁 (2) 头部保健:失眠、神经衰弱
2	神封	足少阴肾经	(1) 胸部,第4肋间隙,前正中线上旁开2寸 (2) 又称"乳内"穴	(1) 胸部保健:乳汁分泌不足、乳痈、胸胁胀痛、胸闷 (2) 头部保健:神经衰弱
3	天池	手厥阴心包经	(1) 胸部,第4肋间隙,前正中线旁开5寸 (2) 又称"乳外"穴	(1) 胸部保健:乳汁分泌不足、乳痈 (2) 头部保健:神经衰弱 (3) 痛证:头痛、臂痛、胁肋痛等
4	屋翳	足阳明胃经	(1) 胸部,第2肋间隙,前正中线旁开4寸 (2) 又称"乳上"穴	(1) 胸部保健:乳痈、胸闷、胸痛 (2) 头部保健:失眠 (3) 皮肤疼痛
5	乳根	足阳明胃经	(1) 胸部,第5肋间隙,前正中线旁开4寸 (2) 又称"乳下"穴	胸部保健:乳汁分泌不足、乳痛、乳痈、胸痛

（二）乳房推拿的美容功效

乳房推拿具有疏通经脉、促进气血流通、丰胸塑形、消除副乳及预防乳腺炎的作用。

（三）乳房推拿操作流程

见表 2 - 9 - 22。

表 2 - 9 - 22　乳房推拿操作流程

操作流程	操作要领
1. 推擦乳房	双手指腹从膻中向下向外环绕乳房推擦 3 min，以点按膻中结束
2. 推摩乳房	双手掌心对准双乳头，用掌揉法于两侧乳房操作 3～5 min，继而围绕乳房做顺时针及逆时针的推摩法 3 min
3. 提捏乳房	五指分开微屈拿住乳房，由乳房外周向乳头集中的方向拉动 30 次，继而以拇、示、中指提捏乳头 1 min
4. 轻推乳房	（1）双手交替空掌由乳房上缘轻推至乳中，反复操作 20～30 次。以拇、示、中指捏住乳头向上方提拉 5 次 （2）双手交替空掌从胸侧及乳下轻推至乳中，将胸侧及背部脂肪组织推向乳房
5. "∞"字推乳房	双手四指并拢相叠，用指腹沿乳房周围做"∞"字形轻柔推擦
6. 按揉穴位，结束操作	按揉以下穴位：云门、中府、天溪、鸠尾、乳九穴（膻中、神封、天池、屋翳、乳根）等穴位，每穴按揉 5～8 次

（四）乳房推拿的适应证及禁忌证

适应证：产后缺乳，急性乳腺炎初期，平胸，预防保健等。
禁忌证：乳腺炎化脓期，乳腺增生，乳腺肿瘤，乳房有外伤、皮损及出血倾向者。

知识链接

胸部的自我保健按摩法

方法一　身体站直后，将胸部自然挺起，举起右手，向上伸直，右脚则尽可能向下伸展。持续 5 s，重复伸展 8～10 次；后按照相同方法伸展左手左脚，交替轮流伸展各 5 次。

方法二　每晚临睡前用热毛巾敷两侧乳房 3～5 min，而后用手掌部按摩乳房周围，从左到右，按摩 20～50 次，坚持按摩 2～3 个月。

方法三　按摩时可与按摩油搭配使用,将指腹调好的按摩油均匀涂抹在胸部,从乳房下沿,沿外缘向上按摩到颈下锁骨位置;从乳房中心位置顺时针打圆圈按摩,向上按摩到锁骨位置;在乳房周围,以画小圆方式做螺旋按摩,每个动作重复8～10次。

➡ 任务训练

1. 分组实际操作并掌握乳房美容保健推拿手法,且准确点出乳房常用美容腧穴。
2. 熟悉乳房美容保健推拿的适应证。

➡ 思考题

试述乳房健康与哪些经络脏腑有关。

（陈艳枚　杨苓梅）

任务五　足部美容保健推拿

学习目标

1. 熟悉足部常用反射区定位。
2. 能根据顾客的不同求美需求进行足部的美容保健推拿。

任务导入

　　有些住宅小区健身区或一些全民健身路径都铺设了一层鹅卵石,让锻炼的人们赤脚在上面行走、慢跑、蹦跳、静立、搓足……这其实是一个非常流行的养生之法,深受许多老年人的喜爱。脚除了支撑人体的重量外,还像水泵一样,把远端的血液推向心脏,使全身血液流畅,促进机体健康,所以脚又被称为"第二心脏"。加强足部的保健,是拥有一个良好体魄的重要一环。

一、足部常用反射区定位

额窦：位于双足十个足趾顶端。右边额窦在左足，左边额窦在右足。

斜方肌：位于双足跟、耳反射区的近心端，呈一横指宽的带状区。

心脏：位于左足底第 4 趾骨头外侧，在肺反射区后方即向足跟方向。

肺：位于双足斜方肌反射区的近心端。

脾：位于左足足掌第 4、5 趾骨之间，心脏反射区下方约一横指处。

胃：位于双足足掌第 1 跖趾关节后方与甲状腺反射区之间约一横指宽。

胰：位于双足足底内侧胃反射区与十二指肠反射区之间。

十二指肠：位于双足足底第 1 趾骨底处，胰反射区下方。

肛门：位于左足足底跟骨前缘乙状结肠及直肠反射区末端。

肾：位于双足掌第 1 跖骨与趾骨关节所形成的"人"字形交叉后方中央凹陷处。

输尿管：位于双足足底自肾脏反射区斜向内后方至足舟状骨内下方，呈弧形带状区。

膀胱：位于内踝前下方双足掌内侧足舟状骨下方，蹈展肌内侧缘处。

生殖腺：位于双足足底根骨中央处。

失眠点：位于双足足底根骨中央的前方，生殖腺反射区上方向。

注：足底反射区配有图片，请扫二维码。

二、足部推拿的美容功效

足部推拿具有改善血液循环、促进新陈代谢、舒经活络、消除疲劳及强身健体的作用。

足底反射区

三、足部推拿操作流程

见表 2 - 9 - 23。

表 2 - 9 - 23　足部推拿操作流程

操作流程	操作要领
1. 推拿前准备	先用药水或热水(40～50℃)泡脚 10～15 min
2. 推按足底	拇指指腹或示指扣拳，以轻、中、重 3 种不同力度，在心脏反射区处定点向足趾方向推按，反复操作 3～5 遍
3. 横推足部反射区	(1) 拇指指端或指间关节按揉、点按额窦反射区，然后用大鱼际从小趾起向拇趾方向横推额窦反射区，反复操作 3～5 遍
	(2) 拇指指间关节横推斜方肌和肺反射区，反复操作 3～5 遍
	(3) 再用拇指指间关节从每个足趾趾根向下推至足跟，左右交替进行，再用拳背推足底至足跟，反复操作 3～5 遍

（续表）

操作流程	操作要领
4. 点按足部反射区	（1）拇指按揉或指间关节点按心、脾、生殖腺、失眠点反射区,反复操作3～5遍 （2）拇指或指间关节推胃、胰、十二指肠反射区,最后点按肛门反射区
5. 结束操作	（1）双示指桡侧,在生殖腺反射区,由反射区中点向两侧同时指推,反复操作3～5遍 （2）推擦足内外侧背部至发热,再击拍、搓足,牵抖足趾 （3）最后再按肾反射区,推输尿管反射区后,再按揉膀胱反射区

四、足部推拿的适应证及禁忌证

　　适应证:感冒,头痛,腰肌劳损,失眠,神经衰弱,月经不调及足部预防保健等。
　　禁忌证:严重出血性疾病,急性传染病,妇女月经期及妊娠期,局部有外伤、皮损者,暴饮、饱餐以及极度疲劳者。

知识链接

足浴

　　最早记载"足浴"的文献是晋代《肘后备急方》,至今已有千余年历史。足浴可以温通经络,激活身体阳气,并且调节自主神经功能,改善睡眠,调节情绪状态等。现代社会,空调的大量使用,再加上人们普遍爱吃凉的食物,所以体内寒湿偏重,通过中药泡脚,可以加速体内寒湿排出。

　　足浴使用注意事项:

　　1. 足浴的水不宜过烫,40～50℃为宜,以足部能忍受为度。

　　2. 每次足浴的时间最好不要超过半小时,中药浸泡的时间以10～15 min为宜。

　　3. 足浴时,避免在过饱、过饥或进食状态下,因为沐足会加快全身血液循环,容易出现头晕不适的情况;饭后半小时内不宜泡脚,会影响胃部血液的供给。

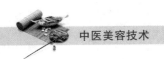

➡ 任务训练

分组实际操作并掌握足部美容保健推拿手法，且准确点出足部常用反射区。

➡ 思考题

试述足部按摩的机制。

（杨苓梅）

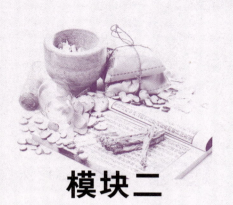

模块二

中医在美容中的应用

单元十

其他常用中医美容疗法

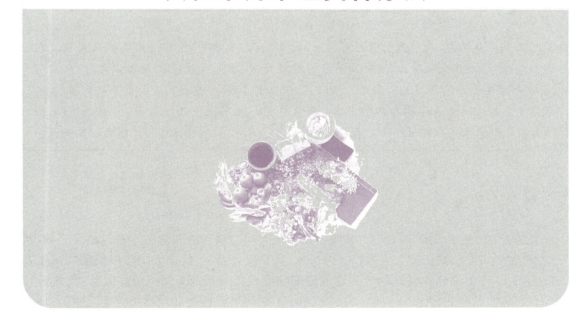

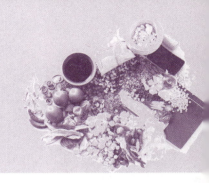

任务一　　拔罐美容疗法

学习目标

1. 了解拔罐疗法的功效及作用原理。
2. 掌握火罐、水罐、抽气罐、针罐等各种拔罐疗法的操作方法。
3. 掌握各种拔罐疗法的适应证和禁忌证。
4. 根据不同的损美性问题、劳损等选择具体的拔罐疗法进行保健。
5. 弘扬传统中医治疗技术,激发学生对中医药历史发展及文化的学习兴趣,培养对中医药的认同感、传承的使命感和创新的责任感。

任务导入

　　原始社会时期,人们就利用牲畜的角,比如牛角、羊角等,将其磨成有孔的筒状。在刺激痈疽后,用角吸出脓血,这便是最早的拔罐疗法,中国古代医学典籍称之为"角法"。1973年湖南长沙马王堆三号汉墓出土的帛书《五十二病方》是我国现存最早的医书,大约成书于春秋战国时期,记载了以兽角治疗痔疾的方法,表明至少在公元前200年左右,我们祖先就已经开始采用拔罐疗法对患者进行救治了。在此,让我们来学习拔罐的相关知识。

一、拔罐疗法

　　拔罐疗法(表2-10-1),又称为"吸筒法""拔火罐""抽气法""角法",是以罐为工具,利用燃烧、抽吸、蒸气、挤压等方法排除罐内空气,造成罐内负压,使罐吸附于体表腧穴或体表的一定部位,产生温热等良性刺激并造成局部瘀血现象的治疗方法。可祛除寒湿、疏通经络、行气活血、消肿止痛、拔毒泻热,从而达到调整机体功能、预防和治疗损美性问题的目的。

此法适用范围广泛、经济安全、操作简便易行,临床多用于面瘫、带状疱疹、神经性皮炎、痤疮、疥癣、疖肿、皮肤感觉丧失、颈肩腰腿痛、软组织扭伤等的治疗,是中医美容常用的外治法,广泛应用于健康人群或亚健康人群的保健。

表 2 - 10 - 1　拔罐疗法分类

分类	操作方式
火罐	是指通过燃烧罐内空气中的氧气,形成压力差的方法来拔罐的器具
水罐	是指利用空气热膨胀原理,通过蒸气、水煮等方法用来拔罐的器具
抽气罐	是指用一种特制的罐具和一个抽气装置构成,通过抽吸方法用来拔罐的器具
针罐	是指将针刺与拔罐相配合运用的拔罐疗法

注:罐具的种类配有图片,请扫二维码。

二、操作步骤与要求

罐具的种类

(一)施术前准备

1. 罐具　罐具是拔罐疗法的重要工具,拔罐前应详细了解受术者的情况,排除禁忌证,选取合适的罐具种类和规格、拔罐方法,罐体应完整无碎裂,罐口内外应光滑无毛糙,施术前将罐的内壁擦拭干净。

2. 部位　应根据病症选取适当的治疗部位,以肌肉丰厚处为宜,常选用肩、背、腰、臀、四肢近端和腹部等。

3. 体位　应选择受术者舒适、方便术者操作的治疗体位。

4. 环境　选择清洁卫生、宽敞明亮、空气流通、室温适宜的环境操作。

5. 消毒

(1) 罐具:对不同材质和用途的罐具应选用不同的消毒方法。玻璃可采用 2 000 mg/L 的 84 消毒药液浸泡(消毒液每周更换 2 次)或 75％乙醇棉球反复擦拭;对用于刺络拔罐或污染有血液、脓液的玻璃罐应一罐一用,并用 2 000 mg/L 的 84 消毒药液浸泡 2 小时(疑有乙肝病毒者浸泡 10 小时);塑料罐具可用 75％乙醇棉球反复擦拭;竹制罐具可用煮沸法消毒。

(2) 部位:一般拔罐的部位不需要特别消毒处理,如有毛发应剃净,有污垢应清洁,用针罐法时应用 75％乙醇或 0.5％～1％碘伏棉球在针刺部位消毒。

(3) 术者:施术者在操作前可用肥皂水清洗双手,采用针罐法时应用 75％乙醇棉球擦拭消毒双手。

(二)施术方法

1. 吸拔方法

(1) 火罐法:此法是指利用燃烧时火焰的热力,排出空气,使罐内形成负压,将罐具吸附

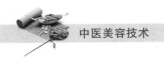

于体表的吸拔方法(表2-10-2)。常用的有闪火法、投火法和贴棉法。

表 2 - 10 - 2　火罐法

	操　作　流　程	美容应用
闪火法	(1) 准备:施术者一手持镊子或止血钳,夹住95%乙醇棉球,另一手握罐体,罐口朝下 (2) 施罐:将棉球点燃后立即伸入罐内摇晃数圈随即退出,速将罐扣于应拔部位 (3) 备注:此法闪动酒精棉球时火焰已离开火罐,罐内无火,无燃烧物坠落,可避免烫伤皮肤,操作时蘸酒精宜少,酒精不能沾于罐口,闪火时也不能在罐口停留,防止罐口烧热而灼烫伤皮肤	适用于全身各部位的美容保健,是比较常用的拔罐方法
投火法	(1) 准备:将易燃软质纸片(卷)或95%乙醇棉球点燃后投入罐内 (2) 施罐:将罐迅速扣于应拔部位 (3) 备注:此法可防止罐内燃烧物坠落,以及火焰烫伤皮肤。初学投火法,还可在被拔地方放一层湿纸,或涂点水,让其吸收热力,以保护皮肤	此法适用于身体侧面横向拔罐,可留罐等
贴棉法	(1) 准备:取直径1~2 cm的95%乙醇棉片贴在罐壁内侧中段 (2) 施罐:点燃后迅速将罐扣于应拔部位 (3) 备注:此法蘸取酒精量不可过多,防止流至罐口造成灼伤	此法适用于身体侧面横向拔罐,可留罐等

(2) 水罐法:此法是指利用水热,排出罐内空气,使罐内形成负压,将罐具吸附于体表的吸拔方法(表2-10-3)。常用的有水煮法和蒸汽法。

表 2 - 10 - 3　水罐法

	操　作　流　程	美容应用
水煮法	(1) 准备:先将竹罐放在锅内,加水或药液煮沸2~3 min,然后用镊子将罐倒置(罐口朝下)夹起,迅速用多层干毛巾紧捂罐口片刻,以吸掉罐内水液并降低罐口温度(但保持罐内热气) (2) 施罐:趁热将罐拔在应拔部位上,然后轻按罐具 30 s,令其吸牢 (3) 备注:此法一般选用竹罐,消毒彻底,温热作用强。但出水后注意把握好操作时间,适当吸干罐内水分,降低罐口温度,防止水液或药液烫伤皮肤,如果时间过久则可能无吸拔力	可选用不同药液煮罐,治疗多种损美性疾病,适合身体多个部位的拔罐、留罐、排罐
蒸汽法	(1) 准备:将水或药液(勿超过壶嘴)在小水壶内煮沸,至水蒸气从壶嘴或套于壶嘴的皮管内大量喷出时,将壶嘴或皮管插入罐内 (2) 施罐:2~3 min后将罐取出,速扣于应拔部位,拔后轻按罐具半分钟左右,即能牢牢吸住	适用于身体多个部位的拔罐、留罐、排罐等

(3) 抽气罐法:先将抽气罐紧扣在应拔部位,用抽气筒将罐内的部分空气抽出,使其吸拔于皮肤上。因各厂家的产品不同,抽气排气法略有不同,一般是抽吸罐顶活塞来控制抽排

气,造成负压,使罐吸附于应拔部位上。

（4）其他：在传统罐具的基础上,配合现代医疗技术研制出多种功能的新型罐具,如挤气罐、电磁罐、远红外罐、药物多功能罐等,可根据其说明书操作。此外,在突发紧急情况却没有罐具时,可选取口部平整或厚而光滑、能耐热可产生负压的圆柱状器具来代替,如水杯、空瓶、碗等器具。

2. 应用方法

（1）单纯拔罐法：见表2-10-4。

表2-10-4　单纯拔罐法

	操 作 流 程	备 注
闪罐法	（1）施罐：用闪火法将罐吸拔于应拔部位,随即取下,再吸拔,再取下,如此反复多次吸拔 （2）罐量：直至皮肤潮红、充血或瘀血,或罐体底部发热为度	（1）操作时要求施术者动作娴熟、吸拔迅速、位置准确,防止罐口烧烫或火星掉落皮肤,以及操作过快致罐具脱落 （2）若罐具过热,可换罐吸拔,也可两罐或多罐交替做闪罐法 （3）必要时也可在闪罐后留罐
留罐法 （坐罐法）	（1）施罐：用闪火法将罐吸拔于应拔部位 （2）罐量：留置一定时间,使局部皮肤潮红,甚或皮下瘀血呈紫黑色后再将罐具取下。一般留5～15 min为宜,还应综合考虑受术者拔罐后肌肤情况、体质情况、年龄等,对首次拔罐、年老体弱、儿童、皮肤敏感、皮肤薄弱等受术者应酌情缩短留罐时间	留罐过程中,可适当沿皮肤垂直方向提拉轻按罐具,或震颤、摇晃罐具,或缓缓于水平方向顺时针与逆时针交替转动罐具,以增强刺激,提高拔罐的治疗效果,但手法宜轻柔,防止皮肤扯痛及罐具脱落摔碎等
走罐法 （推罐法、拉罐法）	（1）施罐：先于施罐部位涂上润滑剂（常用凡士林、医用甘油、液体石蜡、润肤霜或温水、药液等）,还可将罐口涂上油脂。用闪火法,将罐具吸附在应拔部位,然后施术者一手握住罐体,稍倾斜,略用力将罐沿着涂有凡士林油的部位上、下或左、右往返推拉操作 （2）罐量：至走罐部位皮肤紫红为度	（1）吸拔后要立即推罐,防止吸得过紧推不动而产生疼痛,推动时罐具前进方向应略提起,后方着力往前推,动作轻柔,用力均匀、缓慢、平稳 （2）若罐具内负压太大,吸力太足,应适当减小负压;罐具内负压太小,则吸拔力不够,应重新吸拔 （3）此法适用于肌肉丰厚、皮肤平坦部位,如肩关节处、背部脊柱两旁、腰骶臀部、腹部、双下肢股四头肌处等,多沿肌肉、骨骼、经络的循行路线推拔
排罐法	（1）施罐：沿某一经脉或某一肌束的体表位置,吸拔多个罐具,使罐具按顺序成行排列的方法 （2）罐量：使局部皮肤潮红,一般留5～15 min	一般为沿经络或肌筋进行排罐,罐具数量根据所拔部位和穴位而定,间距适当,防止过密导致疼痛

注：单纯拔罐法的操作规范配有视频,请扫二维码。

（2）针罐法：即将针刺与拔罐相结合,以加强治疗作用的方法（表2-10-5）。

单纯拔罐法
的操作规范

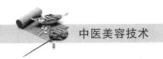

表 2-10-5　针罐法

	操 作 流 程	备 注
留针拔罐	(1) 施罐：选取穴位进行针刺，针刺得气后留针，再以针为中心于局部拔罐并留罐 (2) 罐量：一般留 5~15 min，然后取罐出针	此法不宜在胸背部操作，防止罐内负压使针往深处插入，导致气胸
出针拔罐	(1) 施罐：选取穴位进行针刺，针刺得气后留针；或持续快速行针，然后将针拔出，立即在施术部位拔留罐 (2) 罐量：罐内负压致针孔处流出少许血液或组织液，即可将罐取下，并用消毒棉球将拔罐处擦净	此法操作时应在出针后迅速拔罐，等吸出血液或组织液后，罐内负压减轻，应密切注意防止罐具脱落
刺络拔罐	(1) 施罐：选取要施术的穴位，将皮肤消毒后，用三棱针点刺出血或用皮肤针叩打，也可选用注射针、粗毫针点刺皮肤渗血，或挑刺皮下血络或纤维数根后，再行拔留罐 (2) 罐量：血液或组织液流出，即可将罐取下，并用消毒棉球将拔罐处擦净	此法操作后针孔较大，应注意保持局部清洁和消毒，或贴创可贴

（3）起罐方法：起罐又称启罐，是使罐内负压消失，将吸拔牢固的留罐取下来的方法（表 2-10-6）。

表 2-10-6　起罐方法

	操 作 流 程	备 注
一般罐	施术者一手握住罐体，罐口稍向另一手方向倾斜，另一手拇指或示指按压罐口边缘的皮肤，使罐口与皮肤之间形成空隙，空气进入罐内，罐内负压消失，即可将罐取下	这 3 种罐操作时切不可硬拉提拔或旋转扭动起罐，易引起局部疼痛或皮肤牵扯拉伤
抽气罐	提起抽气罐上方的塞帽，使空气注入罐内，罐具即可脱落，也可用一般罐的起罐方法起罐	
水（药）罐	起罐时为防止罐内有残留水（药）液漏出，若吸拔部位呈水平面，应先将拔罐部位调整为侧面，使罐具内液体因重力关系流至罐体和罐底，再按压罐口起罐	

（三）施术后处理

1. 拔罐的正常反应　在拔罐处若出现点片状紫红色瘀点、瘀斑，或兼微热痛感，或局部发红，片刻后消退，恢复正常皮色皆是拔罐的正常反应，一般不予处理。

2. 拔罐的善后处理　起罐后应用消毒棉球轻轻擦去拔罐部位紫红色罐斑上的小水珠，若罐斑处微觉瘙痒，不可搔抓，数日后自可消退。起罐后如出现水泡，只要不擦破，可任其自然吸收。若水泡过大，可用一次性消毒针从泡底刺破，放出水液后，再用消毒敷料覆盖，若出血应用消毒棉球拭净。若皮肤破损，应常规消毒，并用无菌敷料覆盖其上。若用拔罐治疗疮痈，起罐后应拭净脓血，并常规处理疮口。

三、注意事项

（1）拔罐前应充分暴露应拔部位，有毛发者宜剃去，操作部位应注意防止感染。

（2）选好舒适体位，局部宜舒展、松弛，勿移动体位，以防罐具脱落。

（3）身体虚弱者不适合拔罐。因体虚者体内阳气不足，此时拔罐会导致阳气更加亏虚，破坏自身的阴阳平衡。所以身体虚弱、阳气不足者，尽量不拔罐。

（4）若留针拔罐，选择罐具宜大，毫针针柄宜短，以免吸拔时罐具碰触针柄而造成损伤。

（5）使用电罐、磁罐时，应注意询问受术者是否带有心脏起搏器等金属物体，有佩带者禁用。

（6）拔罐手法要熟练，动作要轻、快、稳、准。用于燃火的乙醇棉球，不可吸含酒精过多，以免拔罐时滴落至受术者皮肤造成烧烫伤。

（7）拔罐过程中如果出现拔罐局部疼痛，可以减压放气或者立即起罐。

（8）拔罐过程中若出现头晕、胸闷、恶心欲呕、肢体发软、冷汗淋漓，甚或瞬间丧失意识等晕罐现象，应立即起罐，使受术者呈头低脚高卧位，必要时可饮用温开水或温糖水，配合掐人中穴等。密切注意血压、心率变化，严重时按晕厥处理。

（9）拔罐的留罐时间可根据年龄、病情、体质等情况而定。一般留罐时间为 5～20 min，若肌肤反应明显、皮肤薄弱、老年人与儿童则留罐时间不宜过长。

（10）起罐操作时不可硬拉或旋转罐具，以免疼痛，甚至损伤皮肤。

（11）治疗的间隔时间，按局部皮肤颜色和病情变化决定，同一部位拔罐一般隔日 1 次。一般急性病痊愈为止；慢性病以 7～10 次为 1 个疗程，两个疗程之间应间隔 3～5 天，或等罐斑痕迹消失。

四、禁忌证

（1）急性严重疾病、接触性传染病、严重心脏病、心力衰竭。

（2）皮肤高度过敏、传染性皮肤病，以及皮肤肿瘤（肿块）、皮肤溃烂处。

（3）血小板减少性紫癜、白血病及血友病等出血性疾病。

（4）心尖区体表大动脉搏动处及静脉曲张处。

（5）精神分裂症、抽搐、高度神经质及不配合治疗者。

（6）急性外伤性骨折、中度和重度水肿部位。

（7）瘰疬、疝气处及活动性肺结核者。

（8）眼、耳、口、鼻等五官孔窍部。

罐诊

拔罐可使皮肤出现各种各样的不同的反应,主要是颜色与形态的变化,我们把这种现象称为"罐斑"。一般可以依据罐斑的情况判断机体的状况。

拔罐后,罐斑呈粉红色,提示身体健康;罐斑呈鲜红色,多属热证、实证;罐斑呈紫红色、暗红色,多属血瘀证、旧疾;罐斑呈青紫色,多属寒证;罐斑呈白色,多属气血双亏、功能低下;罐斑呈暗黑色,则提示病危。

罐斑色淡为虚;色深伴局部发热者,为热毒炽盛或阴虚火旺;色深但局部不发热者,多为瘀血、寒凝、阳虚、气虚。

拔罐后局部出现水泡、水肿、潮湿者为湿气盛;水泡色清为寒湿盛,色黄为湿热盛;局部微痒或出现皮纹为受风;罐中气暖为湿热重,罐中无温热感但有水珠为寒湿重。

在连续拔罐的过程中,皮肤所呈现的罐斑颜色逐渐变浅或减少,说明病情逐渐减轻;皮肤呈现的罐斑颜色逐渐变深或增多,说明病情正在加重,此时与受术者主诉的症状往往也是一致的。因此在临床上可根据罐斑的变化,判断病因,诊断病情。

→ 任务训练

练习火罐、水罐、抽气罐、针罐的操作。

→ 思考题

1. 简述各种拔罐疗法的操作及注意事项。
2. 简述哪些损美性问题适合选择拔罐疗法进行处理。

(谢碧娟)

任务二　刮痧美容疗法

学习目标

1. 熟悉"出痧"的原理。
2. 熟悉刮痧器具，并能正确地进行选择。
3. 掌握不同部位美容刮痧的具体操作方法。
4. 熟悉刮痧的补法、泻法、平补平泻手法。
5. 熟悉刮痧美容的适应证，掌握其注意事项以及晕刮的处理措施。
6. 培养学生的实践能力与协作能力，提高人文素养，培养正确的人生观及价值观。

任务导入

　　小陈有一次跟团外出旅游，忘记带遮阳用具，当天阳光灿烂，气温高达 30℃。小陈在外行走一段时间后，突然觉得头晕头痛、胸闷、恶心呕吐，最后竟然晕倒在地。幸运的是团队中有一位医生队友，对她展开施救，施救过程中有一个环节就是刮痧。刮拭的部位是颈部，痧印很红，刮痧后小陈的面色慢慢地恢复了正常，精神状态也有所好转。为什么通过刮痧可以实现"手到病除"呢？在此，让我们一起学习刮痧疗法吧。

　　刮痧，是指采用刮痧器具并结合相应的手法，在体表涂抹介质后，进行反复刮动、摩擦，使皮肤局部出现红色粟粒状或暗红色出血点等"出痧"变化，从而达到活血祛瘀、疏通经络、排泄毒素的一种治疗方法。

一、刮痧器具

　　刮痧的主要器具是刮痧板，常用的是由水牛角或玉石制成的。此外，也可以选用边缘光滑，不易损伤皮肤，方便操作的铜钱、瓷片、砭石、汤勺等一些日常生活用具来代替。

二、刮痧介质

　　为了防止刮痧损伤皮肤，使刮痧板在皮肤上移动顺畅，可以适当地使用一些刮痧介质，如使用刮痧乳、刮痧油、凡士林、液状石蜡等作为润滑剂，也可以使用红花油、何首乌等中药提取液以增强疗效。

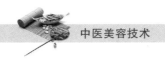

三、刮痧美容的作用机制及功效应用

现代医学证明,刮痧可以扩张毛细血管,增加汗腺分泌,促进血液循环,对于高血压、中暑、肌肉酸痛等所致的风寒痹证有立竿见影的效果。经常刮痧,具有调整经气、消除疲劳、增强免疫功能的作用。

刮痧对机体的作用大致分为两大类:一是保健作用;二是治疗作用。

1. 保健作用及应用　可增强卫气,使外邪不容易入侵;若外邪入侵,及时刮痧,能驱除邪气,防止邪气内传脏腑,故刮痧有预防保健的作用。

2. 治疗作用及应用　可活血祛瘀,消斑除痘,舒通经络,信息调整,调整阴阳,抗衰养颜,用于雀斑、粉刺、黧黑斑、脂溢性皮炎、黑眼圈、乳腺增生、皱纹、皮肤松弛、毛孔粗大等。

四、刮痧手法

刮痧手法可分补法、泻法、平补平泻法(平刮法,表2-10-7)。

表2-10-7　刮痧手法

刮痧类型	特点	作用	应用
补法	刮拭按压力度小,速度慢	激发正气,使低下的功能恢复旺盛	年老体弱、久病重病或形体瘦弱之虚证患者
泻法	刮拭按压力度大,速度快	疏泄病邪,使亢进的功能恢复正常	年轻体壮、新病急病或形体壮实的实证患者
平补平泻法	(1)刮拭按压力度大,速度慢 (2)刮拭按压力度小,速度快 (3)刮拭按压力及速度中等	扶正祛邪	正常人保健或虚实夹杂证的治疗

五、刮痧操作步骤与要求

(一)施术前准备

1. 施术部位　以经脉循行和病变部位为主,施术部位应尽量暴露,以便施术,常用部位有头、颈、肩、背、腰及四肢等。

2. 体位　根据受术者的病情和体质,选择受术者舒适持久、方便术者操作的体位。

3. 消毒　刮痧部位可用热毛巾,或一次性纸巾,或75%乙醇,或生理盐水棉球进行清洁或消毒。施术者双手可用肥皂水或洗手消毒液清洗,或用75%乙醇擦拭清洁。

4. 涂抹刮痧介质　取适量的刮痧介质,置于消毒后的拟刮拭部位,用刮痧板涂抹均匀。

(二)刮拭方法

1. 握持刮痧板的方法 通常根据所选刮痧板的形状与大小,使用比较方便的握持手法,一般多采用单手握持法。操作时将刮痧板放置手心,由拇、示、中指夹住刮痧板,无名指、小指紧贴刮痧板(图2-10-1)。刮痧时利用指力和腕力调整刮痧板角度,使刮痧板与皮肤之间的夹角约呈45°,以肘关节为轴心,前臂做有规律的移动。

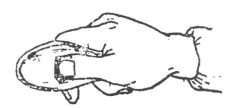

图2-10-1 握持刮痧板的方法

2. 刮痧的次序 总原则为先头面后手足,先背腰后胸腹,先上肢后下肢,逐步按顺序刮拭。

3. 刮痧的方向 总原则为由上向下,由内向外,单方向刮拭,尽可能拉长距离。遇下肢静脉曲张时,应由下向上刮拭。

4. 刮痧的时间 包括每次治疗时间、刮痧间隔时间和疗程。每个部位一般刮拭20~30次,通常选3~5个部位进行刮拭;局部刮痧一般10~20 min,全身刮痧一般20~30 min;两次刮痧之间宜间隔3~6天,或以皮肤上痧退,手压皮肤无痛感为宜;一般急性病痊愈为止,慢性病以7~10天为1个疗程。

5. 刮痧的力度 刮痧时用力应均匀,由轻到重,先轻刮6~10次,然后逐渐加力,尤其是穴位部位,以受术者能够耐受为度,刮拭6~10次,再逐渐减力,轻刮6~10次,每个部位刮拭20~30次,以受术者局部放松、有舒适感为宜。

6. 刮痧的程度 一般刮至皮肤出现潮红、紫红色等颜色变化,或出现粟粒状、丘疹样斑点,或片状、条索状斑块等形态变化,并伴有局部热感或轻微疼痛。对一些不易出痧的受术者或部位,不可强求出痧。

7. 操作流程 施术部位用热毛巾擦洗干净后,进行常规消毒,将选好的介质放置旁边。施术者以右手持刮痧板,灵活运用腕力和臂力,刮痧板与皮肤间呈45°。用力应均匀、平稳,由轻到重,单方向刮拭。操作时边蘸取介质边刮拭,刮至数分钟后,刮处局部体表会出现痧痕。

注:刮痧的操作方法配有视频,请扫二维码。

(三)施术后处理方法

见表2-10-8。

刮痧的操作方法

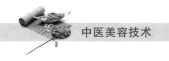

表 2-10-8　施术后处理方法

	正常反应	异常情况
临床表现	（1）刮痧后皮肤出现潮红、紫红色等颜色变化，或出现粟粒状、丘疹样斑点，或片状、条索状斑块等形态变化 （2）伴有局部热感或轻微疼痛	受术者在刮痧时出现面色苍白、大汗淋漓、脉象微弱或呕吐泻下不止，多由于过度紧张或空腹所致
处理方法	数天后即可自行消失，一般不需要进行特殊处理	（1）应立即停止刮痧操作 （2）让受术者平卧，予以温糖水内服 （3）灸百会、涌泉、内关等穴位促醒 （4）必要时予以急诊救治

六、刮痧的注意事项

（1）体质壮实，病情较重的用力宜重；体质虚弱，病情较轻的用力宜轻。

（2）刮痧时要密切观察受术者的局部情况，并注意询问受术者的主观感受。

（3）过饥过饱都不宜刮痧，刮痧体位应根据受术者体质和病情的需要进行选择。

（4）刮痧时应注意保温，冬季应避寒，夏季应避免空调直吹刮拭部位。

（5）对于心脏病、白血病以及有出血倾向的受术者，皮肤高度敏感或刮痧局部患有皮肤病者均不宜使用刮痧法。

（6）不宜在上一次痧斑未消部位再一次刮痧，两次刮痧宜间隔 3～6 天，以皮肤痧斑已退，肿胀已消，无疼痛时方可进行再一次刮痧。

（7）手法要均匀一致，用力适中，防止刮破皮肤。

（8）刮痧完后半小时内不允许用冷水清洗。

（9）刮痧完成后应喝 1 杯温开水，并休息 15～20 min 方可以离开。

（10）面部刮痧不必追求刮出痧斑，以刮至有热效应为主；头部刮痧不必涂刮痧介质；胸部刮拭用力宜柔，不宜过大，乳头处禁止刮拭；刮拭腹部，急腹症忌刮，神阙穴禁刮；刮拭四肢，遇关节部位不可强力重刮；下肢静脉曲张者及下肢水肿的患者，应从下肢远端向近端刮拭；膝关节刮拭动作宜轻柔，以免损伤膝关节。如有膝关节积液，局部不宜刮拭，可取远端穴位刮拭。膝关节后方及下方刮拭时易起痧疱，故刮拭宜轻。

七、刮痧的适应证与禁忌证

（1）适应证：广泛应用于各种急性和慢性及多发性病证，如头晕头痛、失眠、腹痛腹泻、便秘、肌肉劳损、各种痛证、月经不调、黄褐斑、痤疮、荨麻疹、肥胖等。

（2）禁忌证：严重出血性疾病、传染性皮肤病、心脏病、恶性肿瘤、严重脏器衰竭及精神病发作期的患者，以及骨折或外伤伤口附近均不宜使用刮痧疗法。

知识链接

痧诊解密

　　刮痧具有宣通气血、发汗解表、疏经活络、调理脾胃等功能，刮痧可使脏腑秽浊之气通达于外，使周身气血流畅，驱邪外出。

　　一般来说，可以从痧印的颜色判断机体的状况。刮痧后如痧印的颜色呈现粉红色，无痧点出现，刮完后立即恢复皮肤本色，说明身体健康，或者该反射区健康。如痧印呈现紫色、红色、青色或白色，说明身体状况异常。痧印呈紫色并伴有斑点，说明血脉循环不好，有旧疾，属气滞血瘀；痧印呈紫黑而颜色黑暗，说明病程已久；痧印呈青色，说明体内有寒邪；痧印呈红色，说明体内热势比较明显；痧印呈白色，则常见于体虚之人。

➡ 任务训练

　　1. 简述如何对面部进行刮痧。
　　2. 描述刮拭的次序。

➡ 思考题

　　1. 面部美容刮痧选用何种刮痧板？
　　2. 如何判断是否出痧？
　　3. 刮痧补泻手法具体如何应用？

（隆美华）

任务三　拨筋美容疗法

学习目标

　　1. 掌握拨筋美容疗法的操作步骤。
　　2. 熟悉面部拨筋美容的原理及功效。
　　3. 能够将面部拨筋灵活运用于求美者。
　　4. 帮助学生掌握在拨筋操作过程中与顾客的沟通技巧，具备科学严谨的职业态度和精益求精的职业素养。

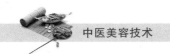

任务导入

　　相传,华佗曾遇到一名少女求医,此少女年方十八,却满面疙瘩,肤色晦暗。华佗根据中医理论"外病内治"治疗,效果不佳。一日,华佗经过一农田,见一农夫在清理布满杂草的水沟,锄到之处,杂物即除,久滞的流水便顺利而过。华佗得到了极大的启发:人体经络如水沟,筋结和杂物的产生,使气血运行不畅,从而导致瘀滞,表现为瘢痕及痘斑等,此情况应该清理的是"杂物"。于是,华佗运用动物骨节圆头,在少女脸上依肌肉的纹理做"力道"运动,再配以油润滑,不到一个月,女子恢复容颜。这就是拨筋的由来。那么,拨筋在现代医学美容中如何运用呢? 在此,让我们一起来学习吧。

一、概念

　　拨筋是借助专门的工具(拨筋棒)在面部进行有规律地拨动,达到舒筋活络、活血化瘀的目的,改善面部肌肤僵硬、色泽暗沉、皱纹、淤堵等不良状态的美容方法。

二、拨筋的原理

　　面部拨筋是以中医全息经络学为理论基础,通过技术、产品、独特按摩工具的三效合一,突破传统以手做按摩的方式,直接将按摩效果作用至真皮层,清除皮肤、机体内部代谢积存物,通过疏通面部经络,刺激脏腑面部反射点,活化气血,散瘀化结,代谢血管内毒素及废物,从而还原皮肤本色。

三、面部拨筋功效

　　1. 抗敏感　能够调理肝经,调节肝脏解毒功能,增强抵抗力,预防过敏。

　　2. 补充水分　能够调理心经,调节心脏供血功能,改善皮肤因缺乏水分而干燥的现象。

　　3. 回春抗衰　能够调节脾经,调理因脾功能下降引起的面部暗黄,缺乏营养的症状。

　　4. 平衡油脂、抗痘　能够调节肺经,调理因肺功能下降引起的毛孔粗大现象。

　　5. 美白保湿、均匀肤色　能够调节肾经,调理因肾功能下降引起的眼袋、面色暗沉的现象。

　　6. 调理问题性皮肤

　　(1) 红血丝皮肤:通过疏通面部经络刺激毛细血管壁收缩,改善红血丝症状。

　　(2) 晦暗无光泽皮肤:通过疏通面部经络,活化气血,代谢毒素,达到改善肤色的效果。

　　(3) 敏弱性皮肤:通过拨筋刺激加快血液流速,从而排出血管内毒素,减轻皮肤负担,增强皮肤抵抗力。

　　(4) 皱纹松弛性皮肤:刺激弹力纤维的活性,促进胶原蛋白的合成,达到紧肤祛皱的效果。

四、面部拨筋与面部刮痧的区别

（1）面部拨筋是双向（经络＋气血）调理，而面部刮痧是单向（血管）调理。

（2）面部拨筋调节的是人体气血运行的通络，是对整个人体"面"的调整。面部刮痧是血管的调理，是一种排毒，是"点"的调理。

（3）拨筋包含刮痧，刮痧不含拨筋。

五、面部拨筋的原则

拨筋主要从左边开始拨起，先左后右。因为左行气右行血，气为血之帅、血为气之母，只有气通畅了才能推动血的运行。

六、适合人群

（1）皮肤晦暗，痘，斑，黄气，皱纹，黑眼圈，面部松弛老化，表情有纹路，黑色素沉淀有斑点，脂肪下垂，耳鸣，听力下降，精神不集中，记忆力下降等人群。

（2）女士月经期间做拨筋效果更好。可以帮助排泄毒素，防痛经。

七、拨筋步骤

（1）人中→承浆→下巴→耳垂→耳前沿发际线到神庭→眉心。

（2）承浆→下巴→耳垂后→锁骨下淋巴穴。

（3）承浆→地仓（嘴角）。

（4）人中→地仓（嘴角）3/4 交叉做。

（5）嘴角→颊车穴→耳垂后→锁骨下淋巴穴。

（6）鼻翼上下拉动。

（7）从下眼窝→内外切割法令纹。

（8）鼻翼→耳中→耳垂后→锁骨下淋巴穴。

（9）上下拨动上眼窝。

（10）眼窝→承泣→太阳穴→水平拨动至发际线。

（11）从眉头→眉尾→太阳穴→水平拨动至发际线交叉做。

（12）从瞳子髎开始"8"字型拨动至发际线内。

（13）从眉头竖向至发际线→太阳穴，先竖后横呈"田"字拨动 2 遍。

（14）排毒。

1）下巴→耳垂下→锁骨下淋巴穴→腋下淋巴穴。

2）嘴角→耳垂下→锁骨下淋巴穴→腋下淋巴穴。

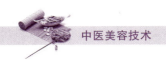

3) 鼻翼→耳中→耳垂下→锁骨下淋巴穴→腋下淋巴穴。

4) 鼻翼→太阳穴。

5) 印堂特效区竖向排毒。

(15) 提升瘦脸。

(16) 脸部塑形。

注意:第1~13个步骤做2遍,其他步骤做4遍。力度在皮肤之下、骨头之上、肌肉之中。

八、面部拨筋注意事项

(1) 孕妇不宜拨筋。

(2) 面部溃烂、有严重炎症者不宜拨筋。

➡ 任务训练

1. 简述面部拨筋的适应证。

2. 简述面部拨筋的原则。

➡ 思考题

试述面部拨筋与面部刮痧的区别。

(覃 莹)

任务四 耳针美容疗法

学习目标

1. 能够熟练运用耳穴压豆的操作方法。

2. 掌握耳穴压豆的适用范围以及注意事项。

3. 培养学生在耳针操作过程中与顾客的沟通能力,具备良好的人文关怀精神,不断钻研和精进业务水平,提升服务水平和服务质量。

任务导入

44岁的张女士,因失眠困扰近半年,伴焦虑、头晕,严重影响了工作以及生活;曾尝试口服安眠药,但效果不明显。经过耳穴压豆治疗5次后,张女士失眠、焦虑和头晕等症状逐渐消失。为什么耳穴压豆可以治疗失眠呢?在此,让我们一起学习耳针美容疗法。

耳针疗法是指使用一定方法刺激耳穴以诊断疾病、防治疾病及美容保健的方法。耳针以耳穴为刺激部位,耳穴是耳郭表面与人体脏腑经络、组织器官、四肢躯干相互沟通的部位。当人体内脏或躯体产生病变时,往往会在耳郭的相应部位出现压痛敏感点,以及皮肤点特异性改变、变形、变色等反应。临床上,可将这些反应点作为防治疾病的刺激部位。

一、耳穴的分布

（一）耳郭的表面解剖

见图 2 - 10 - 2。

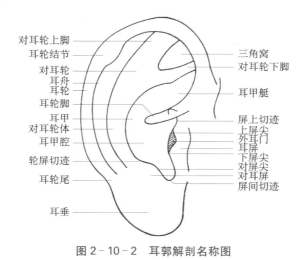

图 2 - 10 - 2　耳郭解剖名称图

注：耳郭解剖名称请扫二维码。

耳郭解剖名称

（二）耳穴分布规律

耳穴分布有其一定的规律,整个耳郭上的腧穴,犹如一个在子宫内倒置的胎儿,头部朝下,臀部朝上。其分布的规律见表 2 - 10 - 9 和图 2 - 10 - 3。

表 2 - 10 - 9　耳穴分布规律

耳穴分布区域	主治疾病的相应部位
耳垂	头面部
耳舟	上肢
对耳轮体	躯干
对耳轮上、下脚	下肢
耳甲艇	腹腔
耳甲腔	胸腔
耳轮脚周围	消化道

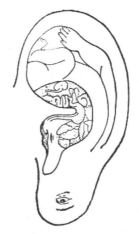

图 2 - 10 - 3　耳穴分布示意图

二、常用耳穴的定位和美容应用

见图 2 - 10 - 4、图 2 - 10 - 5,表 2 - 10 - 10。

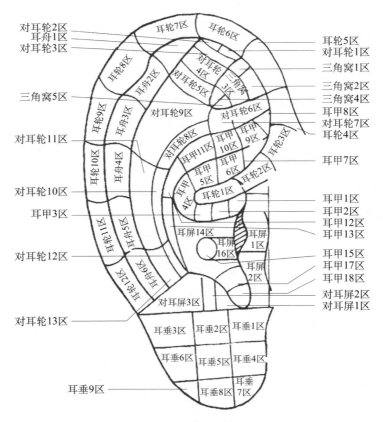

图 2 - 10 - 4　标准耳郭分区示意图

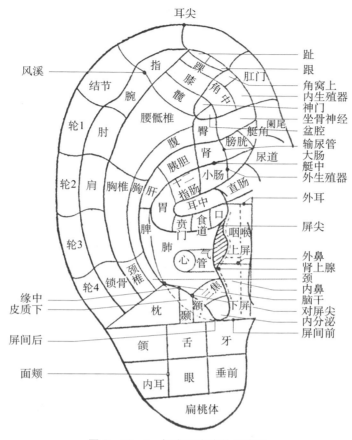

图 2 - 10 - 5　标准耳穴定位示意图

表 2 - 10 - 10　常用耳穴定位和美容应用

序号	穴位名称	定　位	美容应用
		耳轮	
1	耳中(膈)	在耳轮脚处,即耳轮1区	荨麻疹、皮肤瘙痒
2	耳尖	在耳郭向前对折的上部尖端处,即耳轮6/7区交界处	睑腺炎(麦粒肿)、牙痛、失眠、风疹、失眠
3	结节	在耳轮结节处,即耳轮8区	头晕、头痛、高血压
		耳舟	
1	风溪	在耳轮结节前方,指区与腕区之间,即耳舟1、2区交界处	相应部位疼痛
2	肘	在腕区的下方处,即耳舟3区	相应部位疼痛
3	肩	在肘区的下方处,即耳舟4、5区	相应部位疼痛
4	锁骨	在肩区的下方处,即耳舟6区	相应部位疼痛

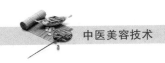

（续表）

序号	穴位名称	定位	美容应用
		对耳轮	
1	交感	在对耳轮下脚末端消失处，即对耳轮6区前端	自主神经功能紊乱、失眠等
2	腹	在对耳轮体前部上2/5处，即对耳轮8区	痛经、产后宫缩痛
3	胸	在对耳轮体前部中2/5处，即对耳轮10区	胸闷、乳少
4	胸椎	在胸区后方，即对耳轮11区	经前乳房胀痛、产后乳少
5	颈	在对耳轮体前部下1/5处，即对耳轮12区	落枕
6	颈椎	在颈区后方，即对耳轮13区	落枕
		三角窝	
1	内生殖器	在三角窝前1/3的下部，即三角窝2区	痛经、月经不调、白带过多、功能性子宫出血
2	神门	在三角窝后1/3的上部，即三角窝4区	失眠、多梦、过敏性疾病、戒断综合征
3	盆腔	在三角窝后1/3的下部，即三角窝5区	盆腔炎、附件炎
		耳屏	
1	上屏	在耳屏外侧面上1/2处，即耳屏1区	单纯性肥胖症
2	下屏	在耳屏外侧面下1/2处，即耳屏2区	单纯性肥胖症
3	外鼻（饥点）	在耳屏外侧面中部，即耳屏1、2区之间	鼻疖、鼻部痤疮、鼻炎
4	肾上腺	在耳屏游离缘下部尖端，即耳屏2区后缘处	过敏性皮肤病
		对耳屏	
1	额	在对耳屏外侧面的前部，即对耳屏1区	失眠
2	颞	在对耳屏外侧面的中部，即对耳屏2区	偏头痛
3	枕	在对耳屏外侧面的后部，即对耳屏3区	神经衰弱
		耳甲	
1	胃	耳轮脚消失处，即耳甲4区	失眠、消化不良、单纯性肥胖
2	肾	在对耳轮下脚下方后部，即耳甲10区	腰痛、月经不调
3	脾	在耳甲腔的后上部，即耳甲13区	白带过多、失眠
4	肺	在心、气管区周围处，即耳甲14区	痤疮、皮肤瘙痒、荨麻疹
5	内分泌	在屏间切迹内，耳甲腔的前下部，即耳甲18区	痛经、月经不调、更年期综合征、痤疮
		耳垂	
1	面颊	在耳垂正面，眼区与内耳区之间，即耳垂5、6区交界处	痤疮、扁平疣
		耳背	
1	耳背肺	在耳背中内部，即耳背2区	皮肤瘙痒
2	耳背沟	在对耳轮沟和对耳轮上下脚沟处	皮肤瘙痒
		耳根	
1	耳迷根	在耳轮脚后沟的耳根处	腹痛

三、选穴原则

耳针的选穴原则,也遵循针灸选穴原则,但耳穴有其自身的特点,其选穴原则主要有以下 4 个方面。

(一)根据相应部位选穴

根据临床诊断属于某病,在耳郭上选取相应的耳穴。如眼疾选眼穴及屏间前、屏间后穴;胃病取胃穴;肩周炎选肩穴;妇女经带病取内生殖器穴等。

(二)根据脏腑、经络辨证选穴

根据人体经络系统的循行分布、功能、症候及其与脏腑的相互关系辨证选穴,如偏头痛选胆穴,声音嘶哑选肺穴等;或者根据脏腑的生理功能、病理变化辨证选穴,如皮肤病可按"肺主皮毛"的理论,选用肺穴等。

(三)根据现代医学理论选穴

耳穴中的某些穴位与现代医学理论有关,如交感穴与自主神经的功能相关,故内脏功能异常或自主神经功能紊乱时常选交感穴,而低血压、休克、链霉素中毒选肾上腺等。

(四)根据临床经验选穴

根据临床积累的经验选穴,如目赤肿痛用耳尖穴消炎退热,外生殖器穴可用于治疗腰腿痛等。

以上方法可单独使用,亦可配合使用,但力求少而精,可单侧选穴或者双侧同时选穴。

四、常用方法

耳针方法有毫针、皮内针、电针、压丸等多种刺激方法,其中以耳穴压丸最为常用。压丸法又称为压籽法,是指在耳穴表面贴敷小颗粒药物的一种简易刺激方法。此法不仅能持续刺激穴位,而且安全无痛,无不良反应,不易引起耳软骨膜炎,尤其适用于老年、儿童以及惧痛的受术者。受术者可以不时地在贴敷处按压以加强刺激。

(一)寻找反应点

耳穴部位的阳性反应既是辅助诊断的重要依据,同时也是治疗疾病的刺激点。临床对耳穴阳性反应点的探查方法主要有以下 3 种。

1. 望诊法　在自然光线下,观察耳穴区域内有无变形、变色、丘疹、脱皮、结节、血管变化、凹陷、水疱等阳性反应点,注意排除色素痣、冻疮及随生理变化而出现的假阳性特征。

2. 压痛法　在与疾病相应的部位，用探针、棉签等物由周围向中心以均匀的压力仔细探压，寻找以压痛为主要表现的阳性反应点。当受术者出现皱眉、眨眼、互通、躲闪等反应，与周围有明显差异者，可以作为辅助诊断参考。

3. 抚摸法　施术者用拇指与示指或者中指对称夹住耳郭并抚摸耳穴区域，检查耳穴区域有无结节、隆起等阳性反应点，并检查其大小、质地、边缘等情况。

（二）耳穴压豆具体操作流程

压丸所选材料可就地选材，根据病情选择表面光滑、大小适宜、不易碎、无毒的压丸，如王不留行籽、油菜籽、小米以及磁珠等。临床现多用王不留行籽。使用前，应将王不留行籽用沸水烫洗 2 min，晒干装瓶备用。应用时，将王不留行籽贴附在 0.6 cm×0.6 cm 大小胶布中央，施术者一手固定耳郭，另一手用镊子夹取压丸贴片贴压耳穴并适当按揉，根据病情嘱受术者定时按揉，每次按压至耳郭酸、胀、痛、皮肤潮红为止，一般需每日自行按压 3～5 次，每次 30～60 s，2～4 日更换 1 次，双耳交替使用或者双耳同时使用。

注：耳穴压豆的操作方法配有视频，请扫二维码。

五、常用美容项目的耳穴配穴

见表 2-10-11。

耳穴压豆的操作方法

表 2-10-11　常用美容项目的耳穴配穴

美容项目	取　穴
抗衰驻颜	心、神门、内分泌
美白祛斑	肺、脾、肾、肝、内分泌、面颊、生殖器
痤疮	肺、肾、脾、胃、内分泌、面颊
减肥	脾、胃、三焦、肺、内分泌、神门

六、注意事项

（1）耳针也可能发生晕针，应注意预防，及时处理晕针。紧张、疲劳、虚弱的受术者，最好采用卧位以防晕针。

（2）妊娠期间慎用耳针，有习惯性流产的孕妇禁用耳针。

（3）耳穴局部有脓肿、溃疡、冻疮者禁用耳针。

（4）压丸贴片留置期间，应防止胶布脱落或污染；对普通胶布过敏者宜改用脱敏胶布。

→ 任务训练

1. 运用选穴原则,挑选治疗"痤疮"的常用耳穴。
2. 耳穴压豆的操作练习。

→ 思考题

试述耳针疗法在中医美容中的应用。

（曾志平）

任务五　药浴美容疗法

学习目标

1. 掌握药浴的功效、方法。
2. 熟悉药浴的作用机制。
3. 能够将药浴灵活运用于日常生活美容。
4. 引导学生运用辨证论治的方法慎重选药,具备及时发现问题和解决问题的职业素养。

任务导入

　　炎炎夏日,暑气逼人,我们都希望能痛痛快快地洗个澡。如果在洗浴水中加入风油精,会觉得浑身凉爽,还能防止长痱子;将十滴水(一种防中暑的中成药)加入洗浴水中,浴后感觉双目清明,清新舒适……这是生活中常用的药浴法。在加入中草药的水中洗浴,会有哪些特殊的功效呢? 在此,让我们一起来学习神奇的药浴吧。

一、药浴的概念

　　药浴,是在水中加入中草药或直接采用中草药的煎液,浸浴或洗浴、蒸浴全身或局部,利用水的洁净、温热、浮力、按摩等物理作用以及药物的治疗、保健作用,达到调理体质、护肤养肤、护发养发,以及防治损美性问题的一种美容方法。药浴是通过水浴和药效的双重作用达到美容目的的。

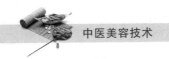

二、药浴的作用机制

药浴的作用途径,一是通过药物透过孔窍、皮肤直接吸收入血液再输布全身;二是经药、浴、热的共同作用,提高皮肤温度使毛细血管扩张,促进血液循环及皮肤的新陈代谢,加速对药物的吸收,同时加快代谢产物的排泄,加速清除炎性物质,改善患处的缺氧状况及理化环境。

现代研究表明,药浴中药物离子经皮肤黏膜的吸收、扩散及辐射等途径进入人体,提高了病灶局部有效药物浓度,同时刺激皮肤的神经末梢感受器,破坏原有的病理反射,起到消炎、排浊、止痛的作用。

三、药浴方法

药浴形式多种多样:全身浴分为"泡浴"和"淋洗浴";局部浴又分"坐浴""足浴"等。药浴用药与内服药一样,亦需遵循处方原则,辨病辨证,谨慎选药,同时根据各自的体质、时间、地点、病情等因素,选用不同的方药,各司其职。

1. 全身沐浴　本法是借浴水的温热之力及药物本身的功效,使周身腠理疏通,毛窍开放,起到发汗退热、祛风除湿、温经散寒、疏通经络、调和气血、消肿止痛、祛瘀生新等作用。

2. 局部洗浴　本法是借助热力和药物的综合作用,直透局部皮肤腠理,从而发挥清热解毒、消肿除湿、祛风杀虫、止痒、活血行气、软化角质、祛腐生肌等功效,达到治疗目的(表2-10-12)。

表2-10-12　局部药浴

分类	概念	作用	注意事项
坐浴	药物煮汤置盆中,让患者坐浴,使药液直接浸入肛门或阴部,以治疗某些疾病	清热除湿、杀虫止痒、活血化瘀、收涩固脱	药汤温度要适宜,坐浴时不可太热或太冷,以免烫伤皮肤、黏膜或产生不良刺激,一般以40～50℃为宜
头面浴	药浴液倒入清洁消毒的盆中,待浴液温度适宜,进行沐发、洗头、洗面	面部皮肤美容、护发美发;治疗头面部疾病	操作时注意避风以免受寒,防止浴后受风,面部急性炎症性渗出明显的皮肤病慎用
目浴	将煎剂滤清后淋洗眼部	疏通经络、退红消肿、收泪止痒;利用药液的温热作用,使眼部气血流畅	注意消毒,尤其是黑暗有陷翳者,用洗法时更须慎重;眼部有新鲜出血或患恶疮者,忌用
手足浴	使用浸泡、淋洗或半身沐浴的方法对四肢进行洗浴	清洁皮肤,防止皮肤老化	洗浴足部要用温水,洗完或泡好后要擦干,不要受凉
蒸浴	煎煮药液时或药液煎后倒入盆中时,以水蒸气熏蒸局部	加强局部血管的扩张,利于药物的吸收	不适宜于热证及皮肤敏感者

四、适宜人群

用于缓解疲劳、防病保健、护肤养肤、护发养发，以及缓解各种皮肤问题而致的皮肤瘙痒等。

五、注意事项

（1）在中医美容实践中，应根据体质情况选择适宜温度的药浴法。药浴时间依据药液温度而定，水温越高，时间越短。有冠心病、动脉硬化、重症高血压等心血管疾病病史者，禁用39℃以上的热水全身浸浴。儿童、老人、病情较重的患者，沐浴时要有人护理，避免烫伤、着凉等。

（2）应用药浴时，除要辨证用药外，对皮肤有刺激性或腐蚀性的药物不宜使用。

（3）皮肤有伤口者、处于月经期的妇女、对药液过敏者不宜采用。

（4）过于劳累和大量饮酒后不宜全身浸浴。

（5）各种沐浴方法都应注意浴时避风寒。

▶ **任务训练**

1. 运用局部沐浴的知识阐述不同部位沐浴的要求和操作手法。
2. 描述中药药浴的形式。

▶ **思考题**

1. 简述药浴的功效。
2. 试述药浴的注意事项。

（覃　莹）

任务六　药膜美容疗法

学习目标

1. 熟悉常用药膜的功效及制作方法。
2. 能够运用药膜美容疗法于美容实践。

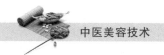

> **任务导入**
>
> 　　中国唐代美女杨贵妃,除饮食起居等生活条件优越外,还经常使用专门调制的面膜。据说杨贵妃的面膜用珍珠、白玉、人参适量,研磨成细粉,再用上等藕粉混合,调和成膏状敷于脸上,静待片刻,然后洗去,能祛斑增白,祛除皱纹,润泽皮肤。同学们,你们知道杨贵妃常敷的面膜是面膜现代分类里面的哪一种吗? 在此,让我们一起来学习吧。

一、面膜概述

　　面膜养护技术源于药物的外治法,是常用的肌肤养护技术。随着高科技的发展和美容医学的兴起,这种技术已成为不可缺少的美容手段之一。面膜由各种水溶性材料、赋形剂、营养物质和药物制作而成,涂敷面部形成一层薄膜,因此称为面膜。因其所含的成分不同,作用也不一样。实际运用时,需要根据个人皮肤类型进行选择。

　　根据面膜的材料不同,可分为倒膜、黏土面膜、薄膜面膜、蜡状面膜、中草药面膜(药膜)、果蔬面膜和矿泥面膜等(图2-10-6)。

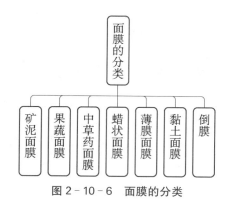

图 2-10-6　面膜的分类

　　药膜原料主要是中草药,可以是直接粉碎的中药粉,或者是中草药的有效成分提取物做成的面膜贴。根据中药的功效不同,其作用也不相同,如益母草面膜可使皮肤红润,肉桂面膜可改善皮肤皮脂分泌。为了达到或强化某种治疗作用,也可以直接或配合使用一些西药,这种含有特定治疗效果的面膜称为药膜。本书主要介绍药膜。

二、药膜的分类及其操作方法

　　1. **药膜的分类**　药膜主要根据中草药的功效分类,有营养类、祛斑类、祛脂类、祛除粉刺类、增白类、防晒类等(表2-10-13)。

表 2 - 10 - 13　药膜的分类

分　类	组　成	功　效
营养类	对皮肤有营养的中草药配以基质而成	营养滋润增白
祛斑类	对人体皮肤有祛斑、消斑、增白等中草药配以基质而成	祛斑、消斑、淡斑、增白
祛脂类	具有降脂、抑脂的中草药配以基质而成	消除皮肤上过多的脂质成分
祛除粉刺类	具有清热解毒、活血化瘀的中草药配以基质而成	清热解毒、抗菌消炎、清热凉血、消肿、活血祛瘀、祛痘除痕、嫩滑肌肤
增白类	具有营养增白的中草药配以基质而成	对皮肤具有增白的效果
防晒类	具有防止太阳紫外线照射功效的中草药配以基质而成	防晒、增强皮肤对外界刺激

2. 药膜护理前准备

(1) 准备肌肤养护的常用工具、调膜的容器、调膜棒、倒棒(或用医用压舌板)、纸巾、颈巾、湿棉片和纱布等。

(2) 根据皮肤类型选择适当的药膜、爽肤水和润肤霜以及调制中药末需要的辅形剂。

(3) 包头巾、颈巾,彻底清洁预敷膜部位皮肤。

(4) 用纸巾将包头毛巾、颈巾四周包严。

3. 药膜操作方法　施术者在消毒后的干燥容器内放入药膜,加适量蒸馏水或清水、茶水、醋、蜜、麻油、饴糖等,用调膜棒沿一个方向迅速搅拌,将其调成均匀的糊状。用消毒后的软毛刷将调好的糊状面膜均匀涂于面部。顺序为:前额→双颊→鼻→颈→下颏→口周(口鼻之间)。一般从中间向两边、从下往上涂抹。注意敷膜涂敷的时间不宜太长。面膜在面部的停留时间根据产品而定。

4. 药膜适宜人群　适用于黄褐斑、雀斑、扁平疣和脂溢性皮炎等多种面部皮肤病或皮肤美容等。

5. 注意事项

(1) 选择合适的中药材:不同药膜具有不同功效,有清热解毒消肿,滋润美白,活血祛瘀等。在调制时,要根据求美者的皮肤状态因人而异。

(2) 敷膜部位要清楚、准确:敷膜动作需迅速、熟练,涂抹方向、顺序正确。膜体厚度适度、均匀,膜面光滑。整个敷膜过程干净、利落。全部结束后,周围不遗留膜粉膜渣。

(3) 调膜时要顺着一个方向搅拌,否则容易产生小疙瘩,且不易搅拌。涂敷药膜时,勿使药膜进入眼睛、鼻孔和口内。调热倒膜时水温不能太高,以免烫伤皮肤。

三、常用药膜的成分、功效及其制作

见表 2 - 10 - 14。

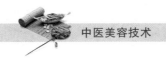

表 2-10-14　常用药膜

常用药膜	成　分	制作方法	功　效
白芷面膜	白芷 10 g、白附子 10 g	中药共研细末,加水和蜂蜜适量调和	祛斑、消斑、增白
杏仁面膜	杏仁、适量蛋清	将杏仁以热水烫泡后去皮,再捣成泥,最后加入蛋清	祛除黑斑、柔嫩肌肤
珍珠祛斑面膜	当归、白芷、白茯苓、白及、杏仁粉各 50 g,珍珠粉适量,水适量,蜂蜜少许	将以上 5 种药粉及珍珠粉混合均匀,再取一干净小瓶装入备用;取瓶中混合好的中药粉一小勺,放入碗中,加水适量调成糊状,再加入少许蜂蜜混匀	美白淡斑、抗皱
祛除粉刺绿豆面膜	绿豆粉、白芷、珍珠粉、甘草、蜂蜜、牛奶、蛋白各适量	将所有中药材水煎取药汁 150 ml,加入适量淀粉,调匀	消炎止痘、美白肌肤
祛痘面膜	白蔹、杏仁、僵蚕、黄芩、穿心莲、白及、白芷各 100 g,乳香 80 g,十大功劳 120 g,冰片、薄荷各 4g,轻粉 20 g	上药混合均匀,再取一干净小瓶装入备用;取瓶中混合好的中药粉一小勺,放入碗中,加水适量调成糊状,再加入少许蜂蜜混匀	清热解毒,祛湿敛疮
黄连黄芩面膜	黄连 6 g,黄芩、栀子、生地、丹参各 15 g,淀粉适量	将所有中药材水煎取药汁 150 ml,加入适量淀粉,调匀	消炎消肿
七子白面膜	白术、白芷、白及、白茯苓、白芍、白附子、白蔹等各适量	将各种药材研成细粉,用时取 2 g,加上黄瓜汁、蛋清或牛奶或蜂蜜少许,调成糊状	养护皮肤、淡化斑点、减少皱纹

▶ 任务训练

1. 运用药膜知识说明药膜使用的注意事项。
2. 描述药膜美容疗法的操作方法。

▶ 思考题

1. 药膜护理前需准备什么?
2. 试述白芷面膜的制作及其功效。

（覃　莹）

任务七　气功美容疗法

学习目标

1. 掌握气功美容疗法的各个体式操作步骤。
2. 了解各气功美容疗法体式的作用和功效。
3. 能够将气功美容疗法应用于求美者。
4. 弘扬中华传统文化,培养学生对传统文化的认同感和民族自豪感。

任务导入

　　武则天作为中国封建王朝历史中唯一的正统女皇帝,也是寿命较长(82 岁逝世)的皇帝。她在政治舞台上饱经风霜 50 多年,直到晚年仍然耳聪目明、齿发不衰、容颜靓丽,可以说是一个奇迹。这背后的秘密又是什么呢? 武则天在感业寺修习禅定 3 年,使她参悟了养生智慧,重视人体的统一性、完整性及其与自然的相互关系。故她在执政期间,经常坐禅修道,修习佛家气功“结跏趺坐”功法,调养身心,消除疲劳,清神明智。气功真的有延年益寿的奇效吗? 在此,让我们一起来揭秘气功吧。

　　气功是中华民族宝贵的文化遗产之一,通过自身行气的锻炼,以调身、调息、调心的方式,发挥“气”的能动作用,达到增强体质、调治疾病、保健养生、延年益寿的目的。调身是调整练功时身体的姿势和动作;调息是调控练功时的呼吸运动;调心是指调定心神、锻炼意志。气功修炼要求三调合一,这三调是气功锻炼的基本方法,是气功学习的三大要素或练功基本原则。练习功法不同,对三调要求就各有侧重。身体姿势处于相对安静状态,通过不间断意念加强对自身的控制力来保健养生,强调以调息、调心为主,归为静功;身体姿势处于变化过程,通过调整姿势和呼吸来保健养生,强调以调身、调息为主,归为动功。虽各有侧重,但三者关系密切,不应过分强调其中一方面而忽略了其他方面,三调作为一个整体,强调人体自身的整体性。

　　气功锻炼过程中除注重三调外,还强调其他共同原则,暨练功要领:动静结合、因人选功、循序渐进、持之以恒、动作规范。气功的种类繁多,流派众多,功法各异,除了上述练功要领外还需注意顺应自然,注重选择适宜的环境。空气流通佳、清新安静、地势平坦;衣着宽松轻柔、厚薄适宜;愉悦心情、情绪稳定,排除杂念。本书介绍气功中的放松功、养生保健功和瑜伽(图 2-10-7)。

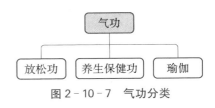

图 2-10-7　气功分类

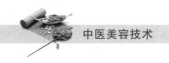

一、放松功

放松功属于静功,是气功入门的基础功法,强调在练功过程中,注重放松。"松"暨形与神、身与心的放松,在维持一定的姿势中,全身各部分肌肉达到最大限度的放松,处于自然状态。练习该功法安全有效,易学易练,姿势不拘,卧、坐、立均可。通过有意识的意念控制身体各部分,心中默念"松",依次将身体调整于自然、舒适、和谐的状态,摒弃杂念,心神安定,以调和气血,沟通脏腑经络,舒缓身心疲劳,最终达到提高免疫力、增强体质、延年益寿的功效。此功法根据练习方法的不同,分为以下3种形式。

1. 三线放松法 将身体分为左右两侧、前侧、后侧3条线,自上而下依次进行放松(表2-10-15)。

表 2-10-15 三线放松法

分线	循行路线
第1条线 (左右两侧)	巅顶部→头部两侧→双耳旁→颈部两侧→两肩→两上臂→两肘关节→两前臂→两腕关节→两手→十指→意守中指;两腋下→腰部两侧→两髋关节→两大腿外侧→两小腿外侧→两外踝→两足部十趾
第2条线 (前侧)	巅顶部→面部→颈部前面→胸部→腹部→两大腿前面→两膝关节→两小腿前→两足背→两足部十趾
第3条线 (后侧)	头枕部→后颈部→背部→腰部→两大腿后部→两腘窝部→两小腿后面→两足跟→两足底

呼吸均采用自然呼吸,吸气时注意身体某部位,然后默念"松",呼出气体,放松该部位。按照上述顺序,再注意下一个部位,然后默念"松",依次放松部位,循序缓慢柔和地放松,三线为一循环,再意守脐中,保持安静状态3～4 min。每次练习进行2～3个循环,练习完后进行"收功",强调缓和收功,不可突然停功,以免引起不适。

2. 分段放松法 把全身分为若干段,自上而下分段进行放松。头部→颈部→两肩→两手臂→胸背腰腹部→两腿→两足。按照上述身体分段进行放松,吸气时意守该部分身体,呼气时默念"松",意会该部分身体的轻松舒适感,然后注意下一部分,练习进行2～3个循环,意守脐中进行收功。

3. 整体放松法 按照概念来理解,就是把身体当作一个整体,当作一个部位,进行默念"松"。整体放松有以下3种方法。

(1)由巅顶到足底自上而下地进行放松,如大树般扎根于土地,向下延展。

(2)由脐中出发,向四周扩散,以脐中为圆点,向外默想放松。

(3)按照三线放松方法,连贯不停歇进行循环放松。

放松功属于静功,能消除疲劳,缓解精神紧张,减少失眠多梦。故失眠患者也可在晚间临睡前练习放松功,放松身与心,摒弃杂念,有助入眠、安眠。

二、养生保健功

养生保健功属于气功生活化的具体功法,通过习惯的养成,融入练习者的生活中,达到提高生活质量、延年益寿的功效。

明·冷谦提及养生保健十六宜:发宜常梳,面宜多搓,目宜常运,耳宜常凝,齿宜常扣,口宜常闭,津宜常咽,心宜常静,气宜常提,神宜常存,背宜常暖,腹宜常摩,胸宜常护,囊宜常裹,言语宜常简默,皮肤宜常干浴,浊宜常呵,谷道宜常提,肢节宜常摇,足心宜常揉,便宜禁口。保健十六宜要求动作缓和、柔韧,强调动作、呼吸、意念协调自然,不拘泥于时间、地点,融保健养生功于日常生活中,达到疏通经络、调和气血、平衡阴阳、扶正祛邪、防治疾病的目的。

三、瑜伽

瑜伽,起源于印度,原是古印度僧人的一种修行方法。瑜伽功流派众多,体式变化多样,训练方法独特,通过静功和动功的有机结合,让练习者调整自身身体的姿势、呼吸及专注于某一点,实现对身体的控制、摒弃杂念,达到减缓疲劳、强身健体、塑身减肥、美容驻颜的功效。以下介绍3种瑜伽体式(表2-10-16)。

表2-10-16 3种瑜伽体式

分类	操作步骤	作用功效	注意事项
山式	(1) 双脚并拢站直,十趾自然伸直 (2) 膝关节绷直,膝盖向上提升,收缩肛门,大腿收紧上提 (3) 吸气收腹提胸腔,展肩向后 (4) 手臂伸直,手指指向地面,指尖向下延展 (5) 巅顶向上延展,下巴微收,眼神柔和 (6) 侧面看身体成上下一条线 (7) 呼吸保持顺畅呼吸,自然呼吸	强化下肢力量,消除下腹部、双下肢赘肉,塑造健美体形	(1) 山式是万式之根,建立双下肢的力量,为其他体式的变化打下良好的基础 (2) 站立时体重需均匀地分布于两个脚掌 (3) 练习山式需要高度的专注力、呼吸自然、意念控制
狮王式	(1) 两膝跪在床上,脚掌竖立,脚尖着床,臀部坐在脚踝上,双手分别轻搭于两膝上 (2) 深吸一口气后,双臂前伸,手掌撑地,十指向前并尽可能用力打开,体重稍移向双臂,膝盖紧贴地面 (3) 最大限度地睁大眼睛、伸出舌头,双眼注视眉心或鼻尖,颈部、面部、双臂、双肩、躯干肌肉全部绷紧,用口慢慢呼气,呼气的同时像狮子一样发出"啊"声 (4) 气呼尽时,舌头慢慢收回,并闭上嘴巴 (5) 用鼻子吸气同时姿势松解,恢复原状 (6) 休息片刻,重复3~5次	舒缓脸部肌肉,使面部充血,可使面部皮肤润泽,肌肉有弹性,预防和减缓皱纹的产生	(1) 膝关节有异常的练习者,应降低要求或遵医嘱 (2) 控制面部的表情和髋关节的打开度,将腰部尽量下沉

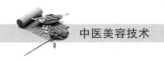

（续表）

分类	操作步骤	作用功效	注意事项
简易新月式	（1）以山式为起始姿势，吸气，左脚向前迈步，小腿与地面垂直 （2）右脚伸直，脚尖点地，朝前推送髋部 （3）上身弯曲向前，腹部紧贴左前腿，双手撑地 （4）呼气，背部保持平直，向前延伸 （5）吸气，双臂上举过头顶，贴紧双耳，扩张肩部和胸部，手臂伸直带动身体向上，继续延伸脊柱，稳固双脚，下沉小腹 （6）双眼水平望向前方，保持5～15 s （7）呼气，垂下手臂，回到跪立姿势 （8）调整呼吸，换腿练习	增强下肢力量，增强肌肉耐力；舒展髋部和肩部，纠正不良体态，塑造完美体形	（1）手臂要保持有力，髋部摆正，膝盖不能超过脚踝 （2）新月式相对复杂高难度，对脊柱椎体的压力刺激较强，故采用简易新月式

➜ 任务训练

1. 张女士，25岁，白领，时常背部疼痛，其他未见异常。请指导该女士进行简单便捷的瑜伽体式选择和练习。

2. 请简述简易新月式体式训练中呼吸运动的过程。

➜ 思考题

1. 请思考在瑜伽各体式训练中，呼吸过程的重要性。

2. 请例举美容保健常识瑜伽的具体妙用。

（陈艳枚）

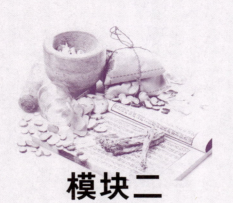

模块二

中医在美容中的应用

单元十一

体质辨识与养生

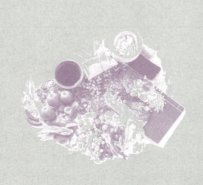

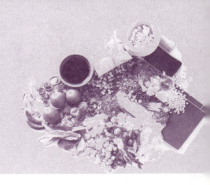

任务一　体质概述

学习目标

1. 了解体质的概念,以及体质形成的因素。
2. 了解体质差异与健康的关系。
3. 能够运用知识正确分析体质类型并讲解形成的原因。
4. 能够预知体质的潜在美容健康隐患,并给予顾客正确的分析和指导。
5. 引导学生感悟生活、尊重生命、珍视生命、敬畏生命,树立正确的人生观。

任务导入

　　生活中,我们总是能听到一些关于健康生活习惯的经验说法,比如:女性经常吃冰冷食物更容易痛经;爱生气纠结的人更容易长斑;经常熬夜、工作压力大的人,更容易皮肤干燥。请大家思考一下,生活习惯和体质有没有关系? 不同的体质与哪些美容健康问题有关?

一、体质的概念

　　体质,是指人类个体在生命过程中,由先天因素和后天因素等决定的,表现在形态结构、生理功能和心理活动等方面综合的相对稳定的特性。在生理上,表现为功能、代谢以及对外界刺激反应等方面的个体差异性;在病理上,表现为对某些病因和疾病的易感性或易罹性,并且影响疾病的证候类型和疾病传变转归中的某种倾向性。每个人都有自己的体质特点,人的体质特点或隐或显地体现于健康或疾病过程中。因此,体质实际上就是人群在生理共性的基础上,不同个体所具有的身心特殊性。

二、体质的分型

根据中华中医药学会 2009 年 4 月 9 日发布的《中医体质分类与判定》,体质的分型见图 2-11-1。

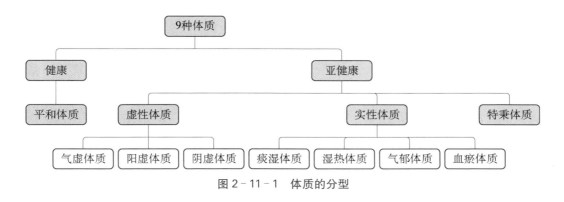

图 2-11-1 体质的分型

三、体质形成的原因

体质形成的机制是极其复杂的,它是先天、后天以及机体内外环境等多种复杂因素综合作用的结果(图 2-11-2)。

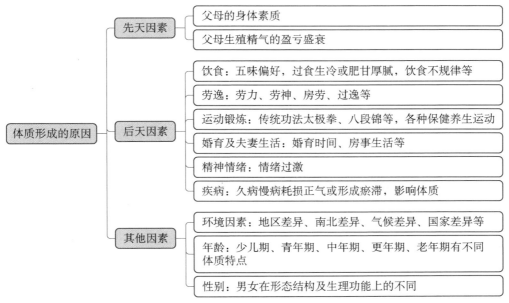

图 2-11-2 体质形成的原因

在以上诸多的因素中,先天因素在造就体质的个体化倾向中起着重要作用,它使得每一个个体体质的基本特征不同于他人。但后天因素对于体质的塑造影响更加深远。相对而言,饮食、劳逸和情志因素对体质的影响是一个缓慢、持续的渐进性过程,且因人而异,有明显的个体化倾向。正因为这样,成年以后,每个人表现出特有的体质特征,与其他人有所不同。年龄、性别、地理因素等,则主要参与塑造的是一个"小群体"的体质共性,如"更年期群体""女性群体""东北人群体"等。

知识链接

体质易感人群分布特点

根据北京中医药大学基础医学院基于全国 9 省市共 21 948 例流行病学调查数据,采用标准化的中医体质量表测评各特质类型(平和质、气虚质、阳虚质、阴虚质、痰湿质、湿热质、血瘀质、气郁质、特禀质)的得分,结果显示:中国一般人群中,平和质占 32.14%,8 种偏颇体质占 67.86%;8 种偏颇体质中居于前 3 位的体质类型是气虚质、湿热质、阳虚质,分别占 13.42%、9.08% 和 9.04%。

不同地域、性别、年龄、婚姻状况、职业、文化程度的体质类型构成比不同。不同地域调查数据显示:平和质西部比例最低。偏颇体质中,气虚质东北和西部比例较高;阳虚质东北和中部比例较高,西部比例较低;阴虚质西部比例较高;痰湿质西部、华北和中部比例较高;湿热质南部和华北比例较高;血瘀质华北和东北比例较高;气郁质西部比例较高;特禀质东部比例较高。

不同性别中体质类型的特征显示:男性平和质明显高于女性;男性痰湿质、湿热质明显高于女性;女性血瘀质、阳虚质、气郁质明显高于男性。不同年龄中体质类型特征显示:平和质随年龄增高而减少;气虚质、阳虚质、血瘀质随年龄增高而增加;阴虚质、湿热质、气郁质多见于年轻人;痰湿质多见于中老年人。

不同婚姻状况中体质类型的特征研究结果显示:未婚者平和质比例较高;未婚者阴虚质、湿热质较多;已婚者和其他婚姻状况者气虚质、阳虚质、痰湿质、血瘀质较多。

不同职业中体质类型的特征显示:办事人员、农业劳动者、无职业者平和质的比例较低;单位负责人痰湿质比例较高;办事人员阳虚质、阴虚质、血瘀质比例较高;商业服务人员湿热质比例较高;农业劳动者气虚质、阴虚质、痰湿质、血瘀质比例较高;生产运输工人阳虚质比例较高;学生湿热质、气郁质比例较高;无职业者气虚质、气郁质比例较高。

不同文化程度中体质类型的特征显示:文化程度高者平和质比例较高;不同文化程度偏颇体质特点不同,湿热质在高文化程度者中比例较高,气虚质、阳虚质在低教育水平者中比例较高。

四、健康体质的标准

体质的评价应该包含3个维度,即身体状况、精神情绪状况、社会关系状况。3个层面相互影响,是一个不可分割的整体。在分析体质和调理体质时,需要全面把握并给予综合系统的调理方案。健康体质是指9种体质中的"平和体质",所谓"平和",是指阴阳平衡、气血畅通、脏腑功能协调的结果。从某种意义上说,平和体质是种理想体质,是我们调理体质以期达到的目标。衡量健康体质的标准见表2-11-1。

表2-11-1 健康体质的标准

身体特点	外表特征	体态均匀、健壮、面色红润、头发浓密光泽、唇色红润、目光有神
	自我感觉	五感灵敏、耐受寒热、睡眠安、二便常、胃口佳
	舌脉信息	舌淡红苔薄白、脉匀缓
精神情绪		精力充沛、不易疲劳、性格开朗
社会关系		社会关系完满

五、不同体质对健康和美容的影响

(一)阴虚体质与对健康与美容的影响

阴虚体质之人的外形特征多为"黑黑瘦瘦干干",整体表现离不开一个"燥"字,身体症状偏于"干燥"、情绪性格偏于"急躁",以口燥咽干、手足心热等虚热表现为主要特征。

1. 阴虚体质之人易失眠 阴虚火旺,心神失养,遂致心烦不安,头晕健忘,难以入睡。

2. 阴虚体质之人易生斑 阴虚内热,火燥相结,郁结不散,滞于经络,致使颜面气血失和而生斑,此类色斑色枯不泽,最难祛除,也难以淡化。

3. 阴虚体质之人易患代谢综合征 阴虚内热,耗津灼液,血液黏稠,血脉瘀滞,遂致高血脂、高血压、高血糖等病证。

4. 阴虚体质之人易见便秘、小便黄 阴亏津少,肠燥干涩,遂致大便干结如羊屎状,排便困难,小便量少而黄。

5. 阴虚体质的女性易见月经先期 阴虚血少,虚热内生,热扰冲任,冲任不固,不能制约经血,遂致月经提前而至。

(二)阳虚体质对健康与美容的影响

阳虚体质之人体型胖瘦均见,以"白白胖胖嫩嫩"的外形居多。整体表现离不开一个

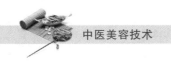

"寒"字,以畏寒怕冷、手足不温等虚寒表现为主要特征。

1. 阳虚体质之人易患痹证　阳虚体质之人易感风、寒、湿邪,致使气血不通,经脉痹阻不通,肢体关节疼痛,遂致痹证。

2. 阳虚体质之人易患水肿　阳虚气化不利,水不能被阳气蒸腾,停滞于局部,形成水肿,尤其是下肢踝关节上下。

3. 阳虚体质之女性易患月经后期、闭经、痛经、不孕等症　阳气不足,阴寒内盛,脏腑虚寒,气血生化不足,冲任不能按时通盛,遂致月经后期,量少色淡,甚至闭经。阳虚寒凝,瘀阻冲任,遂致痛经。肾阳不足,命门火衰,冲任失于温煦,不能摄精成孕,遂致不孕。

4. 阳虚体质之人易出现性功能减退　肾阳亏虚,运动兴奋功能减退,女性常表现为性冷淡、缺乏性欲,男性常表现为阳痿、早泄、滑精。

5. 阳虚体质的人易出现严重的痤疮　阳虚易使血凝痰结,致使病情复杂,反复发作,常出现结节、囊肿性痤疮,此类痤疮皮损严重,易遗留瘢痕。

(三)气虚体质对健康与美容的影响

气虚体质之人,在体型上有可能肥胖也有可能偏瘦。整体以疲乏、气短、自汗等气虚表现为主要特征。

1. 气虚体质之人易出现内脏或肌肉下垂　气虚下陷,不能升提,导致眼睑下垂、肾下垂、胃下垂、子宫脱垂、脱肛和重症肌无力等症状。

2. 气虚体质之人易患便秘　气虚则大肠传导无力,导致大便艰涩,排便无力。

3. 气虚体质之女性易患月经过多、崩漏、白带过多等妇科病证　气虚则冲任不固,经血失于制约,故月经过多,甚至崩漏。气虚则带脉失约,任脉不固,故带下量多。

4. 气虚体质之人易患感冒及各种慢性疾患　气虚防御无力,抵抗力下降,机体易患疾病或患病后难愈演变为各种慢性疾患。

(四)痰湿体质对健康与美容的影响

痰湿体质之人体型肥胖,腹部肥满松软,整体以面部皮肤油脂较多,多汗且黏、胸闷、痰多、口黏苔腻等痰湿表现为主要特征。

1. 痰湿体质之人易患代谢性综合征　痰湿困脾,脾胃运化失常,导致体内代谢功能紊乱,易见高血脂、高血压、高血糖等病证。

2. 痰湿体质之女性常患月经后期、月经量少、闭经、不孕等妇科病证　痰湿为有形之邪,易阻滞血脉,冲任瘀阻,故月经后期、月经量少,甚至闭经、不孕。

(五)湿热体质对健康与美容的影响

湿热体质之人体型多中等或偏瘦,整体以面垢油光、口苦、苔黄腻等湿热表现为主要特征。

1. 湿热体质之人易患各种皮肤病　湿热内蕴,循经外壅于皮表,常形成脂溢性皮炎、酒渣鼻、脓疱痤疮、毛囊炎、疮疖肿毒等;或者下半身皮肤真菌感染,如体癣、股癣、脚癣等。

2. 湿热体质之人易患肝胆疾病　湿热互结，侵犯肝胆，肝胆失于疏泄条达，常导致病毒性肝炎、急性黄疸型肝炎、胆结石等病证。

3. 湿热体质之人易患各种下焦炎症　湿热下注，集聚于下焦，常导致泌尿系统及生殖系统感染性病证，如膀胱炎、尿道炎、肾盂肾炎、盆腔炎、宫颈炎、阴道炎等病证。

（六）血瘀体质对健康与美容的影响

血瘀体质之人体型胖瘦均见，整体以血行不畅、肤色晦暗、舌质紫黯等血瘀表现为主要特征。

1. 血瘀体质之人易患痛证　瘀血停滞，不通则痛，常导致腰痛、偏头痛、痛经等各种痛证。

2. 血瘀体质之人易生黄褐斑　气血失和，脉络瘀阻，血液瘀滞于颜面而成斑。

3. 血瘀体质之人易生肿块　气血瘀滞，日积月累，凝结成块，常导致乳腺增生、子宫肌瘤、卵巢囊肿等病证。

（七）气郁体质对健康与美容的影响

气郁体质之人体型瘦者为多，整体以神情抑郁、忧虑脆弱等气郁表现为主要特征。

1. 气郁体质之人易患郁证　气机不畅，肝气郁结终成郁证，表现为忧郁不畅、情绪不宁、胸胁胀满疼痛等，多见于中年妇女。

2. 气郁体质之人易患梅核气　肝气瘀滞，痰气互结，停聚于咽，以致咽中如有物梗塞，吞之不下，咯之不出。

3. 气郁体质之人易患气瘿　肝郁气滞，痰湿凝聚而成肿块，表现为颈部弥漫性肿大，肿块柔软无痛，可随喜怒而消长。

➡ 任务训练

1. 思考分析 9 种体质类型的形成原因。
2. 思考分析 7 种体质分别容易发生哪些美容问题和健康问题。

➡ 思考题

1. 思考影响体质形成的原因。
2. 思考中医体质的分类有哪些类型。
3. 健康的体质包含哪些评价指标的健康？
4. 试述不同体质与美容健康状况的关系。

（李华英　谭雁裙）

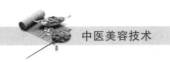

任务二 体质辨识要点

学习目标

1. 掌握 9 大体质分型及辨识要点。
2. 能够通过望闻问切的诊疗手段正确辨识体质。
3. 培养学生辩证论治的思维,使学生能够见微知著、去伪存真、实事求是。

任务导入

黄总年轻时皮肤红润光泽,经常长痘痘,头发也容易出油,性格风风火火,爱拼敢闯,也干出了一番事业。现在 40 来岁,总是失眠焦虑,心烦潮热,皮肤干燥。请大家根据之前学习的知识,分析一下,黄总年轻时是什么体质? 现在又是什么体质? 为什么会发生这种变化?

体质受先天因素和后天因素的影响,是一种相对长期的、稳定的状态。体质同时又具有可变性,如果加以正确的养生保健方法的干预,体质会慢慢向平和靠近;如果后天不注意保养,恣意妄为伤害身体,则体质的偏性会慢慢加大,甚至恶化成疾病。

每一种体质都有自己的特点,我们可以通过中医"望闻问切"的诊疗手段在与人接触时获得有效的体质信息,一般在归纳体质特征时包含以下信息:外形基本特点、心理特征、常见美容健康表现以及易感问题(表 2 - 11 - 2)。

表 2 - 11 - 2 不同体质的望闻问切辨识要点

体质类型	外形特点	心理特征	美容健康表现	易感隐患
平和体质(理想体质)	体型匀称健壮	性格积极乐观开朗	面色红润光泽,身体结实,不容易生病,即使生病也容易恢复	不容易生病,也不容易衰老
阴虚体质	体型偏瘦,皮肤偏干偏黑	性格急躁冲动,做事效率高	皮肤偏黑,毛发偏干燥,午后面色潮红,口干咽燥,五心烦热,失眠,便干,尿黄,不耐春夏,多喜冷饮,脉细数,舌红苔少	结核性疾病、皮肤干燥面黑、高血压、便秘、失眠
阳虚体质	形体白胖,皮肤白嫩,面色淡白	性格保守内向,情绪偏低	皮肤苍白或萎黄,易长皱纹,畏寒肢冷,手足不温,小便清长,大便时稀,唇淡口和,常自汗出,脉沉乏力,舌淡胖	痛经、骨质疏松、慢性病、宫寒、不孕不育

（续表）

体质类型	外形特点	心理特征	美容健康表现	易感隐患
气虚体质	形体虚胖或瘦弱,面色淡白,肌肉松弛	性格胆小怯懦,斗志欠缺	皮肤和肌肉松弛,易长皱纹、面色苍白或萎黄,语声低怯,常自汗出,动则尤甚,体倦健忘,脉虚弱,舌淡苔白	面部肌肉下垂、乳房下垂、臀部下垂、自汗、易生病
湿热体质	形体健壮结实,面红油光	性格积极,热情主动,爱拼敢闯	面油红光、易生痤疮,声高气粗,头身困重,出油、出汗多,口苦,大便秽臭,小便黄浊,舌红苔黄腻,脉濡数	易长湿疹、痤疮、口臭、肝胆炎症、结石、痛风
痰湿体质	体型肥胖,腹部松弛	性格稳定随和,安于现状,欲望值不强	大腹便便,肌肉松弛,神倦身重,懒动嗜睡,口中黏腻,或便溏,脉濡而滑,舌体胖、苔滑腻	易肥胖、"三高"、易长包块
血瘀体质	形体干瘦或实胖,皮肤干燥,面色黯淡有斑	性格倔强,纠结,难以沟通	眼眶暗黑,皮肤干燥,黄褐斑,脉细涩,舌紫暗或有瘀斑	痹症、偏头痛、色斑、恶性病症
气郁体质	形体容易胖,也容易瘦	性格内向,抑郁,患得患失	面色苍暗或萎黄,急躁焦虑或郁郁寡欢,胸闷,爱叹气,脉弦,舌淡红苔薄白	慢性胃病、甲状腺功能亢进、恶性病症
特禀体质	无一般规律	无一般规律	容易过敏,或伴有先天性疾病	过敏性疾病、先天性疾病

➡ 任务训练

独立讲述并分享 9 种体质的辨识要点。

➡ 思考题

1. 简述湿热体质的辨识要点及易感问题。
2. 简述气郁体质的辨识要点及易感问题。

（李华英）

任务三 体质与养生

学习目标

1. 掌握体质养生的 4 个步骤。
2. 能够为顾客制定个性化的养生方案。
3. 能够了解中医药养生方法,指导亚健康的人保健与养生,树立正确的健康养生意识。

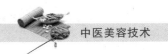

　　李小姐,35岁,平时工作压力大,经常精神紧张,容易生气,脾气暴躁,面部两颧有黑褐色斑,呈块状分布,皮肤毛发干燥,伴有长期颈肩酸痛,月经量少,有血块。李小姐为此看过中医,长期服用活血化瘀药物保健,疼痛有所缓解,但时好时坏,还出现了之前没有的恶心、胃痛症状。请问李小姐属于什么体质?服用活血化瘀药物为什么症状时好时坏,不能根治?为什么会出现恶心、胃痛等新的不适?

　　中医养生学认为,体质养生是中医养生文化的核心,是治本求源的基础。体质调养的着眼点在于调养生活,调养生活的方式方法有很多,在有针对性地制定一套全面的体质养生方案时,首先需要坚持的原则是"先易后难、先调后治"。先易后难,是指在给予养生指导时优先选择容易操作容易坚持的,再选择操作难度大的;先调后治,是指首先从调整生活方式入手,其次选择有治疗效果的保守疗法如拔罐、艾灸、针刺等,再到寻医问药手术治疗等。

一、系统正确的养生思路

　　第一步是调整生活方式,也是日常生活性的一般养生方法。生活方式主要从饮食、运动、情绪、起居四大方面进行针对性指导。

　　第二步食疗药膳,这里的食疗药膳,指的是根据中药学及营养学,有针对性地进食一些有调理效果的食物。

　　第三步是选择保守自然疗法,如按摩、拔罐、刮痧、艾灸、针刺、泡浴等中医传统疗法,以及国际上流行的其他自然疗法如芳香疗法、音乐疗法、色彩疗法、灵修冥想等,这些疗法都是兼具治疗性和调理性的绿色疗法。

　　第四步是走进医院寻医问药,当通过自身努力以上方法都没有成效,身体出现疾病症状或预兆时,就该求助专业医生了。

二、制定体质养生方案的要点

　　见表2-11-3。

表2-11-3　制定体质养生方案的要点

体质类型	精　神	起　居	饮食(食疗)	运　动	传 统 疗 法
平和	开朗乐观	顺应自然、作息规律	饮食规律、营养调和、七八分饱	劳逸结合、适量运动	各种拉伸类运动、传统功法(如八段锦、太极拳等)

（续表）

体质类型	精　神	起　居	饮食（食疗）	运　动	传统疗法
阳虚	防止消极悲哀，培养乐观积极的精神情绪，多与人沟通，多参加集体活动，多听激扬豪迈的曲调	多晒太阳，多进行户外活动，秋冬防寒，夏季也要避免贪凉，注意足下、腰肾部、肚脐部位的防寒保暖	宜辛温食物，如葱姜蒜、牛羊肉等；不宜寒凉食物。推荐茶疗：红糖姜枣茶	可做一些舒缓柔和的运动，宜小劳不宜大汗，可适当洗桑拿、温泉浴	最宜冬病夏治的疗法，如天灸、艾灸、药浴等；夏季重在调脾胃，冬季重在温补命门
阴虚	防止急躁冲动，培养冷静沉着的精神情绪，可以寄情琴棋书画或旅游山水陶冶情操，多听舒缓柔和的曲调	夏季要避暑，冬季要养阴。居室要安静，睡眠要充足，不要熬夜，节制房事，戒烟酒	宜清润甘凉之品，如蜂蜜、牛奶、甘蔗、黑芝麻、豆腐、银耳、绿色蔬菜、水果等，不宜辛温燥烈之品如牛羊肉、辣椒和煎炸类食物。推荐茶疗：玉竹石斛枸杞茶，调以蜂蜜	适宜运动量小的运动，推荐八段锦、太极拳类伸展运动；不宜过劳大汗；可多游泳，但不宜桑拿	最宜静养修心，如冥想打坐；可多用滋阴药浴或熏蒸；重在肾经、膀胱经疏理，多选择肾俞、命门、肺俞、四花、关元等穴位
气虚	防止怯懦委屈消极的精神状态，培养乐观积极的精神情绪，多与人沟通，多参加有益的活动	起居要规律，睡眠要充足，不要过度劳累，多晒太阳	多食益气健脾的食物，如山药、南瓜、大枣、香菇、胡萝卜等；少食耗气食物如生萝卜、空心菜等。推荐茶疗：黄芪大枣陈皮泡茶	可适当练气功，八段锦太极拳等也能养气。不宜过劳大汗，也不宜过逸伤气	推拿按摩、艾灸多采用补法，多选择足三里、中脘、关元、神阙、百会、肺俞等穴
痰湿	防止懒惰消极不思进取的精神状态，培养积极平和热情的精神情绪	居住环境宜干燥不潮湿，多做户外运动，衣着应透气，多进行日光浴，不要过于安逸	饮食以清淡为原则，少食肥甘厚腻，多食祛湿健脾食物，如扁豆、大枣、薏米、赤小豆等。推荐茶疗：生姜荷叶决明子茶	应坚持长期运动锻炼，如散步、慢跑、各种球类、舞蹈等，选择喜欢的一种运动形式加以坚持	宜拔罐、刮痧，配合高温瑜伽，疏理膀胱经、脾经、胃经为主，多选择神阙、关元、三阴交、阴陵泉、丰隆等穴
湿热	防止急躁焦虑的精神状态，培养沉着冷静稳重的精神情绪，有条理地安排工作学习，培养广泛的兴趣爱好以分解压力	居住环境宜干燥通风不宜潮湿，不要熬夜或过于劳累，湿热天气减少户外活动，保持充足的睡眠	饮食宜清淡，多食薏米、绿豆、西瓜、黄瓜、丝瓜、冬瓜等，戒烟酒，忌辛辣油腻。推荐茶疗：菊花绿茶、薏米煲水	适合高强度或大运动量，如中长跑、游泳、爬山、各种球类，运动时应避免高温中暑	适合拔罐、刮痧、推拿按摩，宜用泻法，多选择膀胱经、肝胆经、脾经，穴位多选择肝俞、太冲、合谷、阴陵泉、三阴交

（续表）

体质类型	精　神	起　居	饮食(食疗)	运　动	传统疗法
气郁	防止抑郁消极，培养开朗豁达的情绪性格，多交朋友，多参加有意义的社会活动，多听明快轻松的曲调等	日常作息要规律，多接触阳光、多进行户外活动，衣物透气宽松、颜色明亮	多食行气活血食物，如佛手、橙子、陈皮、玫瑰花，可少量饮酒。推荐茶包：玫瑰花、菊花、生姜、枸杞子	尽量增加户外运动，较大运动量有助于舒缓情绪，多参加群体性体育运动如打球、跳舞等以便多融入社会，解除自闭	针刺艾灸、推拿按摩、刮痧拔罐皆适于疏通，一定要配合心理疏通，重视春季疏通更重要，可选任脉、脾经、肝经疏通，穴位宜膻中、气海、足三里、三阴交、太冲等
血瘀	防止固执抱怨的，培养开朗愉快的情绪性格，多看书多交友，帮助走出不良情绪	日常作息要规律，合理安排工作学习，不要过劳或过逸，培养兴趣爱好，增加生活情趣	多食行气活血食物，如黑豆、黑芝麻、橙子、金橘、陈皮、玫瑰花、山楂、绿茶等，适当饮酒。推荐茶包：山楂红糖汤	多动少逸，伸展类运动有助气血运行如八段锦、太极拳、瑜伽等，运动时注意呼吸、心率，预防血栓	针刺艾灸、拔罐刮痧宜用泻法，放血有助于痛症缓解；宜温通结合的疗法，可选择膀胱经、肝经、脾经温通，穴位可选肝俞、太冲、合谷、三阴交、血海等
特禀	保持心情舒畅愉快，避免精神紧张或压力过大	合理安排工作学习，避免熬夜，居室通风良好，保持清洁卫生，勤换衣物被套，不养宠物，春季预防花粉过敏	饮食宜清淡、营养均衡、粗细搭配，少食蚕豆、白扁豆、鲤鱼、辣椒、牛羊肉等腥膻发物或致敏物	积极参加各种体育运动增强体质	以增强体质为主，平时选择神阙、足三里、肺俞、肾俞等保健穴位

➡ 任务训练

1. 分析你父母的体质并为其制定体质养生方案。

2. 调查走访1家美容院，了解其院护项目中哪些对调理体质有帮助，并梳理其项目编写一套系统的体质养护方案体系。

➡ 思考题

讨论：要做好美容院的体质养生项目，作为美容师应该具备哪些相关知识及素养？

（李华英）

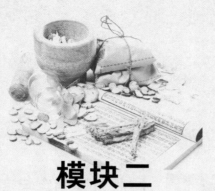

模块二

中医在美容中的应用

单元十二

中医美容方案制定与实施

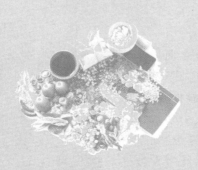

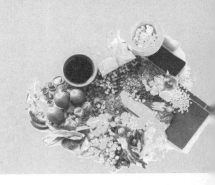

任务一　减肥方案制定与实施

学习目标

1. 能够熟练运用望诊、闻诊、问诊获取肥胖症顾客的基本资料。
2. 能够运用中医思维方法从已知资料中对肥胖症进行中医辨证。
3. 能够根据肥胖症的证型给予相应的调理建议,制定个性化调理方案。
4. 培养学生对中医药文化、中医学理论的实践认知能力,提高为人民健康服务的意识。

案例导入

　　李女士,45岁,公务员。自诉:肥胖臃肿,按之凹陷不易恢复,神疲乏力,身体困重,劳累后明显,饮食如常或偏少,便溏或便秘,舌淡胖边有齿印,苔薄白或白腻,脉濡细。

一、案例分析

　　脾主肌肉,脾为气血生化之源。脾气健运,则身体健壮,肌肉发达。脾气虚弱,脾失健运,则气血生化乏源,故神疲乏力。脾虚则气血无力,气血运行无力则水饮痰湿内阻,从而出现身体困重、腰腹肥胖(图2-12-1,彩图扫二维码)、舌胖嫩舌边有齿印。故脾气健,水湿利,则肥胖减。

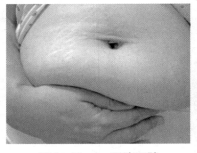

图2-12-1　腰腹肥胖

腰腹肥胖

二、制定调理方案

（一）调理原则

健脾益气,助运化湿。

（二）美容保健项目

1. 拔罐美容法

（1）留罐法

穴位选择:背俞穴。

操作方法:拔罐后将火罐吸附留置于施术部位 10～15 min,然后将罐起下,可观察罐印颜色及罐壁情况调整疗程。第一次进行拔罐时一般罐印较为明显,第二次拔罐应避开罐印明显处,或待罐印消失再进行操作。

（2）走罐法

穴位选择:用于面积较大、肌肉厚的部位,如腰背部、大腿部。

操作方法:选用口径较大的玻璃火罐,罐口要平滑,先在罐口或欲拔罐部位涂一些凡士林油膏等润滑剂,然后将罐拔住,再用右手握住火罐,向上、下、左、右需要拔罐的部位往返推动,至所拔部位的皮肤潮红、充血时,将罐起下。

2. 推拿点穴美容法

穴位选择:天枢、大横、气海、关元、足三里、丰隆、三阴交等。

3. 艾灸美容法

穴位选择:天枢、大横、气海、关元、背俞穴、足三里、丰隆、三阴交等。

操作方法:可用艾炷、艾条或灸盒进行操作,每日 1 次,10 次为 1 个疗程。疗程间隔 3～5 天。

4. 耳穴压豆美容法

耳穴选择:脾、胃、口、神门、内分泌、大肠、三焦等。

操作方法:用王不留行籽制作耳贴,每次选 5 穴,一般一次贴 2 天,休息 1 天再继续贴 2天。每日应按压 3～5 次耳贴部位,可双侧交替按压。饭前半小时按压为最佳时间。

5. 药膳美容法

中药选择:基于健脾益气、助运化湿的原则,可选择祛痰化浊及益气健脾类中药,如陈皮、半夏、白芥子、桔梗、昆布、党参、黄芪、白术、茯苓、薏米等。

操作方法:可进行搭配,适量泡水,日常服用。

（三）调理建议

（1）膳食上宜食马铃薯、红薯、山药、鸡肉、桂鱼、粳米、糯米、蜂蜜等。

（2）应避免剧烈运动,可选择散步、八段锦等较为舒缓的运动形式。

（四）注意事项

（1）饮食上需注意忌口，如性质寒凉、易损伤脾气的食品，包括苦瓜、冬瓜、莴笋、枇杷、梨、西瓜、绿豆、豆腐等；味厚滋腻、容易阻碍脾气运化功能的食品，包括鸭肉、甲鱼肉、牡蛎肉、牛奶等；利气消积、容易耗伤脾气的食品，包括荞麦、萝卜等。

（2）根据不同的项目向客户说明特殊注意事项，例如进行拔罐后需要等待 4 h 才能洗澡，艾灸后宜服用一杯温水，拔罐、艾灸之后注意避风保暖等。

（3）如有不适，应向专业医师咨询。

（五）辨证分型

1. 脾虚湿阻型　肥胖，水肿，疲乏，无力，肢体困重，尿少，纳差，腹满，动则气短，舌质淡红，苔薄腻，脉沉细或细滑。

2. 胃热湿阻型　肥胖，头胀，消谷善饥，肢重困楚，口渴喜饮，大便秘结，舌质红，苔腻微黄，脉滑或数。

3. 肝郁气滞型　肥胖，胸胁胀满，胃脘痞胀，月经不调，失眠多梦，精神抑郁或烦躁易怒；亦可伴有大便不畅，舌淡红或偏红，苔白或薄腻，脉弦细。

4. 气滞血瘀型　肥胖，胸胁作痛，痛有定处，脘腹胀满，月经不调或闭经，经血色暗有块，舌质紫暗或有瘀斑、瘀点，苔薄，脉弦或弦涩。

5. 痰浊中阻型　肥胖，头晕头胀，头重如裹，昏昏欲睡，口黏或甜，胸膈满闷，脘腹痞胀，肢体困重，动则更著，大便不爽，舌淡苔白腻或黄腻，脉滑。

6. 脾肾阳虚型　肥胖，畏寒肢冷，疲乏无力，腰膝酸软，面目水肿，腹胀便溏，舌淡苔薄或薄腻，脉沉细无力。

（六）任务训练

请根据本课程所学知识，对以下案例进行中医辨证，并制定调理方案。

例：王女士，30 岁，教师。形盛体胖，肢体困倦，胸膈痞满，痰涎壅盛，头晕目眩，呕不欲食，口干而不欲饮，嗜食肥甘醇酒，神疲嗜卧，苔白腻或白滑，脉滑。

（七）知识链接：温故而知新

见图 2-12-2～图 2-12-4。

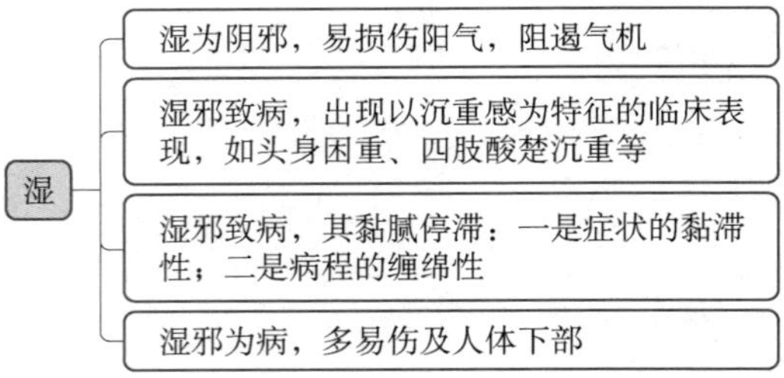

湿	湿为阴邪，易损伤阳气，阻遏气机
	湿邪致病，出现以沉重感为特征的临床表现，如头身困重、四肢酸楚沉重等
	湿邪致病，其黏腻停滞：一是症状的黏滞性；二是病程的缠绵性
	湿邪为病，多易伤及人体下部

图 2-12-2　湿邪致病特点

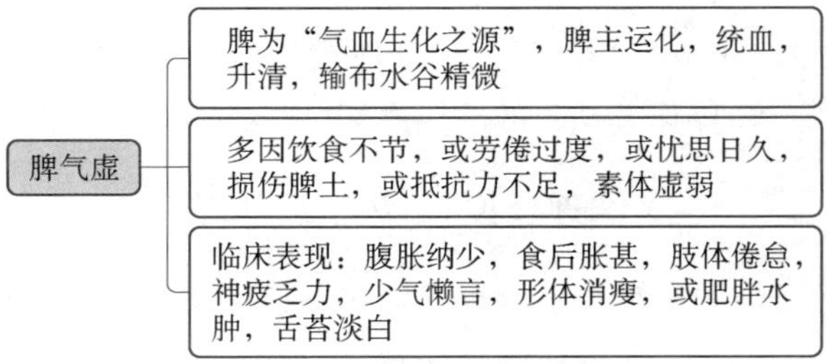

脾气虚	脾为"气血生化之源"，脾主运化，统血，升清，输布水谷精微
	多因饮食不节，或劳倦过度，或忧思日久，损伤脾土，或抵抗力不足，素体虚弱
	临床表现：腹胀纳少，食后胀甚，肢体倦怠，神疲乏力，少气懒言，形体消瘦，或肥胖水肿，舌苔淡白

图 2-12-3　脾气虚表现

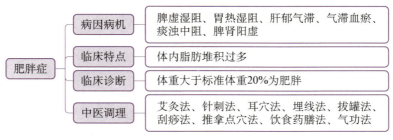

图 2-12-4 肥胖症概述

（王静雅）

任务二 粉刺调理方案制定与实施

学习目标

1. 能够熟练运用望诊、闻诊、问诊获取粉刺顾客的基本资料。
2. 能够运用中医思维方法从已知资料中对粉刺进行中医辨证。
3. 熟悉粉刺概述，了解火（热）邪致病特点。
4. 能够根据粉刺的证型选择美容保健项目，并制定个性化调理方案。
5. 引导学生运用中医理论分析和解决临床实际问题，提高学生对中医学理论的认知能力。

案例导入

小陈，女，22 岁，在校学生。自诉：面部肤色暗黄、粗糙，额头、脸颊部位散在分布白头粉刺、红色丘疹，鼻头有黑头粉刺，鼻周、嘴周有 3 个小脓疱；额头、鼻头区域的皮肤油腻光亮，鼻头和鼻周毛孔明显；青春期以来面部不定时出现各种散在的粉刺、丘疹、脓疱，至今已有 10 年左右；平时喜欢吃辛辣刺激性食物，每次进食后粉刺就会增多，有轻微口臭；近期经常熬夜，凌晨后才入睡，近一周大便 3 天 1 次，质地较硬，食欲良好，经期正常。舌红，苔黄，脉数。

一、案例分析

素体阳热偏盛，加之后天饮食不当，嗜食辛辣油腻之品，起居不规律。一则滋生肺热，肺

12-5

经积热上冲头面,引起局部皮肤气血郁闭,熏蒸肌肤,以致局部血热蕴结,气血瘀滞而成粉刺;二则中焦运化不周,湿热内生,进而导致胃肠蕴热,循足阳明胃经和手阳明大肠经上行于面,郁于毛孔而致粉刺(图2-12-5,彩图扫二维码)。故清泄肺胃积热,则粉刺自愈。

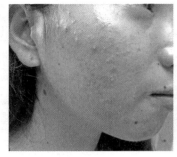

图2-12-5 粉刺

粉刺

二、制定调理方案

(一)调理原则

清肺疏风,清胃凉血。

(二)美容保健项目

1. 中药熏蒸美容法

中药选择:菊花、金银花、黄芩、大黄、连翘、紫花地丁、当归。

操作方法:清洁爽肤后,将上药煎汁后,置于中药离子喷雾仪内,通电加热,形成蒸汽,熏蒸面部,每次15 min。

2. 针清粉刺美容法

工具选择:暗疮针、生理盐水、75%乙醇、脱脂棉球。

操作方法:操作前消毒好暗疮针,先用生理盐水、75%乙醇棉球消毒皮损部位,再用暗疮针将粉刺、丘疹、脓疱的内容物挤出,用脱脂棉球擦拭干净,操作完毕做好消毒工作。

3. 推拿保健美容法

(1)面部按摩

穴位选择:耳门、丝竹空、听宫、瞳子髎、听会、翳风、地仓、颊车、迎香、承浆、廉泉。

操作方法:以面部点穴为主,每穴3~5次,不做面部推拿常规手法全套动作。

注:目前顾客丘疹较密集,有脓疱者,以点穴为主,不做手法;后期若顾客的丘疹散在发生,且无脓疱时,可行面部推拿常规手法全套动作。

(2)疏通经脉

经络选择:上肢大肠经、肺经,下肢胃经、脾经。

操作方法:顺经络各推5遍;配合体穴点按,取大椎、曲池、合谷、列缺、鱼际、阴陵泉、足三里、内庭,每穴3~5次。

(3)足部按摩

穴位选择:胃、肠、脾、肾上腺、肾、输尿管、膀胱、头面部以及皮损部位相应的反射区。

操作方法:用指推法或者按法,刺激10~15次,最后重复推按头面部以及皮损部位相应的反射区5次。

4. 中药面膜美容法

中药选择：生黄芪、生地榆、土鳖虫各 100 g，当归、丹参、生大黄、白芷、银杏、槟榔、青蒿、皂角刺各 60 g，冰片 30 g。

操作方法：将上药研末，与适量大豆粉混合，加水或蜂蜜调成糊状。也可用市售金缕梅软膜。

（1）超声波导入：10～15 min，连续波，由轻逐渐加重，操作结束后药膜留在面部。

（2）倒膜：在面部涂上药膜，或超声波操作后遗留药膜；再以硬膜粉调成糊，敷于面部，15～20 min 后卸膜。

5. 拔罐美容法

穴位选择：脊柱两侧膀胱经（从颈椎至尾椎），以及大椎、肺俞、胃俞、大肠俞。

操作方法：

（1）走罐法：选取脊柱两侧膀胱经（从颈椎至尾椎），选用口径较大的玻璃火罐，在膀胱经部位往返推动，至所拔部位的皮肤潮红、充血时，将罐起下。

（2）留罐法：走罐后，选取大椎、肺俞、胃俞、大肠俞，将火罐吸附留置于施术部位 10～15 min，然后将罐起下，可观察罐印颜色及罐壁情况调整疗程。

注：不能耐受者，可用闪罐法代替。

6. 耳穴压豆美容法

穴位选择：面颊、肺、胃、大肠、脾、内分泌、神门。

操作方法：选用王不留行籽制作耳贴，嘱顾客定时按揉，每次按压至耳郭酸、胀、痛、皮肤潮红为止，一般需每日自行按压 3～5 次，每次 30～60 s，每周 2 次，双耳交替使用。

7. 药膳美容法

食材选择：枇杷薏米粥，选用鲜枇杷（去皮核）60 g、枇杷叶 10 g、生薏苡仁 100 g。

制作方法：先将枇杷叶洗净切碎，煮沸 15 min，去渣后放入薏米煮粥，粥熟后将切碎的枇杷果肉放入粥中搅匀，每日早晚各服用 1 次。

（三）调理建议

（1）饮食方面：适当多食蔬菜水果，饮食清淡，多饮水，配合服用美容药膳。

（2）生活起居方面：保持心情舒畅，情绪平稳；最忌熬夜，尽量在 23：00 前入睡；生活起居应规律，早睡早起；不宜在身热出汗时，骤用冷水洗脸或冷风吹脸。

（3）日常护肤方面：常用温水洗脸，选择适合的洗面奶，保持皮肤清爽干净；皮肤炎症严重时，不宜进行面部按摩，或选用洁面仪等清洁类仪器；不宜选用富含营养、滋润油腻的护肤品；不宜化妆，注重防晒。

（四）注意事项

（1）饮食上注意忌口，避免服用油炸煎炒、肥甘厚味、辛辣燥热、刺激的饮食，保持大便通畅。

（2）对于不同的项目注意与顾客交代特殊注意事项，例如拔罐后需要注意避风保暖，术后4 h才能洗澡等。

（3）如有不适，应向专业医师咨询。

（五）辨证分型

1. 肺胃积热型　粉刺、红色丘疹、小脓疱混杂而生，颜面、胸背部皮肤油腻；伴见口臭，大便秘结，小便黄；舌红，苔黄，脉滑数。

2. 痰瘀凝结型　皮疹颜色暗红，以结节、脓肿、囊肿、瘢痕为主，或见窦道，经久难愈；伴见纳呆，腹胀；舌质暗红，苔黄腻，脉弦滑。

3. 冲任不调型　见于女性，粉刺的发生或轻重与月经周期有明显关系，月经前皮疹增多加重，月经后皮疹减少减轻；常伴有月经不调，经前心烦易怒，胁肋乳房胀痛；舌红，苔微黄，脉弦。

（六）任务训练

请根据本课程所学知识，对以下案例进行中医辨证，并制定调理方案。

例：李女士，32岁，白领。面部皮疹（包括粉刺、丘疹）色红或暗，面色晦暗，皮肤粗糙，毛孔粗大，油脂分泌旺盛，月经前面部皮疹明显增多加重，月经后皮疹减少减轻，兼见月经不调，经前心烦易怒，胁肋乳房胀痛。舌红苔微黄，脉弦细。

（七）知识链接：温故而知新

见图2-12-6、图2-12-7。

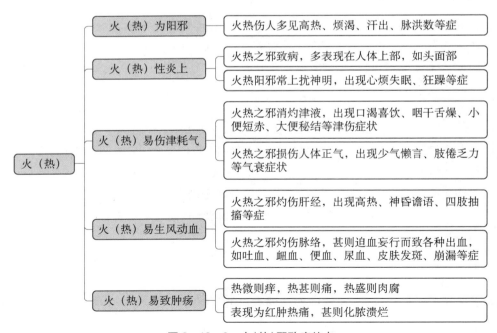

图2-12-6　火（热）邪致病特点

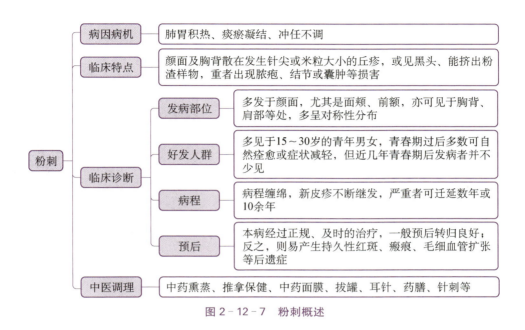

图 2 - 12 - 7　粉刺概述

（梁　菁）

任务三　黧黑斑调理方案制定与实施

学习目标

1. 能够熟练运用望诊、闻诊、问诊获取黧黑斑顾客的基本资料。

2. 能够运用中医思维方法从已知资料中对黧黑斑进行中医辨证。

3. 能够根据黧黑斑的证型给予相应的调理建议,制定个性化调理方案。

4. 启发学生构建和谐社会美学理念,具备良好的人文关怀,运用中医理论分析和解决临床的实际问题。

案例导入

刘女士,已婚,39 岁,面部暗沉,出现明显片状色斑,入店咨询。自诉:经常不自觉地叹气,性情急躁易怒,有时郁闷,委屈想哭,近日面部色斑加重,经期推迟,有时痛经,乳房胀痛也比以前严重。舌苔薄白,舌质暗红或紫暗,脉弦或弦细。

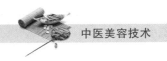

一、案例分析

情志内伤,长期过度情志刺激,郁怒伤肝,使脏腑气机紊乱,颜面部气血失调,面部脉络瘀阻,而成褐斑;同时肝气郁结,肝失调达,郁久化热,灼伤阴血,使血液瘀滞于颜面,从而出现面部暗沉、色斑(图 2-12-8,彩图扫二维码)。

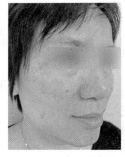

图 2-12-8 黧黑斑　　黧黑斑

二、制定调理方案

(一)调理原则

疏肝理气,化瘀消斑。

(二)美容保健项目

1. 中药熏蒸美容法

中药选择:基于疏肝理气,化瘀消斑的原则,可选择疏肝理气,补益肝肾类中药,如枸杞子、菊花、陈皮、百合、郁金、合欢花、金边石斛、玫瑰花、黄芪、女贞子等。

操作方法:可搭配进行泡浴。

2. 推拿保健美容法

操作方法:采用推拿点穴,在面部美容经穴常规手法的基础上,加以下手法,阳白、颧髎点揉 100 周,顺时针方向和逆时针方向各 50 周,褐斑局部周围的穴位重点按,适当增加次数。

3. 中药面膜美容法

中药祛斑倒膜:白茯苓、白蔹、白花、白及、白薇、白附子、白术、白扁豆、白僵蚕各 30 g,防风、羌活、三七粉各 20 g,淀粉 50 g,共研细末 120 目筛备用。顾客面部暗沉,面膜方案整体提亮肤色。

4. 拔罐美容法

(1)走罐法

穴位选择:脊柱两侧膀胱经(从颈椎至尾椎)。

操作方法:选用口径较大的玻璃火罐,在膀胱经部位往返推动,至所拔部位的皮肤潮红、充血时,将罐起下。

(2)留罐法

穴位选择:大椎、肺俞、胃俞、大肠俞。

操作方法:走罐后,将火罐吸附留置于施术部位 10～15 min,然后将罐起下,可观察罐印颜色及罐壁情况调整疗程。

5. 耳穴压豆美容法

耳穴选择:双耳肝、肾、内分泌、皮质下、交感。

操作方法：用王不留行籽制作耳贴，一般一次贴 2～3 天,休息一天再继续贴下一次。每日应按压 3～5 次耳贴部位,可双侧交替按压。

6. **药膳美容法**

食材选择：牛肝粥,选取牛肝 500 g、白菊花 9 g、白僵蚕 9 g、白芍 9 g、白茯苓 12 g、茵陈 12 g、生甘草 3 g、丝瓜 30 g、大米 100 g。

制作方法：将白僵蚕、白芍、白茯苓、茵陈、生甘草、丝瓜装入纱布包内,然后与牛肝、白菊花、大米一起熬粥,熟后捞出药包吃肝喝粥,每日早晚各 1 次。以上剂量可服 2 天,10 天为 1 个疗程,中间间隔 1 周,连服 3 个疗程。本方具有疏肝解郁、增白消斑的功效。

7. **艾灸美容法**

操作方法：

(1) 用美容专用面部温灸器进行规范操作,加强面部穴位调理。

(2) 艾条回旋灸身体穴位,选择天枢、大横、气海、关元、背俞穴(肝俞、膈俞、胆俞),足三里、丰隆、三阴交等。

(三) 调理建议

(1) 面部的异常往往是体内脏腑功能失调所致,内外兼治。

(2) 针对本病大多表现为气血瘀滞,有些方法活血力量较大,因此对女性患者治疗前,必须详细询问月经情况,若有经量过多或敏感性强者,应在月经期停止治疗。

(3) 对于口服避孕药者,治疗期间应停服。

(四) 注意事项

(1) 畅情志、慎劳逸;多食维生素 A、维生素 C、维生素 E 及含锌食物。

(2) 避免阳光直射,避免吃光敏感食物;合理选用化妆品;忌激素;防止炎症性色素沉着;积极治疗慢性病。

(3) 如有不适,应向专业医师咨询。

(五) 辨证分型

1. 气滞血瘀型　面部色斑,黄褐色,时深时浅,月经期加重,烦躁易怒,两乳胀甚,舌苔薄白,脉弦细。

2. 脾虚湿热　面部色斑,晦暗,脘腹胀满,神疲乏力,四肢困重,舌淡苔薄,脉滑数。

3. 肝肾阴虚　面部色斑,斑色黄暗,腰膝酸软,头晕耳鸣,疲乏无力,身体羸瘦,舌红少苔,脉沉细。

(六) 任务训练

请根据本课程所学知识,对以下案例进行中医辨证,并制定调理方案。

例：张女士,30 岁,小学教师。最近被一个学生家长投诉,心情郁闷,郁郁寡欢,月经开始不正常,经期面部开始出现色斑,不思饮食,舌苔白腻等症状出现。

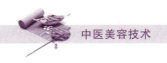

（七）知识链接

见图 2-12-9。

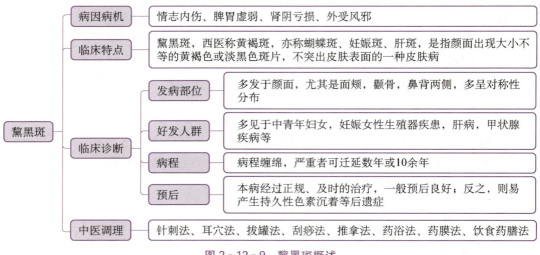

图 2-12-9 黧黑斑概述

（郭长青）

任务四　抗衰驻颜方案制定与实施

学习目标

1. 了解中医学对衰老机制的认识。
2. 能运用中医思维进行驻颜美容延缓衰老方案的制定。
3. 能够对脾胃虚损型衰老给予相应的调理建议,制定个性化调理方案。
4. 培养学生运用中医驻颜美容技术帮助求美者进行抗衰老保养的实践技能,践行劳动创造美职业素养。

案例导入

张女士,37 岁,教师。自述面色发黄、无光泽,眼角、鼻梁出现细密而浅的皱纹。平日总感觉神疲乏力、胸闷、腹胀,月经 2～3 个月一次,且量少;兼见舌质淡、舌苔白,脉细弱。

一、案例分析

脾胃在人体的衰老进程中占有举足轻重的地位。脾胃为后天之本,气血生化之源,脾胃虚损则生化之源　不足,不能濡养脏腑,皮肤、肌肉、五官失于濡养,加速面焦、肌肤松弛等早衰状态的出现。导致脾胃虚损的主要原因有:一是劳神、劳力过度,久之气血亏少,伤及脾胃;二是情志过极,思则伤脾,脾气郁结,运化功能减退;三是饮食不节,过饥、过饱、饮食偏嗜都会伤及脾胃,造成运化功能失健。

中医驻颜美容技术的目的是延缓肌肤的衰老进程,使之保持红润、光滑、有弹性,保持肌肤健康活力之美(图2-12-10,彩图扫二维码)。

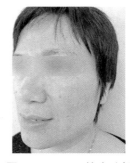

图 2-12-10　抗衰驻颜　　抗衰驻颜

二、制定调理方案

(一)调理原则

理气健脾和胃。

(二)美容保健项目

1. 拔罐美容法

主穴:阳白、太阳、颧髎、颊车。

操作方法:取1号火罐,采用闪火罐法加走罐法,分别在以上穴位向上轻微提拉至微红发热,每次 10 min,隔日 1 次,5 次为 1 个疗程。可起到除皱的效果。

2. 刮痧美容法

主穴:太阳、印堂、丝竹空、阳白、迎香、承泣、四白、下关。

配穴:合谷、足三里、膻中、神门。

操作方法:用刮痧板蘸取刮痧油,在以上穴位直推刮动,每穴 5~10 次。

3. 艾灸美容法

主穴:足三里、气海。

操作方法:用艾条温和灸,每穴每次 10 min,以局部红润为度。经常使用可补益脾肾、补气悦颜。

4. 推拿保健美容法　面部经穴常规按摩手法加耳穴按摩,重点按揉双耳肝、脾、肾区。

5. 药膳美容法

食材选择:淮山药芝麻糊,选取淮山药 15 g、黑芝麻 120 g、粳米 60 g、鲜牛奶 200 g、玫瑰糖 6 g、冰糖 120 g。

制作方法：粳米洗净泡 1 h，沥干，山药切小粒，黑芝麻炒香，以上 3 物加水和牛奶拌匀，磨碎后滤取汁。锅中加入清水和白糖，溶化后滤取汁，将冰糖水入锅中继续烧沸，将芝麻水慢倒入锅中，加入玫瑰糖，搅动成糊，煮熟，食之。可补脾益肾、滋阴养肤。

（三）调理建议

衰老是一个渐进的过程，故延缓衰老的保养措施应从中年或更早些开始。

1. 饮食有节　《素问·上古天真论》曰："饮食有节，起居有常，不妄作劳，故能形与神俱，而尽终其天年，度百岁乃去。"饮食与人体休戚相关，故日常生活中要注意营养均衡，有节制饮食，不伤脾胃，使人体气血供应充足，延缓面部皮肤的衰老。

2. 生活科学　顺应四时，起居有常，早睡早起，注意劳逸结合。进行适度的体力活动，可促进血液流通，增强体力，平时可练习八段锦、太极拳等健身方法，延缓衰老进程。

3. 调节情志　《素问·上古天真论》曰："恬淡虚无，真气从之，精神内守，病安从来。"情志失调影响人体的容貌变化，喜怒过度、悲哀太甚都可导致常人出现早衰的症状。人人都有七情六欲，都有所欲而不达，要及时调理好心态，保持心情愉悦，以延缓皮肤衰老。

（四）辨证分型

1. 脾胃虚损型　面色萎黄，少光泽，额头、鼻唇沟处多生皱纹，纹粗且浅，长短不一，伴有神疲乏力，胃部不适，大便溏；舌质淡，苔白，脉细弱。

2. 肝气郁结型　眼角、鼻梁部多出现皱纹，纹细密而浅，多伴有眼袋或色斑，精神不振，腹胀，嗳气，女子多伴有月经不调；舌质淡红，舌苔薄白，脉弦细。

3. 肾阳不足型　未老先衰，颜面起皱纹，精神不足，疲倦乏力，腰膝酸软，眼花耳鸣，夜尿频多；舌质淡胖，苔白，脉沉弱。

（五）任务训练

请根据本课程所学知识，对以下案例进行中医辨证，并制定调理方案。

例：夏女士，40 岁，公司业务主管。眼角、鼻梁部多现皱纹，纹细密而浅伴有色斑，精神欠佳，嗳气，月经不调；舌质淡红，舌苔薄白，脉弦细。

（六）知识链接：温故而知新

与颜面早衰有关的脏腑，见图 2-12-11～图 2-12-13。

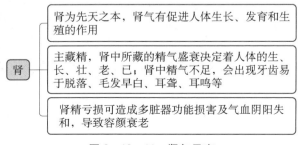

图 2-12-11　肾与早衰

肝
- 主疏泄：肝有保持全身气机疏通畅达的作用
- 主藏血：肝有贮藏血液、调节血量的作用
- 肝主疏泄的功能失常，则全身气机紊乱，脏腑功能失调则早衰

图 2 - 12 - 12　肝与早衰

肺、脾、肾
- 随年龄的增长，肺、脾、肾的功能逐渐衰弱
- 肺主通调水道，脾主运化水湿，肾主水
- 肺、脾、肾功能失常导致水液代谢异常，水湿不化，聚而成痰，气血运行不畅，使机体失养、容颜早衰

图 2 - 12 - 13　肺、脾、肾与早衰

（马立娟）

任务五　面红调理方案制定与实施

学习目标

1. 能够熟练运用望诊、闻诊、问诊获取面红顾客的基本资料。
2. 能够运用中医思维方法从已知资料中对面红进行中医辨证。
3. 能够根据面红的证型给予相应的调理建议，制定个性化调理方案。
4. 引导学生运用中医理论分析和解决临床实际问题，开发学生的思维潜能，拓宽学生的视野，推动中医美容技术创新性发展。

案例导入

　　吴女士，48 岁，高中班主任。素来手脚冰凉，近 2 年来两侧颧部发红，边界呈圆形，丝线状排列。遇冷、遇热、情绪激动时加重，无明显瘙痒，安静下来红热很快就会消失。

一、案例分析

　　吴女士为肝肾阴虚之象。此类求美者常为阴虚之体，或有失血病史，至更年期冲任空

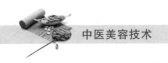

虚,肾水不足。肾为癸水,肝属木,心为君火,肾水亏虚,不能涵木、制约心火,故出现水亏火旺的面部潮红(图 2-12-14,彩图扫二维码)。

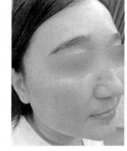

图 2-12-14　面红　　　　　面红

二、制定调理方案

(一)调理原则

凉血清热,滋补肝肾。

(二)美容保健项目

1. 中药内服法

方药:凉血地黄汤合六味地黄汤加减。

组成:黄柏、知母各 3 g,青皮、槐子、熟地黄各 30 g,当归、山茱萸肉、山药各 20 g,泽泻、牡丹皮、茯苓各 9 g。面部潮红明显,两手心热者加地骨皮、青蒿;腰膝酸软者加桑寄生、狗脊。

用法:水煎服。

2. 面红刺灸法

(1)体针加面针:取曲池、合谷、三阴交、血海、太溪和面部穴位,每日 1 次,10 次为 1 个疗程。

(2)火针:常规消毒后,用尖头火针在酒精灯上烧至通红,快速将扩张的毛细血管寸寸点断,一周内禁沾水,禁食辛辣刺激之品,预防感染,禁剥痂,让其自然脱落。

(3)耳尖放血:初期表现为血热时,可行耳尖放血法,将两耳搓至充血发红,在耳尖处常规消毒,用三棱针点刺放血 7～10 滴,每周 2 次,6 次为 1 个疗程。

3. 药膳美容法

(1)生地枸杞桑椹汤:生地黄 50 g、枸杞 20 g、桑椹 50 g,将以上 3 味洗净放入炖锅中,加水 250 ml,武火烧沸,文火炖煮 25 min 即可,食用时加适量蜂蜜。适用于肝肾阴虚型。

(2)西洋参白菊乌鸡汤:西洋参 10 g、白菊花 5 g、乌鸡 1 只,适量黄酒、生姜、大葱、精盐、胡椒粉,将西洋参切成薄片,白菊花泡开,乌鸡去毛及内脏洗净放入炖锅中,加水 2 800 ml,煮 35 min,加入调料即可。适用于肝肾阴虚型。

(三)调理建议

增强皮肤锻炼,经常用温水洗脸,增加皮肤的耐受力;尽量不使用含重金属的化妆品,避免色素沉积,毒素残留表皮;合理地运用中药外搽、针灸、退红面膜等美容外治法,可使面红从根本上得到改善,再现肌肤的健康之美。

(四)注意事项

(1)注意面部皮肤的保养,避免冷热刺激,日常注意皮肤补水滋润,防止皮肤干燥脱皮,尽量避免风吹日晒及高温刺激;平常多开窗通风使空气流通,减少皮肤闷热刺激;保持心情舒畅,饮食忌辛辣刺激、烟酒等。

（2）尽量不做激光美容项目,以免破坏皮肤角质层。

（3）局部皮肤过敏,少用皮质类固醇激素药膏。

（五）辨证分型

1. 血热型　面部皮肤潮红,毛细血管扩张明显,呈鲜红或深红色,有的相互交织成网状;舌红,苔黄,脉数。

2. 胃热型　面部皮肤红色或深红色斑状、点状、线状或星芒状损害,伴烦躁易怒、口臭、便秘、尿黄;舌红,苔黄,脉数。

3. 血瘀型　面部皮肤呈紫红色,病程较长,女性伴见月经不调;舌质紫暗或瘀点、瘀斑,脉弦细涩。

4. 肝肾阴虚型　面部经常阵发性潮红,两手心热,伴有头晕目眩,健忘失眠,耳鸣,咽干口燥,腰膝酸软,夜间盗汗;舌红少苔,脉细数。

5. 阴虚内热型　情绪容易激动,易出现面部潮红,安静下来后潮红渐退,伴烦躁易怒,口苦咽干,便干尿赤;舌红少苔或苔黄,脉细数。

（六）任务训练

请根据本课程所学知识,对以下案例进行中医辨证,并制定调理方案。

例：马女士,36岁,公务员。两颧红赤,形体消瘦,潮热盗汗,五心烦热,夜热早凉,口燥咽干,舌红少苔,脉细数。

（七）知识链接：温故而知新

见图 2－12－15。

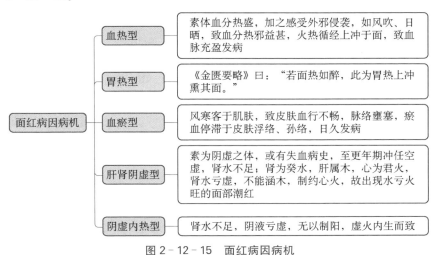

图 2－12－15　面红病因病机

（王福娟）

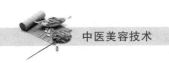
任务六　粉花疮脱敏方案制定与实施

学习目标

1. 能够熟练与顾客沟通,获取顾客化妆品使用的基本资料。
2. 了解粉花疮(化妆品皮炎)产生原因,并能掌握如何预防粉花疮(化妆品皮炎)。
3. 掌握粉花疮(化妆品皮炎)的美容实施方案。
4. 培养学生辨识与沟通能力,在学习理论知识的同时,重视对服务对象的人文关怀,重视健康、尊重生命。

案例导入

唐女士,37 岁,教师。自诉:敷面膜后较快出现皮肤改变,症见头面部及眼周红肿,自觉灼热瘙痒,口微渴,饮食如常,二便尚可,舌淡苔薄白,脉浮数。

一、案例分析

肺合皮毛,外邪侵犯皮毛,肺卫失于固护,故见头面眼周皮肤红肿(图 2 - 12 - 16,彩图扫二维码),灼热瘙痒,口微渴;舌淡苔薄白,脉浮数均为风热外袭之象。

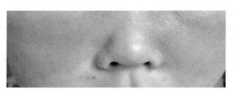

图 2 - 12 - 16　粉花疮

粉花疮

二、制定调理方案

(一) 调理原则

疏散风热,清宣肺气。

(二) 美容保健项目

1. 一般处理　清除面部残留化妆品。用冷喷及中药面膜每日 1 次,5 次为 1 个疗程。根据顾客病情轻重,可缩短或增加疗程。

操作方法：

（1）冷喷：将维生素 B_6 注射液渗在纱布中，敷于面上，然后进行冷喷约 10 min。可起到降温、止痒、消炎脱敏等作用。

（2）中药面膜：冷喷完毕用以白鲜皮、白及、薄荷等中药制剂为主要成分的面膜敷 20 min，进一步起到镇静、止痒、消炎、收敛的作用。

2. 针灸美容法

取穴：肺俞、风池、太阳、颊车、合谷、曲池。

操作方法：常规消毒后，快速进针，留针 10～15 min，每日 1 次，5 次为 1 个疗程。

3. 中药美容法　基于疏散风热，清宣肺气的原则，可选择辛凉解表及宣肺类中药，方用桑菊饮加减：桑叶 6 g、菊花 6 g、杏仁 9 g、连翘 9 g、薄荷 6 g、桔梗 6 g、甘草 6 g、芦根 18 g 等。亦可选用中成药夏桑菊颗粒泡水服用。

4. 拔罐美容法

（1）刺络拔罐法

取穴：大椎、肺俞穴。

操作方法：用消毒的三棱针在穴位上点刺出血，然后将罐迅速吸拔到点刺的穴位上，一日 1 次，每次 5～10 min。

疗程：3 次为 1 个疗程，疗程间休息 1 天，再进行下 1 个疗程。

（2）闪罐法或留罐法

取穴：大椎、风门、肺俞穴、曲池。

操作方法：闪罐法对穴位进行连续闪罐，以皮肤潮红为度，一日 1 次，每次 10～15 min。对穴位留罐，一日 1 次，每次 10～20 min。

疗程：3 次为 1 个疗程，疗程间休息 1 天，再进行下 1 个疗程。

（3）走罐法

操作方法：取背部督脉或膀胱经循行部位，用走罐法，将凡士林油膏等润滑剂涂抹于背部及罐口，沿督脉或膀胱经循行部位连续走罐，以皮肤潮红为度，一日 1 次，每次 15～20 min。

疗程：3 次为一个疗程，疗程间休息 1 天，再进行下 1 疗程。

5. 艾灸美容法

取穴：大椎、肺俞、风门、合谷、外关、三阴交、曲池。

操作方法：可用艾炷、艾条或灸盒进行操作。

6. 耳穴压豆美容法

耳穴选择：肺、面、神门、内分泌、皮质下等。

操作方法：用王不留行籽制作耳贴，一般 1 次贴 2 天，休息一天再继续贴 2 天。每日应按压 3～5 次耳贴部位，可双侧交替按压。

（三）调理建议

（1）选择适合自己的化妆品：化妆品多种多样，皮肤素质各有不同，不要盲目选用高级化妆品、特殊用途化妆品，选购时注意化妆品监督标志、生产日期、有效期限等，使用前最好

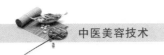

先做斑贴试验。选好后也不应随意更换使用。

（2）正确使用化妆品,减少化妆品对皮肤的伤害:如防晒霜只用于外出需要防晒时,美容性化妆品不能作基础护理品使用,特殊用途化妆品不宜长期使用等。

（3）在使用化妆品过程中如出现不良反应,如瘙痒、刺痛、起疱等,应及时停止使用,同时尽可能将化妆品清洗干净。

（4）正确对待化妆品皮炎,不盲目医治,及时请教专业医生,使疾病得到及时有效治疗。

（四）注意事项

（1）停用一切化妆品。

（2）不吃刺激性食物,避免饮酒、饮浓茶及食用辛辣食品,宜清淡饮食,多食水果、蔬菜,防止复发,预防大于治疗。

（3）减少外出及避免在日光下活动,配合积极的防色素治疗。

（4）需要与客户交代特殊注意事项,包括在进行拔罐后需要等待 4 h 才能洗澡,艾灸后宜服用一杯温水,拔罐、艾灸之后注意避风保暖等。

（5）如有不适,应向专业医师咨询。

（五）辨证分型

1. 血热风盛型　使用化妆品后,皮肤潮红,瘙痒,紧绷,出现散在性绿豆或芝麻大小炎症性小丘疹,可伴有黑头粉刺及毛囊炎,形似寻常痤疮;可伴有烦热不安,口渴,大便秘结,小便黄,舌红,苔黄,脉浮数。

2. 湿热上蒸型　使用化妆品后,局部发生刺痒或灼痛,卸妆后局部皮肤潮红肿胀,重者还可见数目不等的小丘疹、丘疱疹、大小水疱,甚至糜烂;可伴有大便不爽;舌质红,苔黄腻,脉滑数。

（六）任务训练

请根据本课程所学知识,对以下案例进行中医辨证,并制定调理方案。

例:王女士,30 岁,教师。因更换化妆产品,使用几天后,出现散在性绿豆或芝麻大小炎症性小丘疹,形似寻常痤疮,皮肤粗糙,色素沉着。舌红苔黄,脉浮数。

（七）知识链接-温故而知新

见表 2-12-1,表 2-12-2。

表 2-12-1　肺的生理功能

生理功能	肺主气司呼吸
	肺主通调水道
	肺朝百脉
	肺主治节
肺在体合皮,其华在毛,开窍于鼻,在志为忧(悲),在液为涕	

表2-12-2　补肺的食物

百合	补肺润肺,尤其是肺虚干咳久咳,或痰中带血之人,最宜服食
山药	性平,味甘,既能补肺虚,又能健脾益肾。肺虚之人,四时咸宜常食山药
蛤蚧	性平,味咸,能够补肺益肾、止咳定喘。凡肺虚之人久咳久喘者宜食之
冬虫夏草	性温,味甘,除有补肾用途外,更有补肺气、止咳喘、疗虚损的功能。若能与紫河车、山药等一同服食,更为有益
花生	性平,味甘,善补肺气,又能润肺,适宜肺虚久咳之人食用。肺虚之人,不分肺气虚或肺阴虚,都适宜用花生水煮服食

（潘海燕）

任务七　扁平疣调治方案制定与实施

学习目标

1. 能够熟练与顾客沟通,通过望诊获取顾客面部疣体的基本资料。
2. 了解疣的概念、种类及产生原因。
3. 掌握扁平疣的美容实施方案。

案例导入

李女士,53岁,公务员,体型矮胖。自诉:三四年前额头出现多个散在分布扁平丘疹,表面光滑,芝麻至黄豆大小,质地较硬,淡红褐色,偶有痒痛感,舌暗红苔薄白,脉濡涩。

一、案例分析

痰浊内生,痰瘀凝结,搏结于肌肤,故出现扁平丘疹,质地坚实(图2-12-17,彩图扫二维码);气滞血瘀,痰瘀互结,不通则痛,故偶见痒痛,色淡红褐;舌暗红苔薄白,脉濡涩均为痰凝血瘀之象。

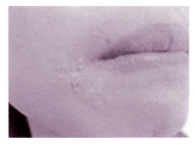

图2-12-17　扁平疣

扁平疣

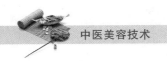

二、制定调理方案

（一）调理原则

祛湿化痰，活血化瘀。

（二）美容保健

1. 中药美容法　基于祛湿化痰，活血化瘀的原则，可选择化痰，活血化瘀类中药，方用治疣汤加减：熟地 12 g，杜仲 6 g，赤小豆 9 g，牛膝 9 g，丹皮 9 g，红花 9 g，白术 9 g，桃仁 9 g，赤芍 9 g，白芍 12 g，穿山甲 3 g，制首乌 6 g 等。可薏苡仁煮粥或煎汤日常服用。

2. 外治美容法

（1）洗涤法用内服方的第二煎外洗，每日 2～3 次。

（2）涂搽法用鸦胆子仁油外涂患处，每日 1 次，用于治疗疣体散在分布者；或鲜鸡内金在疣体处摩擦，每日 1～2 次；或干鸡内金用水浸泡变软后擦患处，每日 1～2 次。

3. 刺灸美容法

（1）毫针：对疣体常规消毒后，用毫针垂直快速进针疣的基底部，强刺激不留针，最好选母疣。

（2）火针：对疣体常规消毒后，用平头火针在酒精灯上烧红烧透，点刺疣体，一周内禁止沾水，预防感染，禁剥痂，让其自然脱落。

4. 手术美容法　手术包括激光、冷冻、埋植等，见效快。但对皮肤创伤大，只清除表面疣体，易复发。

5. 拔罐美容法

（1）闪罐法或留罐法

取穴：背俞穴

操作方法：闪罐法对穴位进行连续闪罐，以皮肤潮红为度，一日 1 次，每次 10～15 min。对穴位留罐，一日 1 次，每次 10～20 min。

疗程：3 次为 1 个疗程，疗程间休息 1 天，再进行下 1 疗程。

（2）走罐法

操作方法：取背部督脉或膀胱经循行部位，用走罐法，将凡士林油膏等润滑剂涂抹于背部及罐口，沿督脉或膀胱经循行部位连续走罐，以皮肤潮红为度，一日 1 次，每次 15～20 min。

疗程：3 次为 1 个疗程，疗程间休息 1 天，再进行下 1 个疗程。

6. 艾灸美容法

取穴：脾俞、肝俞、合谷、曲池、列缺、关元、气海。

操作方法：可用艾炷、艾条或灸盒进行操作。

7. 耳穴压豆美容法

耳穴选择：肺、面、神门、内分泌、皮质下等。

操作方法：用王不留行籽制作耳贴，一般一次贴 2 天，休息一天再继续贴 2 天。每日按压 3~5 次耳贴部位,可双侧交替按压。

(三) 调理建议

(1) 膳食上禁食辛辣之品,忌饮酒,多食新鲜水果蔬菜,补充多种维生素,可食薏苡仁粥。

(2) 应适当运动,少熬夜,提高自身免疫力。

(四) 注意事项

(1) 尽量避免与疣体接触,禁止搔抓皮损,不宜过度搓洗,防止自体接触传染。

(2) 需要与客户交代特殊注意事项,如拔罐后需要等待 4 h 才能洗澡,艾灸后宜服用温水等。

(3) 如有不适,应向专业医师咨询。

(五) 辨证分型

1. 风热毒蕴型　突然发病,颜面部起扁平丘疹,表面光滑,如芝麻至黄豆大,淡红色或正常皮色,自觉瘙痒,搔抓可有新皮损出现;舌淡红,苔薄黄,脉滑数。

2. 肝旺血燥型　结节如豆,坚硬粗糙,颜色污黄,蓬松枯槁,多伴有急躁易怒,口苦口干,目赤肿痛,便干尿赤;舌红,苔黄,脉弦数。

(六) 任务训练

请根据本课程所学知识,对以下案例进行中医辨证,并制定调理方案。

例:王女士,18 岁,学生。示指指腹侧出现一绿豆大的疣状赘生物,呈半球形,色灰白,表面蓬松枯槁,状如花蕊,粗糙而坚硬。舌淡红苔白腻,脉滑数。

(七) 知识链接:温故而知新

见表 2-12-3。

表 2-12-3　疣的种类及特点

种类	好发部位	症状特点	自觉症状	疾病转归
扁平疣	多见于青年女性,好发于颜面、手背、前臂及肩胛等部	皮损为表面光滑的扁平丘疹,芝麻至黄豆大小,淡红褐色或正常皮肤颜色	一般无自觉症状,偶有瘙痒感	病程慢性,可自行消退,愈后仍可复发
疣目(寻常疣)	多见于儿童及青年,好发于手指、手背、头面部等	初起为一个针尖至绿豆大的疣状赘生物,呈半球状或多角形,色呈灰白或污黄,表面蓬松枯槁,状如花蕊,粗糙而坚硬	一般无自觉症状,因搔抓、碰撞、摩擦破伤而易出血	病程慢性,可自然消退
鼠乳(传染性软疣)	多见于儿童和青年,好发于颜面、躯干、四肢、阴囊、肩胛及眼睑等处	皮损初起为米粒大的半球状丘疹,渐增至绿豆大,中央呈脐窝状凹陷,表面有蜡样光泽。顶端挑破后,可挤出白色乳酪样物质	自觉微痒	经过徐缓,可自行消失

（续表）

种类	好发部位	症状特点	自觉症状	疾病转归
跖疣	好发于足跖前后受压处及趾部，足部多汗者易患本病	皮损初起为小的发亮丘疹，渐增大，表面粗糙角化，灰黄或污灰色，周围绕以增厚的角质环。除去角质层后可见疏松的白色乳状角质物，边缘可见散在小的、紫黑色出血点	有明显的压痛，用手挤压则疼痛加剧	病程慢性，约半数自然消退，愈后仍可复发
丝状疣	多见于中年妇女，多发于颈及眼睑	皮损为单个细软的丝状突起，呈褐色或淡红色	一般无自觉症状	可自行脱落，又可长出新的皮损

（潘海燕）

任务八 酒渣鼻调治方案制定与实施

学习目标

1. 能够熟练运用所学知识获取顾客信息。
2. 能够根据症状进行中医辨证及分析。
3. 能够对酒渣鼻者给予相应的调理建议，制定个性化调理方案。
4. 熟悉酒渣鼻的饮食原则及药膳食疗方案。

案例导入

张女士，女，42岁，酒渣鼻病史2年。自诉：面部红色小斑丘疹，鼻色鲜红，红斑多发于鼻尖和两翼，压之褪色；常嗜酒，便秘，饮食不节，口干口渴；舌红，苔薄黄，脉弦滑。

一、案例分析

肺开窍于鼻，足阳明胃经起于鼻旁，肺胃热盛上蒸，故红斑多发于鼻尖或两翼，压之褪色（图2-12-18，彩图扫二维码）；饮食不节，嗜酒炙博，皆能助火化

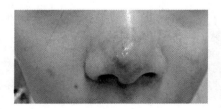

图2-12-18 酒渣鼻

酒渣鼻

热,热盛津伤则口干、口渴;肺与大肠相表里,肺气不宣,肠腑传导失司则便秘;舌红、苔薄黄、脉弦滑为肺胃热盛之象。证属中医的肺胃热盛,故应以清泻肺胃积热为主要调理方向。

二、制定调理方案

（一）调理原则

清泻肺胃,理气活血。

（二）美容保健项目

1. 中药外治法

（1）祛斑膏外用:大枫子仁、杏仁、核桃仁、红粉、樟脑各 30 g。将三仁同捣极细,再加红粉、樟脑,一同研细如泥,如太干,加麻油少许调匀。每日涂擦 1 次。

（2）百部药膏外用:用百部、苦参、雷丸各研为细末,以 5∶2∶2 比例混合,搅匀后取药粉 15～20 g 与雪花膏 80～85 g 调匀,制成霜剂外用。每晚睡前用硫黄皂洗面部,然后外搽,翌晨洗去,20 天为 1 个疗程,可连用 2～3 个疗程。

（3）贴敷疗法:橘核 3 g、核桃仁 1 个。将橘核微炒至黄,晒干研末;核桃仁亦研成末,两药混匀,以温酒调之。睡前趁热敷于鼻上,清晨洗净。

（4）中药面膜:每周 1 次,4 次为 1 个疗程。

1）配制祛油按摩膏:用白僵蚕、白茯苓、白蔹、白芷等细粉做成霜剂。

2）清除面部的丘疹后,离子喷雾机喷雾后按摩 15～20 min。

3）洗净按摩膏,涂上底霜,敷上熟石膏硬膜,约 20 min 发热,冷却后给予去除倒膜,擦净面部,用收敛水外用。

2. 放血疗法　常规消毒后,用三棱针对准局部皮损快速散刺(约 1 mm 深度)、穴位处刺入 1～2 mm 深度,然后用力挤压针孔周围使之出血数次,用消毒棉球按压针孔止血。每周 1～2 次,6 次为 1 个疗程。

3. 耳针法

穴位选择:外鼻穴、肺穴、内分泌穴、肾上腺穴。

操作方法:用耳穴压豆法,每日 1 次,每次取 2～3 穴,留针 20～30 min。

4. 推拿法

（1）穴位按摩法:以一手示指或中指轻揉素髎穴约 1 min。然后用两手拇指背部在两鼻翼上下摩擦。按揉合谷、外关、列缺各 2～3 min,以有酸胀感为佳。沿足阳明胃经在下肢循行部位进行推擦,并按揉足三里 2～3 min。

（2）推抹法:美容师用两手拇指指腹从睛明穴开始,沿鼻梁向下推磨抹至迎香穴,反复推抹至 10 次左右,以拇指点按印堂约 1 min。

5. 药膳食疗法

（1）葵白饮:鲜葵白 60 g,水煎,每日 1 剂,连续食用。

（2）马齿苋薏仁银花粥：选用马齿苋、薏仁各 30 克，银花 15 克。用 3 碗水煎银花至 2 碗时，去渣，加入马齿苋、薏仁煮粥。每日 1 次，连续食用。

（3）山楂粥：干山楂 30 g，粳米 60 g，同煮成粥，每日 1 次，连吃 7 日。此粥适宜于鼻赘期。用鲜枇杷叶（去叶背之绒毛）、栀子仁等份，研末，每次 6 g，每日 3 次，能清热、解毒、凉血。

（4）腌三皮：西瓜皮 200 g，刮去蜡质外皮，洗净；冬瓜皮 300 g，刮去绒毛外皮，洗净；黄瓜 400 g，去瓤，洗净。以上三皮用小火煮熟后待冷，切成条块，置容器中，用盐、味精适量，腌渍 12 h 后即可食用，连续食用，能清热利肺利胃。

（三）调理建议

（1）饮食方面：应避免使面部皮肤发红的食物，如辣椒、芥末、生葱、生蒜、酒、咖啡等刺激性食物。少吃油腻食物，如动物油、肥肉、油炸食品、糕点等，以减少皮脂的分泌。多吃些富含维生素 B 及维生素 A 类的食物和新鲜水果、蔬菜。此外，可口服能杀死蠕行螨虫的甲硝唑（灭滴灵）药片，每次 0.2 g，每日 3 次，连用 2～4 周。严重者可到医院进行手术治疗。

（2）四时起居：应注意休息及日常饮食保健，顺从人体的生物钟调理起居，安排自己的规律生活，避免熬夜等不良生活习惯。根据季节变换和个人的具体情况制定符合自己生理需要的起居作息制度，平素应注意保暖，防止寒气入体。

（3）运动指导：①选择合适的运动，如羽毛球、乒乓球、慢跑、游泳及瑜伽等，并持之以恒。②体育锻炼应使身体各个部位、各器官系统的功能，以及各种身体素质和活动能力得到全面协调的发展，因此身体锻炼要全面、多样，均衡发展各项身体素质。

（4）日常护肤方面：保持皮肤的清洁卫生，应用温水清洗，忌用碱性肥皂。禁用有刺激性的化妆品。寒冷季节常用润肤剂涂抹皮肤，保持皮肤的弹性和柔软。

（四）注意事项

（1）注意避免冷、热刺激，避免情绪激动、精神紧张。

（2）保持大便通畅。肺与大肠相为表里，大便不通，肺火更旺。

（3）不宜在夏季、高温、湿热的环境中长期生活或工作。

（4）禁止在鼻子病变区抓、搔、剥及、挤压，以防感染。

（5）每次敷药前，先用温水洗脸，洗后用干毛巾吸干水渍。

（6）保护皮肤：即使是皮肤有细小的破损，也要及时处理；对已有感染的皮肤要在注意清洁的基础上注意保护，适当进行隔离，防止接触感染；对瘙痒性皮肤在积极治疗的基础上防止因抓挠引起继发感染；暑天，痱子是皮肤感染的预兆，因此，防痱、治痱至关重要。

（五）辨证分型

1. 肺胃热盛型　红斑多发于鼻尖或两翼，压之褪色；常嗜酒，便秘，饮食不节，口干口渴；舌红，苔薄黄，脉弦滑。

2. 热毒蕴肤型　在红斑上出现痤疮样丘疹、脓疱，毛细血管扩张明显，局部灼热；伴口干，便秘；舌红绛，苔黄。

3. **气滞血瘀型**　鼻部组织增生,呈结节状,毛孔扩大;舌略红,脉沉缓。多见于鼻赘型。

(六) 任务训练

请根据本课程所学知识,对以下案例进行中医辨证,并给予相应解决方案。

例:叶先生,男,45 岁,销售人员。鼻部、颜面潮红,伴有毛细血管扩张和皮脂溢出过多,鼻部组织增生,呈结节状,毛孔扩张;舌质略红,脉沉缓。

(七) 知识链接:温故而知新

见图 2 - 12 - 19。

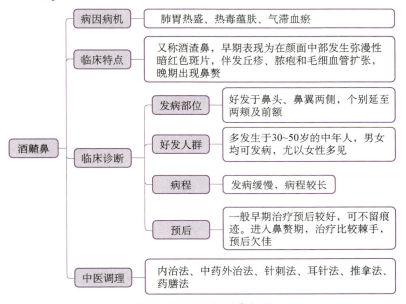

图 2 - 12 - 19　酒渣鼻概述

（杨　柳）

任务九　肩颈部松解方案制定与实施

学习目标

1. 能够运用相关知识获取顾客的基本资料并进行中医辨证。

2. 能够制定个性化的调理方案。

3. 掌握肩颈疏通养护的基本操作方法,并熟练运用其他辅助方法,解决顾客问题。

4. 帮助学生掌握在操作过程中与顾客的沟通技巧,不断钻研和精进业务水平,具备精益求精的职业素养,提升服务水平和服务质量。

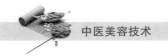

王女士,43 岁,办公室文员。自诉:肩颈僵硬、酸痛,活动不便,伴上肢麻木,畏寒喜热,得寒症状加重,得温痛减;颈椎旁可触及软组织肿胀结节。舌淡红,苔淡白,脉弦紧。

一、案例分析

王女士长期伏案工作,肩颈部肌肉劳损,加上平素体虚,阳气不足,卫外不固,腠理空虚,易于感受寒邪。寒邪、湿邪侵袭人体,流注经络、骨节,导致气血凝滞、营卫不得宣通,不通则痛,故出现肩颈酸痛,得寒症状加重,得温则痛减。因气血运行不畅,肢体不得濡养故上肢麻木,活动欠利。舌淡红,苔淡白,脉弦紧为寒湿痹阻之征。

调理上以肩颈疏通养护为主,同时结合中药包热敷、艾灸、拔罐、远红外线灯照射等方法,散寒除湿、疏通经络、活血化瘀,从而有效缓解肩颈肌肉疲劳、僵硬、疼痛等症状。

二、制定调理方案

(一)调理原则

散寒除湿,舒经活络。

(二)美容保健项目

1. 肩颈疏通养护

原理:以中医经络学为基础,通过对肩颈所在部位的经络腧穴进行按摩和刺激,祛风、散寒、除湿、活血化瘀、疏通经脉。

产品:百草精华萃 30 ml,百草灸油 10 ml,百草按摩油 100 ml。

操作流程:

(1)热敷放松:取柠檬、天竺葵、薄荷、橙花、洋甘菊、薰衣草、天竺葵任 3 款共 10 滴,热敷肩颈部位。

(2)开穴、通结、止痛:百草精华萃直接涂抹于肌腱起始点,用百草灸油以点、按、揉、推的方式开穴。按揉以下穴位:风池、风府、翳风、大椎、颈部夹脊、肩井、肩髎、肩髃、天宗、肩贞等,每穴按揉 5~8 次。

(3)按摩:百草按摩油按摩肩颈部。

(4)热磁理疗:用养生美体仪的热磁锤理疗肩颈部位,巩固效果。

2. 中药包热敷理疗　中药包热敷可以使得局部皮肤温度升高,肌肉放松,皮肤毛细血管扩张,改善局部以至全身的血液循环。对各种炎症反应皆有良好疗效。另外,温热还能够安定情绪,调节自主神经功能,改善运动神经的功能,提高痛阈。热的刺激能提高局部组织温度,使血管通透性增加,有利于消炎、消肿、缓解反射性肌肉痉挛、减轻疼痛。

3. 艾灸美容法

穴位选择:阿是穴、大椎、肩井、颈夹脊、天宗等。

疗效:艾灸法应用其温热刺激起到温经通痹的作用,通过对经络穴位的温热刺激可以温经散寒,加强机体气血运行,达到治疗目的。

4. 拔罐美容法

穴位选择:肩颈部的风池、肩井、天柱、大椎穴,足部的昆仑穴。

疗效:拔火罐是一种以杯罐作为工具,借热力、挤压等方法排去其中的空气产生负压,使杯罐吸附于体表特定部位(患处、穴位),可以疏通人体经络、通畅气血、消肿止痛、调理阴阳平衡、驱寒除湿,起到减轻肩颈部酸痛、促进血液循环的作用。

5. 远红外线灯照射法　远红外线渗透力可达肌肉关节深处,使身体内部温暖,放松肌肉,带动微血管网的氧气及养分交换,缓解肩颈酸痛的效果卓著。

(三) 调理建议

(1) 饮食宜选择高营养,高纤维,清淡可口,易于消化食物,适当多食羊肉、胡桃、海参等温性食物及滋补肝肾之品,忌生冷、肥腻、寒性之品,忌烟酒。

(2) 家居护理:

1) 泡浴:添加柠檬、天竺葵、薄荷、橙花、洋甘菊等任选 3 款精油(共 10 滴左右)进行泡浴。

2) 中药浴足:舒筋通络,刺激足底相关反射区。

3) 枕头与睡眠:枕头中央应略凹进,高度为 12～16 cm,颈部应枕在枕头上,不能悬空,使头部保持略后仰。侧卧位时,应将使枕头与肩同高。睡觉时,不要躺着看书,也不要长时间将双手放在头上方。

(3) 改正不良姿势,减少劳损,每低头或仰头 1～2 h,需要做颈部活动,以减轻肌肉的紧张度。

(4) 防风寒、潮湿,避免午夜、凌晨洗澡或受风寒袭击。注意颈部保暖。

(5) 适当进行户外活动,有利养护颈椎。运动方式可以选择慢跑、放风筝、打羽毛球等。

(四) 注意事项

(1) 孕妇、经期、按摩部位有炎症者禁做肩颈疏通养护。

(2) 中药袋热敷时应在饭后 1 h 后操作,大病初愈、重病、气虚血亏及饱食、饥饿状态下不宜操作。

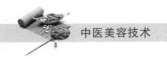

（五）辨证分型

见表 2-12-4。

表 2-12-4　辨证分型

中医分型	症 状 表 现
寒湿痹阻型	颈、肩疼痛,颈项沉重酸痛,僵硬活动不利,遇寒加重,得温痛减,随气候变化而变,舌质淡,苔薄白,脉弦
气血两虚型	头晕目眩,倦怠乏力,面色萎黄,心悸气短,颈项疼痛,四肢麻木,肌力减退或肌肉萎缩,走路不稳,舌质淡,苔少薄白,脉细弱无力
气滞血瘀型	颈肩背或上肢疼痛,固定不移,痛如针刺,兼见肢体麻木,甚或肌肉萎缩无力,舌质暗,苔薄白,脉弦
痰湿阻络型	头晕头昏,头重如裹,肢体麻木不仁,纳呆泛呕,舌质暗红,苔厚腻,脉弦滑
肝肾亏虚型	眩晕头痛,急躁易怒,头重脚轻,耳鸣耳聋,失眠多梦,肢体麻木,肌肉萎缩,舌红少津,苔少或薄黄,脉弦细或沉
肝阳上亢型	颈部酸痛,按之僵硬疼痛,头痛眩晕,眼痛目眩,恶心呕吐,胸痛心悸,急躁易怒,舌质暗红,脉弦数

（六）任务训练

请根据本课程所学知识,对以下案例进行中医辨证,并制定调理方案。

例:李女士,65岁,退休企业职工。自诉:肩颈痹痛麻木,四肢拘紧,伴口干,形体消瘦,面色潮红,心烦失眠,口苦咽干,肌肤甲错,大小便干结,小便短涩,舌红绛,苔无或少,脉细。

（七）知识链接-温故而知新

见图 2-12-20～图 2-12-21。

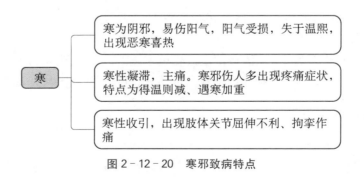

图 2-12-20　寒邪致病特点

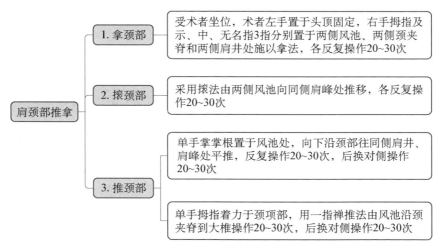

```
                      ┌─ 1. 拿颈部 ── 受术者坐位,术者左手置于头顶固定,右手拇指及
                      │              示、中、无名指3指分别置于两侧风池、两侧颈夹
                      │              脊和两侧肩井处施以拿法,各反复操作20~30次
                      │
                      │
肩颈部推拿 ──────────┼─ 2. 擦颈部 ── 采用擦法由两侧风池向同侧肩峰处推移,各反复操
                      │              作20~30次
                      │
                      │              ┌─ 单手掌掌根置于风池处,向下沿颈部往同侧肩井、
                      │              │  肩峰处平推,反复操作20~30次,后换对侧操作
                      └─ 3. 推颈部 ──┤  20~30次
                                     │
                                     └─ 单手拇指着力于颈项部,用一指禅推法由风池沿颈
                                        夹脊到大椎操作20~30次,后换对侧操作20~30次
```

图 2 - 12 - 21　肩颈部推拿手法

（覃　莹）

任务十　亚健康状态方案制定与实施

学习目标

1. 了解何为亚健康。

2. 能够熟练运用所学知识获取顾客的基本资料。

3. 能够根据症状进行调理并制定个性化中医调理方案。

4. 不忘医者初心,传承中医文化,让学生掌握中医理论知识,充分发挥中医美容技术的独特优势。

案例导入

黄小姐,37 岁,高级白领。平时注重皮肤保养,常到美容院进行面部身体护理。自诉:近来因工作业务量增加,常常熬夜加班,不按时饮食,再加之工作上与领导意见有分歧,心情不好,出现心烦易怒,胃口变差等现象。此外,面部还长出片状黄褐色斑块,胸口也时有闷痛,月经前更明显,失眠,大便每日 1 次,先干后稀,小便正常。面色黄,略微发青,舌淡红,苔薄白,脉弦细。

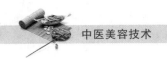

一、案例分析

经询问,黄小姐从事企业白领工作,平时工作压力大,现在 37 岁,已经到了中医《内经》上说的:"五七,阳明脉衰,面始焦,发始堕"。提示她的胃经开始衰败了,就算没有工作上的变化,也应该重视这方面的保养。通过望面色提示,黄小姐面色黄,略微发青,并有片状黄褐色斑块,提示脾虚运化失常,气血生化不足,不能上荣于面,而使面部失养,面色发青,青色属肝,肝失疏泄,气血运行不畅所致。黄褐色斑块,属于西医的"黄褐斑",与脾土亏虚及情志不遂有关。心烦易怒,是肝失疏泄、气机不畅所致;因脾虚失运所以胃口变差,失眠,胸口闷痛并与经期有关,大便先干后稀,为肝郁脾虚的典型表现。脉象弦细,为肝气不疏、肝血虚之脉象。综合分析,黄小姐目前情况属于因生活习惯及工作压力导致的亚健康状态。证属中医的肝郁脾虚,故应以疏肝解郁、补气健脾为主要调理方向。

二、制定调理方案

(一)调理原则

疏肝解郁,健脾和胃。

(二)美容保健法

1. 推拿保健美容法

(1)手法疏通肝经,并寻找是否有结节,痛点,在所属肝经的穴位,如行间、太冲、蠡沟处点按。

(2)补益脾经、胃经,点按足三里、上巨虚、下巨虚、三阴交、阴陵泉、血海。

2. 拔罐美容法

穴位选择:行间、太冲、蠡沟。

操作方法:施以拔罐术,停留 5～10 min 后将罐起下,可观察罐印颜色及罐壁情况调整疗程。第一次进行拔罐时一般罐印较为明显,第二次拔罐应避开罐印明显处,或待罐印消失再进行操作。

3. 艾灸美容法

穴位选择:足三里、上巨虚、下巨虚、三阴交、阴陵泉、血海。

操作方法:施以艾灸之法,施灸时将艾条的一端点燃,对准应灸的腧穴部位,距皮肤1.5～3 cm,进行熏烤。熏烤使受术者局部有温热感而无灼痛为宜,一般每处灸 5～7 min,至皮肤红晕为度。

4. 耳穴压豆美容法

耳穴选择:肝、脾、神门、内分泌、大肠、三焦等。

操作方法:用王不留行籽制作耳贴,一般一次贴 2 天,休息一天再继续贴 2 天。每日应按压 3～5 次耳贴部位,可双侧交替按压。

5. 药膳美容法

食材选择:玫瑰花 20 g、白术 15 g、白芷 10 g、木香 5 g。

制作方法:可泡茶饮用,达到疏肝解郁、行气健脾的效果。

(三)健康调养建议及干预

1. 一般建议　应该顺应四时,注意气候变化,调节自身情绪。维持乐观、向上的精神态度,保持心情平静愉悦,避免饮用浓茶、咖啡、辛辣等刺激性食品。

2. 饮食指导

(1)饮食调养可选用具有疏肝、健脾养胃益气作用的食物,不宜过于肥腻、生冷及难以消化的食物。

(2)饮食均衡,多食用五谷杂粮、脂肪含量低的肉类。如小米、黑米、糯米、玉米、扁豆、红薯、牛肉、兔肉、猪肚、鸡肉、鸡蛋、河鱼、海鱼、胡萝卜、香菇、有叶蔬菜等。

3. 四时指导

(1)顺从人体的生物钟调理起居,安排自己日常的规律生活,避免熬夜等不良生活习惯。

(2)根据季节变换和个人的具体情况制定符合自己生理需要的起居作息制度,平素应注意保暖,防止寒气入体。

4. 运动指导

(1)选择合适的运动:如羽毛球、乒乓球、慢跑、游泳及瑜伽等,并持之以恒。

(2)体育锻炼应使身体各个部位、各器官系统的功能,以及各种身体素质和活动能力得到全面协调的发展,因此身体锻炼要全面、多样,均衡发展各项身体素质。

5. 治疗干预　可在专科医生指导下进行中药、艾灸疗法、热敏灸疗法、针刺疗法、敷脐疗法、沐足等治疗。

(四)注意事项

(1)饮食上需注意忌口,如性质寒凉,易损伤脾胃的食品,包括雪糕、冰水、冰可乐、冰奶茶等;不暴饮暴食,不嗜食肥甘厚腻之品,如甜品、蛋糕、肥肉等。

(2)需要与客户交代特殊注意事项,包括在进行拔罐后需要等待 4 h 才能洗澡,艾灸后宜服用一杯温水,拔罐、艾灸后需注意避风保暖等。

(3)如有不适,应向专业医师咨询。

(五)辨证分型

1. 肺气虚型　求美者感觉易疲倦、乏力,精力下降,并伴有易感冒、气促、气短的表现。治则:补肺固表。可常服百合、蜂蜜、黄芪、白术、党参等补肺、润肺之药膳。

2. 脾阳虚型　求美者四肢乏力,酸软,易疲惫,食少且伴有大便易稀、腹胀、肠鸣等表现。治则:温阳健脾。可常服山药、党参、莲子、芡实等补脾利湿之药膳。

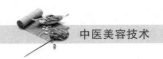

3. 肾阳虚型　求美者有头晕耳鸣、头发早白、腰膝酸软、手足冰凉等表现。治则：温阳补肾。常服黑芝麻、核桃、羊肉、黑豆等药膳。

（六）任务训练

请根据本课程所学知识，对以下案例进行中医辨证，并制定调理方案。

例：李某，女性，21 岁，大学生，因家庭经济条件好，平时注重皮肤保养，常到美容院进行面部身体护理。近来由于快毕业，相关事情多，觉得压力大，平时生活习惯也不规律，喜欢熬夜上网追剧，饮食口味较重，喜欢吃辛辣食品，近 1 个月来发现脸上痘痘逐渐增多，且有化脓表现。胃口尚可，失眠，大便易稀不成形。观其面部，面色红，额头、双颊处痤疮较多。舌深红，苔黄，脉弦数。

（七）知识链接：温故而知新

见图 2 - 12 - 22。

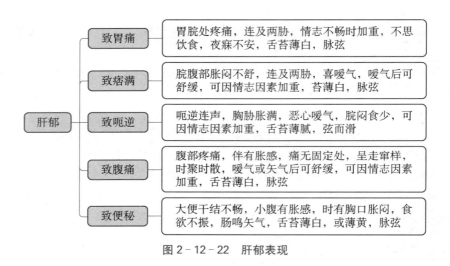

图 2 - 12 - 22　肝郁表现

（吴晓芳）

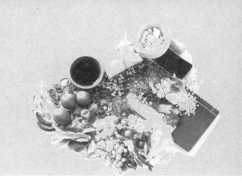

主要参考文献

［1］孙广仁. 中医基础理论［M］. 第 3 版. 北京：中国中医药出版社,2010.

［2］赵丽,徐毓华. 中医美容技术［M］. 武汉：华中科技大学出版社,2017.

［3］刘宁,聂莉. 美容中医技术［M］. 北京：人民卫生出版社,2010.

［4］聂莉,肖敬民. 中医美容技术［M］. 北京：高等教育出版社,2005.

［5］刘全生. 中医学基础［M］. 第 2 版. 北京：人民卫生出版社,2008.

［6］周少林,吴立明. 中医药学概论［M］. 第 3 版. 北京：人民卫生出版社,2009.

［7］沈雪勇. 经络腧穴学［M］. 第 2 版. 北京：中国中医药出版社,2007.

［8］傅杰英. 实用经络美容七讲［M］. 北京：人民卫生出版社,2004.

［9］陆寿康. 刺法灸法学［M］. 第 2 版. 北京：中国中医药出版社,2003.

［10］张光宇,吴涛. 推拿手法［M］. 第 2 版. 北京：中国中医药出版社,2018.

［11］赵毅,季远. 推拿手法学［M］. 第 4 版. 北京：中国中医药出版社,2016.

［12］郭翔. 推拿学［M］. 第 3 版. 北京：人民卫生出版社,2015.

［13］陈景华. 美容保健技术［M］. 北京：人民卫生出版社,2014.

［14］张丽宏. 美容实用技术［M］. 北京：人民卫生出版社,2017.

［15］王安宁. 针灸学［M］. 第 3 版. 北京：人民卫生出版社,2014.

［16］甄德江,张建忠. 针灸推拿学［M］. 北京：中国中医药出版社,2015.

［17］黄国豪,邬建卫. 中医药院校体育与健康教程［M］. 第 2 版. 北京：北京体育大学出版社,2007.

［18］宋天彬,刘元亮. 中医气功学［M］. 北京：人民卫生出版社,1996.

［19］美梓. 全效正位瑜伽［M］. 湖南：湖南美术出版社,2012.

［20］邓沂,徐传庚. 中医养生学［M］. 西安：西安交通大学出版社,2014.

［21］王琦,朱燕波. 中国一般人群中医体质流行病学调查——基于全国 9 省市 21 948 例流行病学调查数据［J］. 中华中医药杂志,2009,24(1)：7～12.

［22］中华中医药学会. 中医体质分类与判定［M］北京：中国中医药出版社,2009.

［23］彭红华. 中医美容技术［M］. 西安：西安交通大学出版社,2013.

［24］吴景宁. 中医美容技术［M］. 北京：科学出版社,2006.

［25］郑洪新. 中医基础理论［M］. 北京：中国中医药出版社,2016.

［26］伍利民,吴恒. 中医学基础［M］. 北京：科学出版社,2014.

［27］陈红风. 中医外科学［M］. 北京：中国中医药出版社,2018.

［28］孙凤霞. 您"肝郁"了吗? ［J］. 康颐,2016,(9)：79.

［29］刘宁. 美容中医学［M］. 北京：人民卫生出版社,2015.

［30］沈自尹. 中医学［M］. 上海：上海医科大学出版社,1995.

附录一

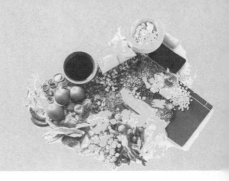

课 程 标 准

一、课程名称

中医美容技术。

二、适用专业及面向岗位

适用于高职医学美容技术专业、中职美容美体、中医康复保健专业及岗位能力晋升培训等，面向美容顾问、高级美容师、技术主管等学徒岗位。

三、课程性质

中医美容技术是一门基于美容技术岗位（群）、美容营销岗位（群）的美容顾问、美容导师岗位典型工作任务能力要求开发的专业核心课程，也是一门中医理论知识和技术应用于美容保健项目的专业技术技能课程，旨在培养目标岗位所必须具备的健康咨询、健康指导及中医技术应用等中医美容保健专业能力。课程内容包括中医基础、针灸推拿、中医养生等多学科理论及技术，为培养学生具备岗位所需的中医美容保健技术，胜任岗位工作奠定必备的专业基础。

四、课程设计

（一）设计思路

校企共同开发，依据美容岗位工作任务职业能力要求，确定课程目标，以中医理论知识够用、实用为原则，并遵循学生认知规律设计课程结构。课程内容以中医基础理论及望闻问切诊断技术为重点，突出中医体质学的学习和应用能力培养，使学生能够运用中医理论和方法解决美容美体技术服务的健康分析、体质辨识、中医调理方案制定等美容保健问题，在美容美体各项目中熟练运用经络美容知识，做到刮痧、拔罐、艾灸等常用美容中医项目适合不同体质人群的需要。

（二）内容组织

本课程以美容岗位工作过程导向、任务载体组织课程内容,包括中医基础理论、经络与腧穴、常用中医美容疗法、体质辨识、制定个性化调理方案并指导实施 5 个学习单元及若干个学习任务。通过项目学习及任务训练,让学生学会运用中医基础理论和技术进行体质辨识、中医美容调理方案制定等实践应用,以及刮痧、拔罐、艾灸等美容保健项目。

五、课程教学目标

（一）认知目标

（1）了解中医阴阳五行的知识。
（2）具有扎实的中医藏象学说的基本理论。
（3）掌握病因的概念以及六淫、七情、痰饮、瘀血的致病特点。
（4）掌握中医应用技术、推拿、按摩、针灸、刮痧等知识。
（5）熟悉中医体质学 9 种常见体质的类型特点。
（6）掌握常见损美性皮肤的方案制定。

（二）能力目标

（1）能够运用阴阳五行知识解释人体和自然现象。
（2）能够运用五脏六腑与"面泽""甲亮""唇润""肤泽""发乌"的关系对人体进行美容调理。
（3）能够灵活运用病因学说阐明人体损美性皮肤问题的病因。
（4）根据不同的损美性问题、劳损等选择具体的中医应用技术。
（5）能够运用知识正确分析体质类型并讲解形成的原因。
（6）能够正确判断皮肤类型、分析皮肤问题成因,制定个性化解决方案。

（三）情感目标

（1）具有服务意识、绿色环保意识、信息安全意识及隐私保护意识。
（2）具有感受美、表现美、鉴赏美、创造美的能力,具有一定的审美和人文素养,能够形成一两项艺术特长或爱好。
（3）具有良好职业形象、生活习惯、行为习惯和自我管理能力。
（4）具有良好的交流沟通能力、适应能力和团队协作能力。
（5）具有较强的自学能力和创新能力。

六、参考学时与学分

参考学时：二年制 72 学时,参考学分：4 学分;三年制 144 学时(含中医理论基础),参考学分：8学分。

七、课程结构

序号	学习任务 （单元、模块）	对接典型 工作任务	知识、技能、态度要求	教学活动 设计	学时
1	中医基础理论概述	了解中医与美容的关系	（1）掌握阴阳的基本概念、属性和内容 （2）掌握五行的基本概念、特性和归类方法 （3）掌握五行的生克制化、乘侮和母子相及的概念、规律 （4）描述心、肺、脾、肝、肾五脏与美容的关系 （5）能运用五脏六腑与"面泽""甲亮""唇润""肤泽""发乌"的关系对人体进行美容调理	（1）讲授：阴阳五行与美容、脏腑功能、中医四诊 （2）问题导入、结合小组讨论：外感病因、病因病机、病症评估 （3）图解：十二经脉交替规律 （4）案例讨论、分析 （5）任务训练：十二经脉走向及名称、常用穴位定位 （6）总结、归纳	18/38
		中医病因病机概述	（1）熟悉气、血、津液的功能 （2）掌握病因、病机的概念以及六淫、七情、痰饮、瘀血的致病特点 （3）熟悉毒、过劳、过逸的基本概念和致病特点 （4）了解外伤、虫等因素的致病特点 （5）能够灵活运用病因学说阐明人体损美性问题的原因 （6）能够运用津液的知识解释人体的水液代谢		
		中医辨证与预防	（1）了解望、闻、问、切诊的概念与内容 （2）熟悉表证、里证、寒证、热证、虚证、实证的鉴别要点 （3）熟悉未病先防的具体内容 （4）能够在中医美容实践中辨证分析各种常见损美性问题 （5）能够运用未病先防的理念于中医美容和日常生活实践中		
2	经络与腧穴	经络认知	（1）掌握经络的概念、组成及生理功能，了解经络与美容的关系 （2）理解不同问题的经络归属 （3）能够运用经络学说的理论知识进行辨识、调理和养颜 （4）说出十二经脉的名称及在体表的走向和交替规律		6/12
		常用美容腧穴	（1）掌握体表解剖标志定位法、骨度折量定位法和指寸定位法，以及腧穴的作用 （2）了解腧穴的定义和分类 （3）掌握头面、躯干、四肢美容腧穴的定位 （4）了解头面、躯干、四肢美容腧穴的归经、美容应用等知识 （5）能够运用腧穴定位方法准确定出腧穴的位置 （6）能根据不同顾客的求美需求选取相应的穴位进行美容保健操作		

（续表）

序号	学习任务 （单元、模块）	对接典型 工作任务	知识、技能、态度要求	教学活动 设计	学时
3	常用中医美容疗法	刺灸美容疗法	(1) 了解美容常用的针刺操作方法、针刺的注意事项 (2) 熟练掌握针刺异常情况的处理 (3) 掌握灸法的基本知识，掌握艾绒、艾条、艾炷等基础知识 (4) 能够运用艾条灸、艾炷灸、温灸器灸等各种灸法并熟练操作 (5) 能根据不同的损美性问题选择具体的灸法进行处理	(1) 问题导入：传统疗法的作用、原理、方法及操作注意 (2) 任务训练：传统疗法操作 (3) 任务总结	10/20
		推拿美容按摩技术	(1) 掌握推拿基础知识、基本手法、操作要领和手法规范 (2) 能熟练运用推拿基本手法的操作作用于头面、颈项、四肢、躯干等身体各个部位 (3) 掌握头面部、颈项及身体各部美容保健推拿手法，运用推拿手法对求美者进行美容保健按摩		
		刮痧、拔罐	(1) 了解拔罐疗法，掌握火罐、水罐、抽气罐、针罐等基础知识 (2) 掌握刮痧的操作方法及操作技巧，熟悉刮痧操作流程、作用原理、功效、适应证及禁忌证 (3) 了解刮痧的注意事项，以及晕刮的处理措施 (4) 熟练操作火罐、闪罐、走罐，掌握拔罐的操作技巧 (5) 能够解释刮痧、拔罐的保健功效		
		其他常用中医美容疗法	(1) 掌握拨筋美容疗法的操作步骤 (2) 掌握精油按摩法的操作方法 (3) 掌握药膜美容疗法的操作方法 (4) 掌握气功美容疗法（瑜伽）的各个体式操作步骤 (5) 能够将气功美容疗法应用于美容保健实践		
4	体质辨识	体质差异概述	(1) 了解体质差异与健康的关系 (2) 了解体质形成及影响体质的因素 (3) 熟悉中医体质分类及常见表现	(1) 案例导入：体质与健康、影响的体质因素 (2) 课堂讲授：体质分类及常见表现、望、闻、问、切 (3) 情景教学：望、闻、问、切诊断，辨体识病	20/36
		体质辨识	(1) 了解中医辨体识病的方法要点 (2) 表述9种体质的形成原因，常见表现 (3) 解释不同体质的发病倾向、保健原则 (4) 表述对体质的调理及调理原则 (5) 运用体质可变性和稳定性调理身体状况		

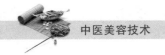

（续表）

序号	学习任务（单元、模块）	对接典型工作任务	知识、技能、态度要求	教学活动设计	学时
5	中医美容方案制定与实施	专业沟通	(1) 使用专业话术与顾客沟通，了解美容史 (2) 分析顾客需求，观察顾客情况(面色、精神等健康状况) (3) 掌握体质生理特点、不同调理方法的重点 (4) 了解不同体质常用药膳调补方 (5) 熟悉不同体质生活指导及运动处方	(1) 案例教学：养生方案分析、体质调理 (2) 任务训练：辨识体质、制定养生方案、养生指导 (3) 任务总结：小组讨论、任务分析	14/36
		分析需求	(1) 分析健康问题，熟悉不同体质精神调摄方法 (2) 根据问题诊断，提出护理或调整建议，引导需求产生，确定调理目的 (3) 推介项目、解释项目功效		
		制定个性化调理方案	(1) 制定个性化调理方案的作用及要点 (2) 能够指出顾客在饮食、生活起居、精神等方面存在的问题，并给出建议 (3) 掌握平和情志与面容的关系、中医美容与生活起居调理的关系 (4) 阐述美容与运动锻炼调理的关系，运动美容的方法并运用于求美者日常生活调节 (5) 掌握药食调理的基本原则和方法，药食同源和药食两用；能够在日常生活中运用药食方法调理 (6) 能够运用情志调护的方法调理人体的身体状况和容颜		
		机动			4/2
		合计			72/144

八、资源开发与利用

（一）教材编写与使用

（1）教材编写本着理论知识够用、适用，能力训练为核心的原则；教材体例突破传统学科系统的结构，教材内容选择参考以美容师工作任务要求，以及美容人群对美容保健服务体质辨识迫切要求。教材采用案例导入、任务训练、知识链接、图片及视频等形式多样、内容丰富的体例呈现，增加教材的趣味性，既满足学生学习需求又符合教师教学使用要求。

（2）把工作案例作为教学案例编入教材，理论知识与工作案例结合，是本课程培养学生灵活运用理论知识分析问题和解决实际问题的能力，培养学生学习主体角色意识的教学理念。案例汇编以电子文本形式再上传至现代学徒学习网络上,方便师生参考选用。

(二)数字化资源开发与利用

本课程为校企合作课程,教学场景由校内延伸到校外,参与评价主体变得多元化(学生,老师,师傅,企业,学校)。为了在教学场景中更好地实现教学信息可传达、岗位培养教学资源可共享、教学过程可监控、教学质量可评估的目的,利用移动互联、云计算技术等信息化工具,建立信息化平台,实现线上线下教学相结合。

1. 现代学徒制在线学习平台　由学校和企业发布可在线学习课程资料,学生采取线上线下学习相结合的方式,更灵活地完成本门课程的学习任务。老师也可以发布学习辅导材料(形式包括但不限视频,PDF,WORD 等),用于学徒碎片化学习阅读,拓展相关知识点。

2. 现代学徒制在线交流互动平台　学生和老师之间的在线交流,采用课件、图片、微课、视频、网络咨询等形式,用手机移动端进行在线学习、答疑、知识考核评价等,最终建成一个丰富可循环利用的资源库,方便学员随时搜索和查阅,也方便教学内容与时俱进。

(三)企业岗位培养资源的开发与利用

与企业一线专业技术人员密切联系,加强交流与沟通,参与企业新技术开发和市场开发,从实践中获取市场信息,选择典型案例,开展现场教学,充分利用客户资源,将客户资料整理汇编成教学案例,作为能力训练、考核评价的教学资源。

九、教学建议

(1)突出学生岗位能力的培养,采用案例教学法、任务驱动法、项目教学法,以完成任务目标激发学生兴趣,使学生在项目活动中掌握相关的知识和技能。

(2)以学生为本,注重"教"与"学"的互动,选用典型案例,体现"教中学、学中做",培养中医体质养生的职业能力。

(3)注重职业情景的创设,在现场或模拟实训室让学生以角色扮演,组建团队,开展小组合作等形式,学会辨识,能够判断,并拟出相关体质美容方案。

(4)到医院体检中心实地参观有关体质辨识的活动。

十、课程实施条件

本课程是专业核心课程,教学做一体为主要的教学方式,教师的专业能力是关键。应由具备临床经验的中医美容、中医双师素质的教师,担任本课程的教学,也可以聘请医院医生参与相关教学活动。

教师开展教学工作应注重理论与实践相结合,尽可能利用中医教学模型、多媒体设施设备、教学视频等,让学生结合岗位职业能力要求学习。

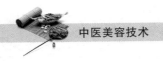

十一、教学评价

　　校企共同制定考核评价方案,教学评价由企业、学生、客户、老师共同评价,评价方式有笔试、面试、任务考核、岗位考核、业绩考核等。评价过程采用过程评价＋结果评价的方式,评价标准和内容体现能力本位,重视学习过程性评价,突出岗位职业能力及业绩考核。以能否独立判断不同体质,合理拟定相应方案,熟练运用传统中医传统项目技术手法作为测评的主要标准,包括学生的知识、专业技能和职业态度,采用学生自测和互评、教师评、顾客评、企业评,等等。

（孙　晶　梁　菁）

附录二

复 习 题

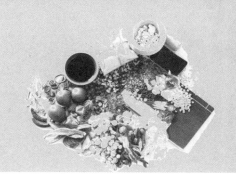

模块一单元一

一、单项选择题

1. 属于阴阳属性之征兆的是：
   A. 上下   B. 动静   C. 晦明   D. 寒热
   E. 水火

2. 下列何项功能属阴：
   A. 推动   B. 温煦   C. 滋润   D. 兴奋
   E. 亢进

3. "阴阳离决,精气乃绝"是指：
   A. 阴阳对立制约关系的失常
   B. 阴阳依存互根关系的破坏
   C. 阴阳对立消长关系的紊乱
   D. 阴阳消长平衡关系的失调
   E. 阴阳相互转化关系的失常

4. 培土生金法的原理是：
   A. 五行相侮   B. 五行相克
   C. 五行制化   D. 五行相乘
   E. 五行相生

5. 患者,张某,女,49 岁。平素性情急躁,经常头目胀痛,近来咳嗽、气急,咯痰黄稠,情绪激动则咳嗽加剧,甚则咳出血丝,舌红,苔黄,脉弦数。辨证为:肝火犯肺证。如果运用五行学说可解释为：
   A. 金克木   B. 木克金
   C. 木侮金   D. 火克金
   E. 木乘土

6. 属性相反的阴阳双方在一个统一体中相互斗争、相互对立,相互制约、相互排斥是属于：
   A. 交感与互藏   B. 对立制约
   C. 互根互用   D. 消长平衡
   E. 相互转化

7. "阴病治阳"的方法适用于下列何证：
   A. 阴胜阳虚   B. 阳胜阴虚
   C. 阴虚阳亢   D. 阳虚阴盛
   E. 阴阳俱虚

8. 以补阴药为主,适当配伍补阳药的治疗方法属于：
   A. 阴中求阳   B. 阳中求阴
   C. 阴病治阳   D. 阳病治阴
   E. 阴阳同治

9. 阴阳交感是指：
   A. 阴阳二气的和谐状况
   B. 阴阳二气是运动的
   C. 阴阳二气的相互运动
   D. 阴阳二气在运动中相互感应而交合的过程
   E. 阴阳二气相互为用

10. "见肝之病,知肝传脾",从五行之间的相互关系看,其所指内容是：
    A. 木疏土   B. 木克土
    C. 木乘土   D. 木侮土
    E. 木还土

模块一单元二

一、单项选择题

1. 心在志为：
   A. 怒　　B. 喜　　C. 思　　D. 悲
   E. 恐

2. 与心相表里的腑是：
   A. 胆　　B. 胃　　C. 小肠　D. 大肠
   E. 膀胱

3. 心开窍于：
   A. 目　　B. 舌　　C. 口　　D. 鼻
   E. 耳

4. 心在液为：
   A. 涎　　B. 唾　　C. 泪　　D. 涕
   E. 汗

5. 心其华在：
   A. 面　　B. 发　　C. 毛　　D. 爪
   E. 唇

6. 肝在志为：
   A. 怒　　B. 喜　　C. 思　　D. 悲
   E. 恐

7. 与肝相表里的腑是：
   A. 胆　　B. 胃　　C. 小肠　D. 大肠
   E. 膀胱

8. 肝开窍于：
   A. 目　　B. 舌　　C. 口　　D. 鼻
   E. 耳

9. 肝在液为：
   A. 涎　　B. 唾　　C. 泪　　D. 涕
   E. 汗

10. 肝其华在：
    A. 面　　B. 发　　C. 毛　　D. 爪
    E. 唇

11. 脾在志为：
    A. 怒　　B. 喜　　C. 思　　D. 悲
    E. 恐

12. 与脾相表里的腑是：
    A. 胆　　B. 胃　　C. 小肠　D. 大肠
    E. 膀胱

13. 脾开窍于：
    A. 目　　B. 舌　　C. 口　　D. 鼻
    E. 耳

14. 脾在液为：
    A. 涎　　B. 唾　　C. 泪　　D. 涕
    E. 汗

15. 脾其华在：
    A. 面　　B. 发　　C. 毛　　D. 爪
    E. 唇

16. 肺与哪个季节相通应：
    A. 春　　B. 夏　　C. 长夏　D. 秋
    E. 冬

17. 肺在志为：
    A. 喜　　B. 怒　　C. 悲　　D. 思
    E. 惊

18. 肺与美容关系密切，主要体现在：
    A. 主肌肉　　　　B. 外合皮肤，主宣发
    C. 主骨　　　　　D. 主运化
    E. 主神志

19. 肺气不足则：
    A. 颧红　　B. 水肿　　C. 肌肤干燥
    D. 脱发　　E. 胸痛

20. 下列哪项不属于便秘引起的皮肤问题：
    A. 黄褐斑　　　　B. 面红
    C. 痤疮　　　　　D. 皮肤粗糙
    E. 毛孔粗大

21. 下列哪项属于肾精不足表现：
    A. 头发变白易脱落
    B. 皮肤干燥
    C. 水肿
    D. 面红
    E. 痤疮

22. 肾与哪个季节相通应：
    A. 春　　B. 夏　　C. 长夏　D. 秋
    E. 冬

23. 肾藏：
    A. 神　　B. 精　　C. 气　　D. 血

E. 魄

24. 肾在液为：

　　A. 涎　B. 唾　　C. 涕　　D. 汗

　　E. 泪

25. 肾功能失调引起的容颜受损，首选下列哪

一项进行调理：

　　A. 芝麻核桃粥　　　B. 银耳羹

　　C. 百合粥　　　　　D. 茅根粥

　　E. 枇杷清肺饮

模块一单元三

一、单项选择题

1. 与语言、呼吸、心搏强弱有关的气是：

　　A. 卫气　B. 宗气　C. 营气　D. 中气

　　E. 元气

2. 推动人体生长发育及脏腑功能活动的气是：

　　A. 元气　B. 宗气　C. 营气　D. 卫气

　　E. 中气

3. 元气的化生来源根基在于：

　　A. 后天之精　　　　B. 水谷精微

　　C. 自然界的清气　　D. 脏腑之气

　　E. 肾精

4. 营气的生理功能是：

　　A. 气化功能　　　　B. 化生血液

　　C. 调节体温　　　　D. 抗御病邪

　　E. 温煦脏腑

5. 行于脉外，具有慓疾滑利之性的气是：

　　A. 卫气　B. 宗气　C. 营气　D. 中气

　　E. 元气

6. 下列气的作用，可维持体温相对恒定的是气的：

　　A. 推动作用　　　　B. 温煦作用

　　C. 防御作用　　　　D. 固摄作用

　　E. 营养作用

7. 血液生成关系最密切的脏是：

　　A. 心、肺　　　　　B. 肺、脾

　　C. 脾、肾　　　　　D. 肝、肾

　　E. 肺、肾

8. "血为气之母"，主要是指：

　　A. 气能摄血　　　　B. 血能载气、养气

　　C. 气能生血　　　　D. 血能摄气

　　E. 气随血脱

9. 治疗血行瘀滞，多配用补气、行气药，是由于：

　　A. 气能生血　　　　B. 气能行血

　　C. 气能摄血　　　　D. 血能养气

　　E. 血能载气

10. 与毛发荣枯关系最密切的是：

　　A. 精与血　　　　　B. 气与血

　　C. 精与气　　　　　D. 气与津

　　E. 血与津

模块一单元四

一、单项选择题

1. "六淫"是指：

　　A. 六气

　　B. 六气的太过和不及

　　C. 六种毒气

　　D. 六种外感病邪的统称

　　E. 风寒暑湿燥火

2. 六淫中易侵犯人体上部和肌腠，引起皮肤瘙痒的外邪是：

　　A. 风邪　B. 寒邪　C. 湿邪　D. 燥邪

　　E. 暑邪

3. 六淫中，易导致疼痛的邪气是：

　　A. 风邪　B. 寒邪　C. 暑邪　D. 湿邪

　　E. 燥邪

4. 下列哪种情志异常可引起二便失禁：

　　A. 过度悲忧　　　　B. 恐惧过度

C. 思虑不解　　　D. 过度愤怒

E. 突然受惊

5. 下列哪项不属于瘀血的主要临床特点：

A. 疼痛　B. 发绀　C. 发热　D. 肿块

E. 出血

6. 正气大虚，邪气不盛，疾病缠绵难愈的病理过程，谓之：

A. 正虚邪恋　　　B. 邪正相持

C. 正虚邪盛　　　D. 正盛邪衰

E. 邪正相争

7. 善行而数变，性燥烈，动摇不定，常合其他邪气致病的是：

A. 寒邪　B. 风邪　C. 热邪　D. 燥邪

E. 火邪

8. 火热之邪致皮肤问题的特点：

A. 皮损色白，遇寒受风加重

B. 皮疹色淡或青紫

C. 常见分泌物和排泄物秽浊不清

D. 皮肤干燥、粗糙，脱皮

E. 皮损颜色鲜红，肿胀，灼热，疼痛

9. 具有奇痒难忍，痒如虫行，夜间尤甚特点的是：

A. 化学　B. 冻伤　C. 烧伤　D. 虫邪

E. 淤血

10. "天暑下逼，地湿上蒸"指的是：

A. 热甚则痛　　　B. 热盛则肉腐

C. 暑为阳邪　　　D. 暑性升散

E. 暑多挟湿

模块一单元五

一、单项选择题

1. 下列哪项不属于青色主病：

A. 寒证　B. 虚证　C. 痛证　D. 瘀血

E. 惊风

2. 以下哪一项为失神的表现：

A. 神态清晰　　　B. 面色红润

C. 目光暗淡　　　D. 表情活泼

E. 精神充沛

3. 下述何项唯有通过问诊才可知的是：

A. 水肿　B. 面赤　C. 汗出　D. 头痛

E. 苔白

4. 皮肤黏膜出现深红色斑块，平铺于皮肤，抚之不碍手，压之不退色，此为：

A. 疹　　B. 斑　　C. 痛　　D. 湿疹

E. 荨麻疹

5. 五更肾泻见于什么原因：

A. 肾阳不足　　　B. 肾阴不足

C. 脾阳不足　　　D. 肺气不足

E. 气血亏虚

6. 面色淡白无华，唇舌色淡者，多属：

A. 气虚证　　　B. 血虚证

C. 阳虚水泛　　　D. 血郁

E. 寒凝证

7. 面色萎黄者多属：

A. 阴寒内盛　　　B. 湿热为患

C. 脾虚湿蕴　　　D. 脾胃气虚

E. 肝肾阴虚

8. 正常的舌象是：

A. 淡红舌，薄白苔　B. 淡白舌，薄白苔

C. 红舌，薄黄苔　　D. 绛舌，薄黄苔

E. 以上均不对

9. 血瘀所致的妇科病，下列错误的是：

A. 经血有块　　　B. 脉象沉涩

C. 面色红润　　　D. 舌有瘀点

E. 腹痛拒按

10. 女性顾客常需询问的内容不包括：

A. 月经　B. 带下　C. 妊娠　D. 分娩

E. 哺乳

11. 下列病证哪项与肾气虚无关：

A. 闭经　　　B. 滑胎

C. 月经先期　　　D. 不育症

E. 不孕症

12. 下列哪项病证与寒邪有关：

A. 月经先期　　　B. 崩漏

C. 痛经　　　D. 经间期出血

E. 月经过多

13. 关于气虚所致的常见妇科病证中,下列哪
项是不正确的:
    A. 闭经　　　　 B. 月经先期
    C. 月经后期　　 D. 产后发热
    E. 经期量多
14. 舌红苔黄而干,主:
    A. 寒证　　　　 B. 里热证

C. 表热证　　　 D. 虚热证
E. 血瘀证

15. 面色发黑所主的病证多为:
    A. 肾虚证　　　 B. 热证
    C. 水饮证　　　 D. 血瘀证
    E. 气滞证

模块一单元六复习题

一、单项选择题

1. 以下不属于八纲辨证的内容的是:
   A. 表里　 B. 寒热　 C. 虚实　 D. 阴阳
   E. 气血
2. 表里辩证在八纲辩证中是辨别什么的一对
纲领:
   A. 病变性质　　 B. 病变部位
   C. 病变趋势　　 D. 发病原因
   E. 邪正盛衰
3. 下列不是半表半里证的临床表现的是:
   A. 寒热往来　　 B. 胸胁苦闷
   C. 不思饮食　　 D. 口中黏腻
   E. 呕吐心烦
4. 下列不是实证的临床表现的是:
   A. 大便秘结　　 B. 小便短赤
   C. 五心烦热　　 D. 痰涎壅盛
   E. 腹痛拒按
5. 表证与里证最主要的区别是:
   A. 寒热　 B. 汗出　 C. 口渴　 D. 头痛
   E. 二便
6. 下列不属于"未病先防"的特点的是:

A. 顺应自然　　 B. 锻炼身体
C. 调节饮食　　 D. 人工免疫
E. 早期诊治

7. 下列属于正治的是:
   A. 热因热用　　 B. 以通治通
   C. 寒则热之　　 D. 塞因塞用
   E. 寒因寒用
8. 热者寒之属于:
   A. 正治、逆治　　 B. 反治、从治
   C. 正治、从治　　 D. 反治、逆治
   E. 标本兼治
9. 用补益药治疗具有闭塞不通症状的虚证,
其治则是:
   A. 塞因塞用　　 B. 攻补兼施
   C. 实者泻之　　 D. 虚则补之
   E. 通因通用
10. 补阳时适当配伍补阴药的方法称为:
    A. 阳中求阴　　 B. 阴中求阳
    C. 阳病治阴　　 D. 阴病治阳
    E. 以上都不对

模块一单元七

一、单项选择题

1. 手太阴肺经与手阳明大肠经的交接位
置是:
   A. 示指端　　　 B. 鼻旁
   C. 足大趾内端　 D. 手小指端
   E. 目内眦

2. 相为表里的阴经与阳经在哪里交接:
   A. 头部　 B. 面部　 C. 胸部　 D. 四肢部
   E. 背部
3. 手少阳三焦经与足少阳胆经的交接位
置是:
   A. 示指端　　　 B. 鼻旁

C. 足大趾内端　　D. 手小指端

E. 目外眦

4. 下列经脉循行于上肢部位的是：

A. 胃经　　　　　　B. 小肠经

C. 胆经　　　　　　D. 膀胱经

E. 肝经

5. 手太阴肺经的经气在什么时辰最旺盛：

A. 子时（23～1点）　B. 丑时（1～3点）

C. 寅时（3～5点）　D. 卯时（5～7点）

E. 辰时（7～9点）

6. 主治头面、五官、胸、肺部疾患的是：

A. 手太阴肺经　　　B. 手阳明大肠经

C. 手厥阴心包经　　D. 手少阴心经

E. 手太阳小肠经

7. 手厥阴心包经的循行部位是：

A. 属肺，络大肠　　B. 属心包，络三焦

C. 属心，络小肠　　D. 属大肠，络肺

E. 属三焦，络心包

8. 足少阴肾经的美容应用不包括：

A. 中老年人养生保健、抗衰老

B. 乳房的保健

C. 代谢不畅、内热积滞所致病证

D. 上病下取，用于心神、咽喉、头面的疾病

E. 常见的妇科疾病

9. 被称为"阳脉之海"的经脉是：

A. 手阳明大肠经　　B. 手少阳三焦经

C. 足少阳胆经　　　D. 督脉

E. 任脉

10. 循行于胸腹正中，上抵颏部的经脉是：

A. 手阳明大肠经　　B. 手少阳三焦经

C. 手太阴肺经　　　D. 督脉

E. 任脉

模块二单元八

一、单项选择题

1. 至阴穴用于纠正胎位的作用是发挥腧穴的：

A. 远治作用

B. 近治作用

C. 双向良性调整作用

D. 特殊作用

E. 以上均不是

2. 根据骨度分寸法，除哪项之外，两者之间均为9寸：

A. 耳后两乳突之间　B. 两乳之间

C. 前额两发角之间　D. 胸骨上窝至胸剑联合中点

E. 腋前、后纹头至肘横纹

3. 合谷穴治疗面瘫属于腧穴的：

A. 近治作用　　　　B. 远治作用

C. 双向作用　　　　D. 特殊作用

E. 以上均不是

4. 十四经穴共有多少个穴位：

A. 360　B. 361　C. 365　D. 366

E. 367

5. 前发际正中至后发际正中为：

A. 3寸　B. 6寸　C. 9寸　D. 10寸

E. 12寸

6. 毫针的粗细、长短规格是指哪部分：

A. 针尖　B. 针身　C. 针根　D. 柄

E. 针尾

7. 1.5寸毫针的长度是：

A. 15 mm　　　　　B. 25 mm

C. 40 mm　　　　　D. 50 mm

E. 65 mm

8. 斜刺的角度是：

A. 15°　B. 30°　C. 45°　D. 60°

E. 75°

9. 不属于常用的双手进针法有：

A. 指切进针法　　　B. 挟持进针法

C. 提捏进针法　　　D. 舒张进针法

E. 管针进针法

10. 针刺环跳时宜选：

A. 指切进针法　　　B. 挟持进针法

C. 提捏进针法　　　D. 舒张进针法

E. 单手进针法

11. 艾绒有粗、细之分,粗绒不可用于:
    A. 间接灸　　　B. 艾条灸
    C. 隔姜灸　　　D. 温和灸
    E. 直接灸

12. 艾绒有粗、细之分,细(精)绒则常用于:
    A. 间接灸　　　B. 艾条灸
    C. 直接灸　　　D. 温和灸
    E. 隔姜灸

13. 针和灸结合用的方法是:
    A. 艾条灸　　　B. 温针灸
    C. 雷火神针　　D. 温和灸
    E. 实按灸

14. 隔姜灸的确切作用是:
    A. 清热解毒杀虫

    B. 温肾壮阳
    C. 温中散寒扶阳固脱
    D. 防病保健
    E. 解表散寒温中

15. 雷火神针是:
    A. 一种艾条
    B. 一种温针
    C. 一种特制的毫针
    D. 一种配合符咒的针法
    E. 以上都不是

16. 隔盐灸可用于治疗:
    A. 急性吐泻　　B. 哮喘
    C. 脐风　　　　D. 肺痨
    E. 疮疡

模块二单元九

一、单项选择题

1. 下列项目中不属于推拿手法的基本作用的是:
   A. 疏通经络　　　B. 促进气血运行
   C. 调整脏腑阴阳　D. 增加活力
   E. 滑利关节

2. 翳明穴的位置在:
   A. 当翳风穴后 0.5 寸
   B. 当翳风穴后 1 寸
   C. 当翳风穴后 1.5 寸
   D. 当翳风穴后 2 寸
   E. 在翳风穴和风池穴连线的中点

3. 具有疏风、清热、聪耳明目作用的首选穴是:
   A. 睛明　B. 天柱　C. 翳风　D. 风池
   E. 鼻通

4. 人中穴可以治疗除哪项以外的各种病证:
   A. 昏迷　　　　B. 口眼歪斜,鼻部病
   C. 急性腰扭伤　D. 腹胀肠鸣
   E. 中暑

5. 位于耳屏间切迹前,下颌髁状突后缘的穴位是:
   A. 耳门　B. 下关　C. 听会　D. 听宫

   E. 上关

6. 百会穴位于前发际正中直上:
   A. 3 寸　B. 5 寸　C. 6 寸　D. 7 寸
   E. 8 寸

7. 下列应闭口取之的穴位是:
   A. 耳门　B. 下关　C. 颊车　D. 听宫
   E. 听会

8. 在鼻翼外缘中点,当鼻唇沟中穴是:
   A. 地仓　　　　B. 人中
   C. 口禾髎　　　D. 素髎
   E. 迎香

9. 在耳垂后方,当乳突与下颌角之间凹陷处的穴位是:
   A. 翳风　B. 风池　C. 安眠　D. 翳明
   E. 百会

10. 位于前发际正中直上 0.5 寸的穴位是:
    A. 百会　B. 风府　C. 神庭　D. 头维
    E. 太阳

11. 位于后发际正中直上 2.5 寸,枕外隆凸上缘凹陷处的穴位是:
    A. 百会　B. 风府　C. 神庭　D. 头维
    E. 太阳

12. 位于目外眦旁,当眶外侧缘的穴位是:

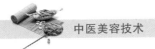

A. 阳白　　　　　B. 迎香
C. 瞳子髎　　　　D. 地仓
E. 睛明

13. 目正视,位于瞳孔直下、口角外侧的穴位是:
　　A. 阳白　　　　　B. 迎香
　　C. 瞳子髎　　　　D. 地仓
　　E. 睛明

14. 下列腧穴中,主治高血压,当首选:
　　A. 合谷　　　　　B. 曲池
　　C. 手三里　　　　D. 外关
　　E. 内关

15. 肩部的肩髃、肩髎、肩贞穴依次归属于:
　　A. 大肠经、小肠经、三焦经
　　B. 小肠经、大肠经、三焦经
　　C. 大肠经、三焦经、小肠经
　　D. 小肠经、三焦经、大肠经
　　E. 以上均不是

16. 简便取穴法中,垂手贴腿当中指端处的穴位是:
　　A. 阳陵泉　　　　B. 阴市
　　C. 伏兔　　　　　D. 风市
　　E. 环跳

17. 在前臂掌侧,腕横纹上 2 寸,掌长肌腱与桡侧腕屈肌腱之间的穴位是:
　　A. 间使　　B. 内关　　C. 外关　　D. 大陵
　　E. 尺泽

18. 在小腿前外侧,当犊鼻下 3 寸距胫骨前缘一横指的穴位是:
　　A. 梁丘　　　　　B. 足三里
　　C. 下巨虚　　　　D. 上巨虚
　　E. 风市

19. 在小腿外侧,当腓骨头前下方凹陷处的穴位是:
　　A. 阴陵泉　　　　B. 阳陵泉
　　C. 膝阳关　　　　D. 阳交
　　E. 照海

20. 环跳位于:
　　A. 侧卧屈股,当髂前上棘与股骨在转子最凸点连线的中点处
　　B. 侧卧屈股,当股骨大转子最凸点与骶管裂孔连线的外 1/3 与中 1/3 的交点处
　　C. 侧卧屈股,当髂前上棘与股骨在转子最凸点连线的外 1/3 处
　　D. 侧卧屈股,当髂前上棘与股骨在转子最凸点连线的内 1/3 处
　　E. 以上均不是

21. 下列穴位中对心率有良性双向调整作用的穴位是:
　　A. 神门　　B. 内关　　C. 巨阙　　D. 少府
　　E. 外关

22. 三阴经交为哪项之交会穴:
　　A. 足太阴、阴跷、足少阴
　　B. 足太阴、阴维、足厥阴
　　C. 足太阴、少阴、厥阴
　　D. 足太阴、少阳、厥阴
　　E. 以上均不是

23. 矫正胎位的腧穴是:
　　A. 大横　　　　　B. 至阴
　　C. 隐白　　　　　D. 三阴交
　　E. 足三里

24. 肘横纹中,肱二头肌腱桡侧缘的腧穴是:
　　A. 天井　　B. 曲泽　　C. 尺泽　　D. 曲池
　　E. 手三里

25. 具有泻胃火作用的穴位是:
　　A. 条口　　B. 冲阳　　C. 内庭　　D. 梁丘
　　E. 太冲

26. 腕背横纹上 3 寸的穴位是:
　　A. 中渚　　B. 阳池　　C. 外关　　D. 支沟
　　E. 内关

27. 在小腿前外侧,当犊鼻下 3 寸,距胫骨前缘一横指的穴位是:
　　A. 梁丘　　　　　B. 足三里
　　C. 下巨虚　　　　D. 上巨虚
　　E. 丰隆

28. 位于腹中线上,脐下 1.5 寸的穴位是:
　　A. 水分　　B. 阴交　　C. 气海　　D. 关元
　　E. 神阙

29. 在背部,第 5 胸椎棘突下,旁开 1.5 寸的

穴位是：

    A．风门　B．心俞　C．肺俞　D．大杼

    E．膈俞

30. 位于前胸部，横平第 4 肋间隙，前正中线上的穴位是：

    A．膻中　B．上脘　C．神阙　D．气海

    E．关元

31. 位于下腹部，脐中下 3 寸，前正中线上的穴位是：

    A．膻中　B．上脘　C．神阙　D．气海

    E．关元

32. 位于第 9 胸椎棘突下，后正中线旁开 1.5 寸的穴位是：

    A．心俞　B．脾俞　C．肝俞　D．肺俞

    E．肾俞

33. 位于第 2 腰椎棘突下，后正中线旁开 1.5 寸的穴位是：

    A．心俞　B．脾俞　C．肝俞　D．肺俞

    E．肾俞

34. 期门穴的正确位置是：

    A．乳头直下第 5 肋间隙

    B．第 11 肋游离端下方

    C．乳头直下第 6 肋间隙

    D．第 12 肋游离端下方

    E．乳头直下，第 4 肋间隙

35. 胸中穴是什么穴位的别称：

    A．期门　B．日月　C．膻中　D．大包

    E．乳根

36. 下列属于乳房推拿的适应证是：

    A．乳腺炎化脓期　B．产后缺乳

    C．乳房有外伤　　D．乳房有皮损

    E．乳房有出血

37. 下列属于手太阴肺经的穴位是：

    A．云门　B．天溪　C．膻中　D．乳根

    E．天池

38. 位于前胸部，横平第 4 肋间隙，前正中线上的穴位是：

    A．云门　B．膻中　C．中府　D．乳根

    E．神封

39. 位于胸部第 5 肋间隙，前正中线旁开 4 寸

的穴位是：

    A．云门　B．膻中　C．中府　D．乳根

    E．神封

40. 位于左足底第 4 趾骨头外侧，在肺反射区后方向足跟方向的足部常用反射区是：

    A．额窦　B．心脏　C．脾　　D．胃

    E．肾

41. 位于左足掌第 4、5 趾骨之间，心脏反射区下方约一横指处的足部常用反射区是：

    A．额窦　B．心脏　C．脾　　D．胃

    E．肾

二、多项选择题

1. 推拿常用的介质种类有：

    A．温热类　　　　B．寒凉类

    C．活血类　　　　D．中性类

    E．油类

2. 摆动类的手法包括：

    A．一指禅　　　　B．滚法

    C．推法　　　　　D．揉法

    E．搓法

3. 摩擦类手法包括：

    A．按法　B．滚法　C．推法　D．抹法

    E．擦法

4. 叩击类手法包括：

    A．拍法　B．击法　C．拿法　D．捏法

    E．叩法

5. 下列属于面部推拿的适应证有：

    A．黄褐斑　　　　B．痤疮

    C．眼纹　　　　　D．皮肤暗沉

    E．皮肤松弛

6. 腰背部推拿的美容功效包括：

    A．解除疲劳　　　B．强腰固肾

    C．缓解妇科疾病　D．预防腰肌劳损

    E．调节脏腑功能

7. 乳房推拿的美容功效包括：

    A．疏通经脉　　　B．丰胸塑形

    C．消除副乳　　　D．预防乳腺炎

    E．治疗乳房疾病

8. 乳房推拿的适应证包括：

A. 产后缺乳　　　B. 急性乳腺炎初期

C. 乳腺炎化脓期　D. 平胸

E. 预防保健

9. 乳房推拿的禁忌证有：

A. 乳腺炎初期　　B. 乳腺炎化脓期

C. 乳腺肿瘤　　　D. 乳腺增生

E. 乳房有外伤及出血倾向者

10. 足部推拿的美容功效包括：

A. 改善血液循环　B. 促进新陈代谢

C. 治疗足癣　　　D. 消除疲劳

E. 强身健体

11. 足部推拿的适应证包括：

A. 感冒　　　　　B. 头痛

C. 失眠　　　　　D. 神经衰弱

E. 月经不调

12. 足部推拿的禁忌证有：

A. 妇女月经期及妊娠期

B. 急性传染病

C. 严重出血性疾病

D. 局部有外伤、皮损者

E. 疲劳者

模块二单元十

一、单项选择题

1. 竹罐宜用于：

A. 闪罐法　　　　B. 火罐法

C. 水煮罐法　　　D. 刺络拔罐法

E. 以上均不是

2. 拔罐法古时称为：

A. 吮血疗法　　　B. 排脓疗法

C. 排气疗法　　　D. 角法

E. 以上均不是

3. 下列各项除哪项之外，都是拔罐法的治疗作用：

A. 温经通络　　　B. 祛湿逐寒

C. 行气活血　　　D. 补益气血

E. 消肿止痛

4. 据文献记载，最早的火罐是用何物制成的：

A. 兽角　B. 竹筒　C. 陶罐　D. 土篦

E. 木钵

5. 刺血拔罐适用于：

A. 咽喉肿痛　　　B. 痄腮

C. 高热　　　　　D. 神经性皮炎

E. 过敏性紫癜

6. 刮痧方向的总原则不包括：

A. 由上而下　　　B. 由内而外

C. 单方向刮拭　　D. 尽可能拉长距离

E. 先头面后手足

7. 刮痧时出现头晕目眩、心慌、出冷汗、面色苍白、恶心呕吐甚至神昏仆倒称之为：

A. 晕刮　　　　　B. 晕厥

C. 正常现象　　　D. 紧张

E. 以上都不对

8. 刮痧后可：

A. 立即洗冷水澡　B. 吹风

C. 大量运动　　　D. 喝温开水

E. 以上都对

9. 刮痧后多长时间内不宜洗澡：

A. 半小时　　　　B. 1 小时

C. 2 小时　　　　D. 4 小时

E. 12 小时

10. 不属于产生晕刮的原因是：

A. 过度紧张　　　B. 过度饥饿

C. 过度疲劳　　　D. 医者操作手法轻重适宜

E. 大汗后刮痧

11. 下列哪些属于面部拨筋的功效：

A. 淡化色斑　　　B. 补充水分

C. 回春抗衰　　　D. 调理问题性皮肤

E. 以上均是

12. 面部拨筋可以调理哪些问题性皮肤：

A. 斑点性皮肤

B. 皱纹性皮肤

C. 晦暗无光泽性皮肤

D. 松弛下垂性皮肤

E. 以上均是

13. 哪些人群不适合面部拨筋：
    A. 孕妇
    B. 面部溃烂
    C. 面部有严重炎症
    D. 以上均是
    E. 以上均不是

14. 与躯干和下肢相应的耳穴分布在：
    A. 耳垂
    B. 耳舟
    C. 对耳轮体部和对耳轮上、下脚
    D. 耳甲
    E. 耳轮脚

15. 在对耳屏内侧面,即对耳屏 4 区的耳穴为：
    A. 交感　　　　B. 内分泌
    C. 肾上腺　　　D. 皮质下
    E. 脑干

16. 据脏腑辨证选取耳穴,皮肤病应选择：
    A. 心、小肠　　B. 肝、胆
    C. 脾、胃　　　D. 肺、大肠
    E. 胃、膀胱

17. 位于三角窝后1/3的下部,即三角窝 4 区的耳穴为：
    A. 盆腔　　　　B. 神门
    C. 内生殖器　　D. 肝
    E. 肾上腺

18. 针刺美容、延缓衰老等用耳穴施治均可获得较好疗效,在选择耳穴时三者可共同选用的一个耳穴是：
    A. 肝　　　　　B. 肾
    C. 交感　　　　D. 内分泌
    E. 皮质下

19. 下列哪些不属于局部药浴：
    A. 瑶浴　　　　B. 头面浴
    C. 目浴　　　　D. 蒸浴
    E. 坐浴

20. 下列哪些人不适合使用药浴：
    A. 皮肤有伤口者
    B. 月经期妇女

C. 患有高血压的老人
D. 对药液过敏者
E. 以上均是

21. 药浴有哪些功效：
    A. 缓解疲劳　　　B. 防病保健
    C. 护肤养肤　　　D. 缓解各种皮肤问
    题而致的皮肤瘙痒
    E. 以上均是

22. 全身沐浴有哪些功效：
    A. 发汗退热　　　B. 祛风除湿
    C. 温经散寒　　　D. 消肿止痛
    E. 以上均是

23. 下列哪些属于面膜的分类：
    A. 矿泥面膜　　　B. 中草药面膜
    C. 薄膜面膜　　　D. 倒膜
    E. 以上均是

24. 下列哪些属于药膜的分类：
    A. 营养类　　　　B. 祛斑类
    C. 祛脂类　　　　D. 增白类
    E. 以上均是

25. 七子白面膜不包括以下哪种中药成分：
    A. 白术　　　　　B. 白豆蔻
    C. 白芍　　　　　D. 白附子
    E. 白茯苓

26. 下列哪种药膜可以用来消炎祛痘：
    A. 杏仁面膜　　　B. 珍珠粉面膜
    C. 七子白面膜　　D. 绿豆面膜
    E. 以上均不是

27. 以下属于养生保健十六宜的是：
    A. 发宜常梳　　　B. 面宜多搓
    C. 耳宜常凝　　　D. 齿宜常扣
    E. 以上均属于

28. 练功的要领包括：
    A. 动静结合　　　B. 循序渐进
    C. 因人而异　　　D. 持之以恒
    E. 以上均是

29. 以下不属于五禽戏的是：
    A. 虎戏　　B. 鹿戏　　C. 熊戏　　D. 犬戏
    E. 猿戏

30. 中医脏腑学说,五禽配五脏,猿戏主心,有以下功效：
A. 疏肝理气   B. 益气补肾
C. 养心补脑   D. 调理脾胃
E. 补肺宽胸

模块二单元十一

一、单项选择题

1. 先天禀赋决定体质的相对：
   A. 可变性   B. 连续性
   C. 复杂性   D. 普遍性
   E. 稳定性

2. 后天各种因素使体质具有：
   A. 可变性   B. 稳定性
   C. 全面性   D. 普遍性
   E. 复杂性

3. 健康人应为：
   A. 偏阳质   B. 偏阴质
   C. 平和体质   D. 肥胖质
   E. 瘦小质

4. 嗜食肥甘厚味,易形成：
   A. 火旺体质   B. 痰湿体质
   C. 心气虚体质   D. 脾气虚体质
   E. 肝郁体质

5. 具有亢奋、偏热、多动等特点的体质为：
   A. 平和体质   B. 偏阴质
   C. 偏阳质   D. 肝郁质
   E. 阳虚质

6. 某人形体偏瘦,面色红润,食欲旺盛,喜饮冷水,易出汗,性格外向,喜动好强,自制力较差。属于：
   A. 偏阳质   B. 偏阴质
   C. 阴阳平和质   D. 气郁质
   E. 阳虚质

7. 某人形体偏胖,面色萎黄,食量较小,喜饮热水,性格内向,动作迟缓,容易疲劳。属于：
   A. 偏阳质   B. 偏阴质
   C. 阴阳平和质   D. 阴虚质
   E. 气郁质

8. 气虚之人不宜多吃：
   A. 山药   B. 胡萝卜

C. 大枣   D. 南瓜
E. 空心菜

9. 痰湿之人宜选用的调理养生方为：
   A. 红糖姜枣茶
   B. 蜂蜜枸杞茶
   C. 黄芪大枣茶
   D. 生姜茶叶决明子茶
   E. 苡米水

10. 体质偏阳者治宜：
    A. 甘寒凉润   B. 补气培元
    C. 健脾芳化   D. 清热利湿
    E. 温补益火

11. 中医体质分型一共分为几种：
    A. 7   B. 8   C. 9   D. 10
    E. 11

12. 以下哪个体质属于虚性体质：
    A. 血瘀   B. 气郁   C. 痰湿   D. 湿热
    E. 阴虚

13. 阴虚体质的人,容易出现以下哪种症状：
    A. 失眠   B. 痛经
    C. 胃痛   D. 子宫肌瘤
    E. 抑郁

14. 阳虚体质的人,容易出现以下哪种症状：
    A. 痛经   B. 失眠
    C. 色斑   D. 内脏下垂
    E. 湿疹

15. 湿热体质的人,容易出现以下哪种症状：
    A. 痛经   B. 湿疹   C. 失眠   D. 抑郁
    E. 色斑

16. 形体虚胖或瘦弱、面色㿠白、肌肉松弛、性格胆小怯懦、斗志欠缺,属于哪种体质：
    A. 气虚   B. 阴虚   C. 阳虚   D. 湿热
    E. 痰湿

17. 大腹便便、肌肉松弛、神倦身重、懒动嗜睡、口中黏腻,属于哪种体质：

A. 阴虚　B. 湿热　C. 痰湿　D. 气虚

E. 血瘀

18. 面部出油多,易长痤疮、出汗多出汗浊,大便粘滞,属于哪种体质:

A. 气虚　B. 阴虚　C. 湿热　D. 痰湿

E. 阳虚

19. 容易长斑,皮肤干燥,舌紫暗,是属于哪种体质:

A. 阴虚　B. 气虚　C. 湿热　D. 痰湿

E. 血瘀

20. 体质不具备以下哪个特点:

A. 受先天和后天因素的影响

B. 相对稳定

C. 具有可变性

D. 随着年龄越来越差

E. 平和体质是理想体质

21. 以下关于养生调理思路错误的说法是:

A. 调整生活方式

B. 食疗药膳调理

C. 选择保守疗法绿色疗法

D. 求助医生

E. 能忍就忍

22. 防止急躁焦虑,培养广泛的兴趣爱好,饮食宜清淡,多吃薏米、绿豆、西瓜、冬瓜等,适合高强度运动,以上建议适合哪种体质:

A. 阴虚　B. 气虚　C. 阳虚　D. 湿热

E. 痰湿

23. 阳虚体质的人适合以下何种茶:

A. 红豆薏米茶　　B. 荷叶决明子茶

C. 菊花茶　　　　D. 玫瑰茶

E. 生姜红枣茶

24. 血瘀体质的人,情绪性格容易偏于:

A. 抑郁消极　　　B. 固执抱怨

C. 焦虑急躁　　　D. 胆小懦弱

E. 冷漠

25. 多吃黑豆、黑芝麻、金橘、陈皮、玫瑰花、山楂、绿茶,适当饮酒,适合推荐给以下哪种体质:

A. 阴虚　B. 气虚　C. 湿热　D. 痰湿

E. 血瘀

二、多项选择题

1. 以下属于平和体质(理想体质)的特征是:

A. 体型匀称、健壮

B. 性格积极乐观开朗

C. 面色红润光泽,身体结实,不容易生病

D. 即使生病也容易恢复,不容易生病

E. 不容易衰老

2. 阴虚体质的特征是:

A. 体型偏瘦,皮肤偏干偏黑,性格急躁冲动,做事效率高

B. 皮肤偏黑,毛发偏干燥,午后面色潮红,口干咽燥

C. 五心烦热,失眠,便干,尿黄,不耐春夏,多喜冷饮,脉细数,舌红苔少

D. 常自汗出,脉沉乏力,舌淡胖

E. 易患结核病、皮肤干燥面黑、高血压、便秘、失眠

3. 阳虚体质的特征是:

A. 形体白胖,皮肤白嫩,面色淡白

B. 性格保守内向,情绪偏低,皮肤苍白或萎黄,易长皱纹,畏寒肢冷,手足不温,小便清长,大便时稀,唇淡口和

C. 皮肤偏黑,毛发偏干燥

D. 常自汗出,脉沉乏力,舌淡胖

E. 易患痛经、骨质疏松、慢性病、宫寒、不孕不育

4. 气虚体质的特征是:

A. 形体虚胖或瘦弱,面色淡白,肌肉松弛,性格胆小怯懦,斗志欠缺

B. 皮肤和肌肉松弛,易长皱纹

C. 面色苍白或萎黄,语声低怯,常自汗出,动则尤甚,体倦健忘,脉虚弱,舌淡苔白

D. 易患内脏下垂、自汗、易生病

E. 五心烦热,失眠,便干,尿黄,

5. 湿热体质的特征是:

A. 形体健壮结实,面红油光,性格积极,热情主动,爱拼敢闯

B. 皮肤、肌肉松弛,易长皱纹

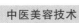
C. 面油红光,易生痤疮,声高气粗,头身困重,出油、出汗多,口苦

D. 大便秽臭,小便黄浊,舌红苔黄腻,脉濡数

E. 易长湿疹、痤疮,口臭,肝胆炎症,结石,痛风

复习题答案扫二维码

复习题答案

"中医美容技术"课程内容结构

鱼头（总目标）： 运用中医辨体识病知识，制定调整方案并指导实施

鱼尾： 中医美容技术

中医基础理论概述

上：
1. 掌握阴阳五行的概念、五行的生克制化规律
2. 掌握五脏六腑的概念和生理功能
3. 了解望、闻、问、切诊的概念与主要内容
4. 了解望、闻、问、切诊的概念与内容
5. 掌握病因的概念以及六淫、七情、瘀血、痰饮的致病特点

下：
1. 常见病因、病机分析
2. 灵活运用病因学说阐明人体质美性问题的原因
3. 运用望、闻、问、切四诊知识解释人体的损美现象
4. 能够将未病先防的理念用于中医美容和日常生活实践中

经络与腧穴

上：
1. 理解经络的概念和组成
2. 熟记美容常用穴位名称及主治作用
3. 了解经络的作用及在美容方面的应用
4. 了解经络的子午流注与美容的关系

下：
1. 说出十二经脉的名称及在体表的走向和交督规律
2. 头面部美容常用穴位取穴手法操作及定位
3. 能够运用腧穴定位方法准确取出腧穴的位置
4. 能根据求选取相应的穴位进行美容操作

常用中医美容疗法

上：
1. 理解刮痧的作用原理、适应证及禁忌证
2. 了解拔火罐的作用、方法及操作注意
3. 熟悉艾灸、针灸的保健作用原理、方法及操作注意
4. 了解刮痧的注意事项以及刮痧的处理措施

下：
1. 在美容保健项目操作中，熟练运用常用推拿手法
2. 熟练使用刮痧进行刮痧操作
3. 熟练操作火罐、走罐、闪罐，拔罐、艾灸
4. 了解刮痧、针灸的保健功效

体质辨识

上：
1. 了解体质类型、体质与健康的关系
2. 认识体质形成及影响体质的因素
3. 熟悉中医体质分类及常见表现
4. 了解9种体质类型的形成关系
5. 了解体质差异与健康的关系

下：
1. 表述9种体质的形成原因、常见表现
2. 运用体质可变性和稳定性调理身体状况
3. 解释不同体质的发病倾向，保健原则
4. 能够通过望、闻、问、切的诊疗手段正确辨识体质
5. 表述对体质如何调理及调理原则

中医美容方案制定与实施

上：
1. 掌握平和精志与美容生活起居调理的关系
2. 了解不同体质饮食调养及生活建议
3. 熟悉不同体质生活起居养生指导运动处方
4. 了解不同体质常用药膳调补
5. 熟悉不同体质精神调摄方法

下：
1. 日常生活中能够熟练运用起居调理方法调理人体
2. 制定并解释个性化调理方案的作用及重点
3. 解释体质调理的重要性，能够运用中医情志调理方法调理人体的身体状况和容颜
4. 具体指出顾客存在的饮食、起居、精神等方面存在的问题，并给出建议

图书在版编目(CIP)数据

中医美容技术/孙晶,梁菁主编. —上海:复旦大学出版社,2019.8(2024.11 重印)
ISBN 978-7-309-14250-1

Ⅰ.①中… Ⅱ.①孙…②梁… Ⅲ.①美容-中医学-高等职业教育-教材
Ⅳ.①R275②TS974.1

中国版本图书馆 CIP 数据核字(2019)第 166890 号

中医美容技术
孙 晶 梁 菁 主编
责任编辑/贺 琦

复旦大学出版社有限公司出版发行
上海市国权路 579 号 邮编:200433
网址:fupnet@ fudanpress.com http://www.fudanpress.com
门市零售:86-21-65102580 团体订购:86-21-65104505
出版部电话:86-21-65642845
上海四维数字图文有限公司

开本 787 毫米×1092 毫米 1/16 印张 17.5 字数 366 千字
2024 年 11 月第 1 版第 11 次印刷

ISBN 978-7-309-14250-1/R・1732
定价:53.00 元

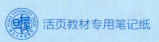

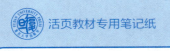

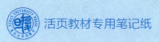

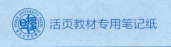

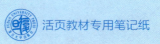

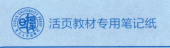

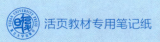

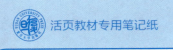

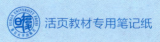

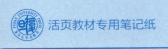

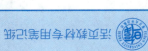